证启示录

马继松 编著

毛以林 马璇卿 马静卿 整理

人民卫生出版社

·北 京·

图书在版编目（CIP）数据

临证启示录 / 马继松编著 . -- 北京 ：人民卫生出版社，2024. 7. -- ISBN 978-7-117-36621-2

Ⅰ. R249.7

中国国家版本馆 CIP 数据核字第 20243FV694 号

人卫智网	www.ipmph.com	医学教育、学术、考试、健康，购书智慧智能综合服务平台
人卫官网	www.pmph.com	人卫官方资讯发布平台

临证启示录

Linzheng Qishi Lu

编　　著：马继松
出版发行：人民卫生出版社（中继线 010-59780011）
地　　址：北京市朝阳区潘家园南里 19 号
邮　　编：100021
E - mail：pmph @ pmph.com
购书热线：010-59787592　010-59787584　010-65264830
印　　刷：鸿博睿特（天津）印刷科技有限公司
经　　销：新华书店
开　　本：710 × 1000　1/16　　印张：19
字　　数：273 千字
版　　次：2024 年 7 月第 1 版
印　　次：2024 年 8 月第 1 次印刷
标准书号：ISBN 978-7-117-36621-2
定　　价：59.00 元
打击盗版举报电话：010-59787491　E-mail：WQ @ pmph.com
质量问题联系电话：010-59787234　E-mail：zhiliang @ pmph.com
数字融合服务电话：4001118166　E-mail：zengzhi @ pmph.com

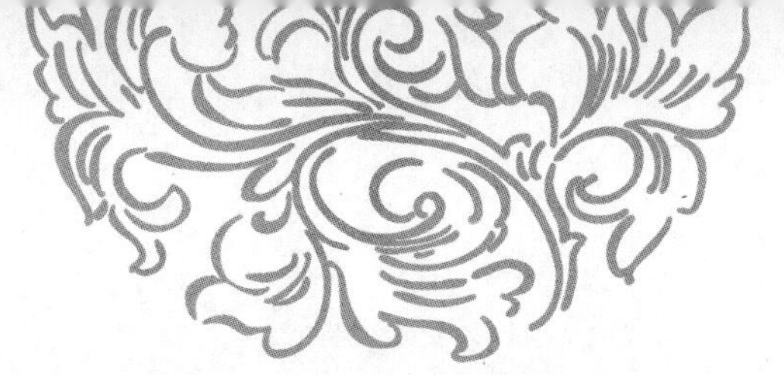

作者简介

马继松,1943 年 3 月出生,男,回族,为首届国医大师朱良春嫡系弟子之一。1968 年于安徽中医学院(现安徽中医药大学)毕业后,在基层工作约 14 年。1982 年调入芜湖中医学校(现安徽中医药高等专科学校)。2007 年应邀去温州市苍南县、平阳县不定期出诊,以诊治肿瘤、肾病、失眠及痹证等为主。曾任安徽省肾病学会理事,安徽省痹证学会理事。主编及参编《名家教你读医案》《国医大师学术经验研读录》《伤寒论表解——衷中参西论伤寒》《原汁原味用经方》《实用方剂辞典》等,发表文章 80 余篇。临证喜用恩师朱良春经验方治肾病、痹证、失眠等,治肿瘤强调西医辨病与中医辨证相结合,方药多以健脾益气、化痰活血为主,扶正祛邪。

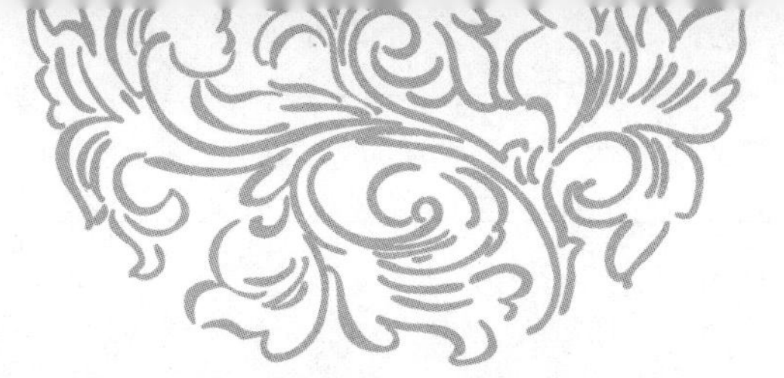

彭 序

不信芳春厌老人，老人几度送余春

不久前，从朋友那里惊悉，马继松教授突发大面积脑梗，昏迷不醒，经过抢救，稍微有了一点意识，当亲友呼唤他时，马师紧闭的双眼流出了大滴泪水。毛以林教授告诉我，马师的著作《临证启示录》正待出版，另外一部谈临床失误的书稿，也在整理之中。我向出版社提出，要为这位我十分敬重的学长和老大哥写一篇序言。

这几天，我一边阅读马师的书稿，一边脑子里总是浮现出他眼角的泪水，“老骥伏枥，志在千里，烈士暮年，壮心不已”。曹操的诗句不时涌上我的心头，我知道，马师始终牵挂着的，是他的朋友，他的学生，他为之奋斗了一辈子的中医事业。

我与马师的交往，可以回溯到三十多年以前。他的亲外甥韩刚，1984年在中国中医研究院医学史研究所（现中国中医科学院中国医史文献研究所）进修时，是我的同窗好友。韩刚多次说到自己有一个舅舅，是20世纪60年代安徽中医学院（现安徽中医药大学）毕业的老牌大学生，在芜湖中医学校（现安徽中医药高等专科学校）当老师，对中医事业十分热爱，对自己的学生十分关怀，对自己学中医的子侄要求十分严格。一连用三个“十分”，敬畏之情，溢于言表。

有了韩刚的牵线搭桥，才有了我和马师的初次书信往来，鱼雁传书近二十年。虽然现在不时兴写信了，但逢年过节，我们还会互相致电问候。马师第一次送给我的礼物，是他老家芜湖著名的工艺品——铁画：两匹奔腾的黑骏马。我认为这幅画既是马师自身的写照，也是对我的勉励：期待与我这个年资比他稍浅的同行知音，趁着年富力强，一起为中医事业的发

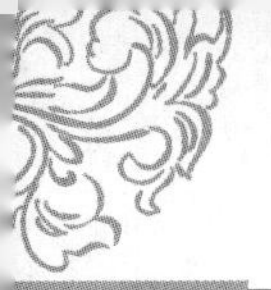

展奔腾不息！

马师勤奋，除了讲课、看病、读书之外，一生忙于总结经验，笔之于书，传之于后。由他撰写、主编、合编的著作有近十种。他最看重的是医案总结，不仅毫不保留地把自己的临床经验介绍给基层医生，而且花费了大量精力和心血，潜心研究当代名医的宝贵经验，勾勒、提炼出其中的精华，与吴华强、朱建华、江厚万等一起，编著了《现代名医医案选析》及《名医教你读医案》系列丛书，介绍了上百位当代名医的精彩医案，在中医界产生了很大反响。

我历来认为医案是总结和传承中医临床经验的一种重要形式。通过读医案来学习中医名家的经验，是青年中医迅速成才的一条捷径。然而，医案难读，尤其是临床阅历不足的青年医生，难以领会其中的精华。古人尝云："鸳鸯绣了从教看，莫把金针度与人。"愿意"金针度人"者，既要无私，又要慧眼识珠，而作为资深的老教师，作为实践经验丰富的临床医生，马师深深懂得中医教育缺失的是什么。他呕心沥血，花费了三十多年的光阴，为莘莘学子的成才，为青年中医的成长，做了这样一件"金针度人"——看似平凡而又极其重要的工作。特别令我感动的是，他主编的《肿瘤中医临证精析》，曾经与我约稿。由于当时身体欠佳，我只好婉言谢绝，谁知该书出版后，书中竟然收载了我的一篇文章，多达几万字，才知是马师亲自为我操刀代笔的，事先事后，他并没有告诉我，也没有署他的名字。这种"为他人作嫁衣裳"之事，放在当今社会，能有几人肯做？我想，马师固然是出于对朋友的深情厚谊，更多是出于对中医事业传承的责任心、使命感，这样才能心底无私，不计名利地去做这件事。

马师常对我说，要"读万卷书，行万里路"。年轻时，他就在教学、门诊之余，经常到全国各地云游考察，了解当地的民俗风情，辨识道地药材，学习加工炮制方法。每有重要的医事活动、经验交流，他都积极参加。年过古稀的他仍然要在学生、家人陪同下，每年出行几次，顺便看望生活在外地的朋友和学生。

马师从事中医教育近四十年，桃李遍天下，他的言传身教对学生的影响很大。毛以林教授是他的得意门生之一。二十多年以前，毛以林从芜

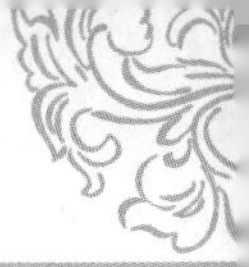

湖中医学校毕业，参加工作几年后，考入湖南中医药大学读中医内科学硕士研究生、诊断学博士研究生。他始终秉承马师的谆谆教诲，刻苦学习，勤奋钻研，很快成长为湖南中医界的青年才俊，目前担任湖南省中医院大内科主任、博士研究生导师。虽然青年得志，但毛教授为人谦虚，待人厚道，著述勤奋，生活简朴，同情疾苦。由于他的《道少斋中医讲稿》系列著作在中医界影响很大，全国各地慕名求诊的患者众多，无论在门诊或病房，他都不辞劳苦，热情接待。他所开具的处方，每每简约价廉，因此与同行相比，他的实际收入并不高。他多次对我说："我是从穷山村走出来的苦孩子，懂得民间的疾苦，现在个人的收入能吃穿不愁也就够了，我不能额外增添患者的负担。马师最看不起那些净开贵药的医生！" 毛以林的身上传承着马师坚持一生的清廉风范。

《临证启示录》无疑是马师最重要的著作之一，凝聚了他半个世纪读书与临床的心血，每一篇文章都弥足珍贵。全书共分为四卷，卷一为医论医话，卷二为方药发微，卷三为临证启示，卷四为治验有得。虽然篇幅不大，但内容丰富，含金量高。

马师对《黄帝内经》(以下简称《内经》)的研究造诣很深，特别对脏腑学说的认识颇有心得，如卷一中的"肝咳刍议""耳鸣治心钩元""从脾治瘀一得""试析从肾治汗""初探从肺论治妇科病""前列腺炎勿忘治肝""'高者抑之'运用管见""'下者举之'临证窥识"等，每一论点无不出自《内经》原文，而后旁征博引，介绍历代名医的论述，最后列举自己治疗验案，使人耳目一新。

马师对经方和历代名方不仅运用娴熟，而且屡有创见。例如，对桂枝芍药知母汤、全真一气汤、温脾汤、资生丸、滋水清肝饮等名方的理解和拓展运用，几乎到了炉火纯青的地步。

特别值得一提的是，卷二中的"新制八白汤"，原方出自《串雅》八白散，本来是一首专用于美容的外用方，经过马师增损之后，化作一首能够消除痰、瘀、水互结导致各种疑难疾病的名方。书中列举了马师治疗的6个病案，展示了各种加减法，可以广泛用于面瘫、癫痫、耳鸣、眩晕、瘰疬、癥瘕、流痰、不孕等。我在临床经常运用，确有疗效。这首方剂堪称现代

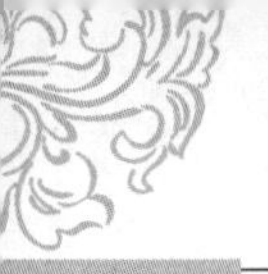

名方，足以流传后世。

书中所收载马师的医案有上百则，每一则医案记载都十分完整、详细，对患者的病史了解得细致入微，体现了医生的高度责任心。卷一中有“癫狂医话四则”，耐人寻味。癫狂堪称古今顽疾，加之现代社会生活环境比古代复杂得多，这一类精神疾患发病率相当高，很不好诊治。俗话说“心病还靠心药医”，光凭药物，难以治愈，而医生的耐心疏导，则是不可替代的一剂“心药”。仔细阅读马师的几则医案，马师对普通患者苦口婆心的劝慰、长期耐心的治疗，令人敬佩，让我们见识了什么叫“仁者爱人”“医者父母心”。

书中的卷三“临证启示”，具有特殊价值。从某种角度上说，总结失败的教训，比介绍成功的案例，对于同行和后人更有启发，更有警示作用和教育意义。然而，古往今来能将自己失败的教训公之于众的医生少之又少，因为这需要勇气，需要诚实，需要敢于揭露自己、剖析自己。马师在本篇中列举了十三则临床失误的例子，并对其五十余年的临床失误，做了一次全面审视，以告诫后者。故书名拟为《临证启示录》。

翻阅整部书稿，让我最赞赏的是卷二“‘乌头或附子反半夏’析疑”一文。乌头或附子反半夏是一个沿袭长达千年的中药配伍规范，古今多少临床医生，其中也包括我，常常将“十八反”中几组相反的药物同用，并没有出现过不良反应，很多时候还增强了药效。故而，对“十八反”的临床应用，值得同道们继续探讨研究。

且看马师在文章中是如何答疑解惑的：其一，文中首先列举了“附子粳米汤”“赤丸”，方中均含附子、半夏，说明仲景经方并没有二者“相反”之说。其二，文中一连引用了二十多家古今名方、名医治疗经验的文献记录，证实二者是能够同用的。其三，马师目睹名医胡翘武以乌头、半夏、瓜蒌同用，治疗风痰阻络导致肢体麻木、有中风之虞的老者。其四，马师取这三种药各 10g，共煎后，亲自尝试，没有发现不良反应。其五，马师首次运用包含这三种药的加减方，治疗一例膝弯处肿块的患者，获得奇效。其六，马师在学校作关于“乌头或附子反半夏”的学术报告时，端上学生煎好的这三味药，当众喝下，赢得一片掌声。其七，马师向研究“十八反”的

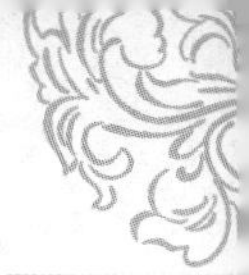

中药界权威专家高晓山教授当面请教，获得支持。高老恳切地指出：他的研究，主要限于文献与实验，到临床运用，还要考虑实际情况。其八，马师的一位学生将乌头与半夏同用，治疗一位有肺心病的退休老干部，不幸死亡，引起医疗纠纷。幸亏马师出面，据理力争，得以妥善解决。最后，马师语重心长地告诫青年中医，虽然运用“十八反”治病，有时能够产生意想不到的疗效，但是鉴于目前医患关系的现实情况，尽量不要用，用则须十分谨慎，全面评估，循序渐进。

阅读这篇文章，我身临其境，情节一波三折，精彩纷呈。整篇文章逻辑严谨，说理充分，实事求是，令人信服。马师学识之渊博，为人之谦虚，实践之勇气，更加令人敬佩！

三十多年以前，这种最能真实体现中医治病经验的医案备受质疑，反对者认为个案不能反映整体规律，不符合统计学原理。这种总结传承中医经验的独到方式——医案，也几近被抛弃。而马师却逆流而上，坚定不移地把研究当代名医医案当作自己的历史使命，埋首苦干三十余年，终于结出累累硕果。

十年以前，我为《名家教你读医案》写序时，马师特意在我的序言中添加了两句这样的诗：“不信芳春厌老人，老人几度送余春”。当时马师虽已过天命之年，身体状况欠佳，但仍像不知疲倦的老黄牛，耕耘在中医这块热土上。经历了近百年的艰难曲折，中医事业终于迎来了真正的春天。马师播下的种子，正在不断发芽、开花、结果！马师以五十余年心血凝成的这部新著，一定会再次受到广大中医学子和中医临床医生的热烈欢迎！

彭坚
2019 年 6 月 5 日
写于长沙一心花苑

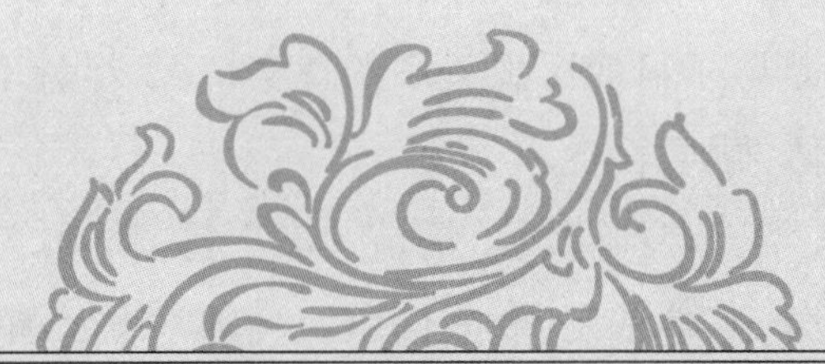

彭坚，湖南中医药大学教授，湖南省文史研究馆终身馆员，世界中医药学会联合会名医传承工作委员会、医案专业委员会顾问，《我是铁杆中医——彭坚学术观点与临床心得集》《铁杆中医彭坚汤方实战录——疗效才是硬道理》《坎坷与复兴——中医药文化论丛》《铁杆中医门诊经验实录——彭坚亲授临床辨治精髓》的作者。

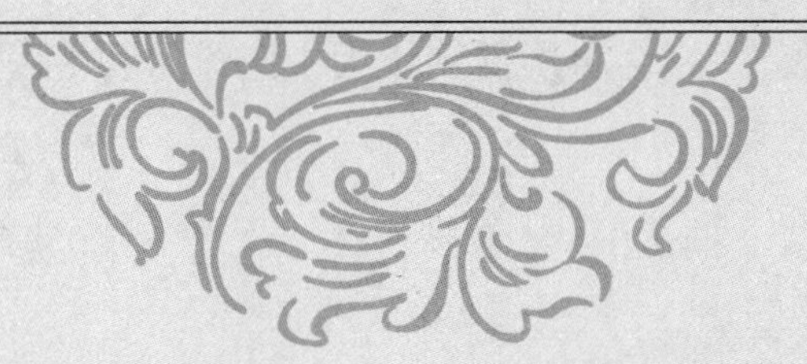

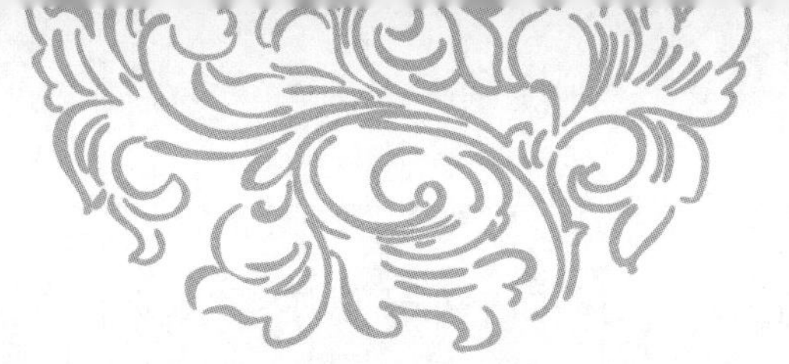

自 序

临证研学与守正创新

中医学属于世界文化遗产，而古今名老中医的医案，则是这笔遗产的重要组成部分。它真实地记载了名医们对病情的描述、诊断、处方、遣药的全部过程。阅读者不仅可以从中了解到不同时期疾病的发生和演变，而且可以学到名医们治病的宝贵经验，从而提高临证水平。近代国学大师章太炎就指出："中医之成绩，医案最著，欲求前人之经验心得，医案最有线索可循，循此钻研，事半功倍。"

在浩瀚的历史长河中，历代医家虽留下了灿若繁星的医案，但因文字古奥，且古今病种、病名差异较大，不利于今人研读。我个人古文水平尚好，又酷爱中医，在调到芜湖中医学校（现安徽中医药高等专科学校）后，萌生了写一部介绍如何学习古人医案的小册子的想法。

1980 年，我阅读了朱良春执笔整理的《章次公医案》，连续写了 7 篇评述，经朱老审稿后发表。后来朱老成为我的恩师，在他的介绍下我加入了中国农工民主党。我又拜读了西学中主任医师高辉远整理的《蒲辅周医疗经验》、冉雪峰著的《冉雪峰医案》及李继昌的"医案集"，也写了学习感悟，并很快见刊。后来就想组织几位同道共著一部医案评述的著作，即中华人民共和国成立后尚健在的中医名家临证经验之书。后得到吴华强教授与朱建华主任医师的大力支持，半年内寄来了他们学习施今墨、董建华及刘惠民医案集后所写的评述。

1990 年，我编著的第一部《现代名医医案选析》由内蒙古人民出版社出版，在各位领导、好友及同道推荐下，百日后这本书就销售一空。2008 年，原人民军医出版社计划将该书改版发行，我邀请江厚万教授、毛

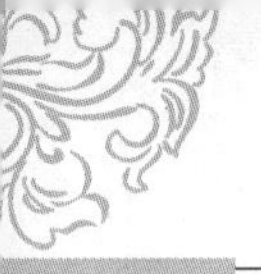

以林教授等参与编写。历经四个寒暑，这套收录98位现代中医名家临证经验、载案1 359则（涵盖内、外、妇、儿、五官、皮肤各科）、评述962条，总字数约173.5万的较大型“如何学习医案”的专著终于出版了。

出版仅半年，《中国中医药报》接连刊登河北省中医药研究院曹东义主任医师与上海中医药大学基础医学院李其忠教授的两篇书评，并开辟“名家教你读医案”专栏。此后，在参加全国各地学术会议时，我多次做专题报告，如“研读名家医案　提高临床疗效”“重视学习误治医案　不断提高临证水平”等。在世界中医药学会联合会医案专业委员会成立大会上，我与中国科学院院士陈可冀、中国工程院院士石学敏及黄仰模、彭坚、罗仁三位教授一同被聘为“顾问”。

从1982年《江苏中医》（第2期）刊登我第一篇《章次公先生治疗胃病浅识》至2018年，笔者痴迷于对名老中医医案的研究已历经36个春秋。回想当年到离家数百公里的基层工作，后历经辗转，千辛万苦，数次工作调动，我始终相信“只要坚守，就能成功”。衷心感谢中国农工民主党的关怀与鼓励，感谢《萃文校友情》编委会的宣传与鞭策，感谢写作团队成员的安慰与协作，感谢出版社高质量、高效率出版，感谢《中国中医药报》社的扶持与重视，使我一直坚持着对名老中医医案的研读、编撰及出版。

这三十多年来，我翻阅了两百多册历代名中医的医案集或临证经验集，以及医史、中药、方剂、内科等工具书。在写作过程中，我对胃病、肾病、痹证、部分肿瘤及妇科病的诊治水平亦有了较大提高。同时也力争多看些病，将自己的余热完全贡献给人民。

感谢中药师李小娟多年来为笔者反复打印修改稿件，帮助查询资料，协助QQ联络，提供出版社需要的相关文书材料，为本书出版做了大量基础工作。

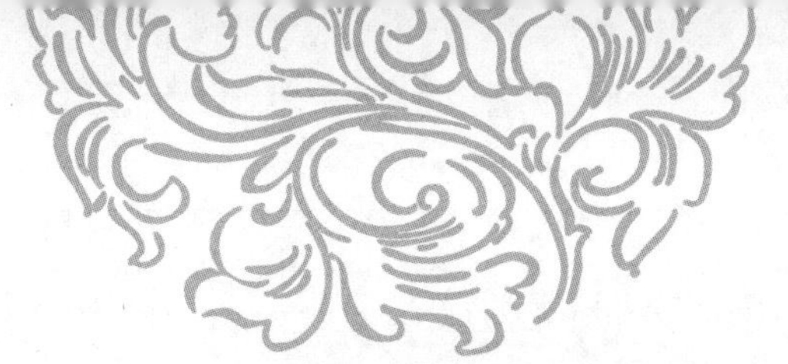

目录

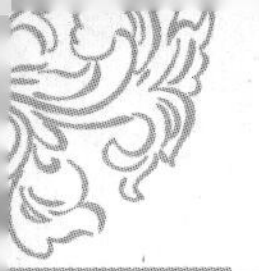

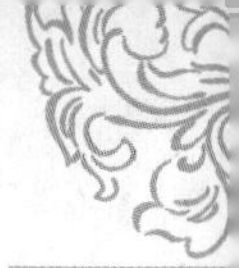

卷一　医论医话

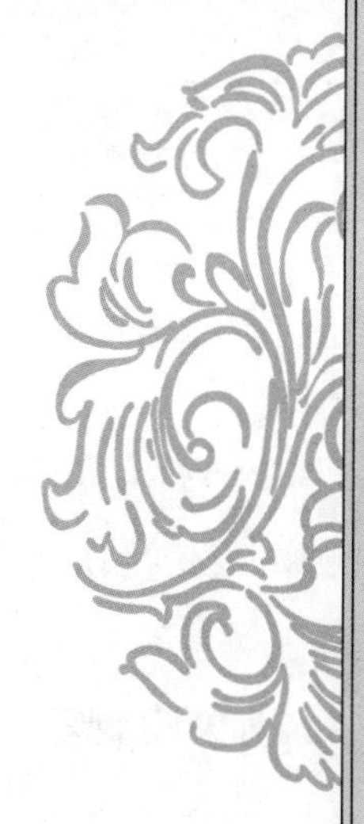

肝咳刍议

老年人咳嗽辨治心悟

痰证治肝蠡言

耳鸣治心钩元

从脾治瘀一得

初探从肺论治妇科病

试析从肾治汗

前列腺炎勿忘治肝

亦中亦西话尿石

癫狂医话四则

“高者抑之”运用管见

“下者举之”临证窥识

试论张仲景活血化瘀法

药得奇效话“瞑眩”

反药治好“王半盂”痰证

“三因论”病因分类法之质疑

告别亚健康　逍遥活百年——亚健康的成因、危害与防治

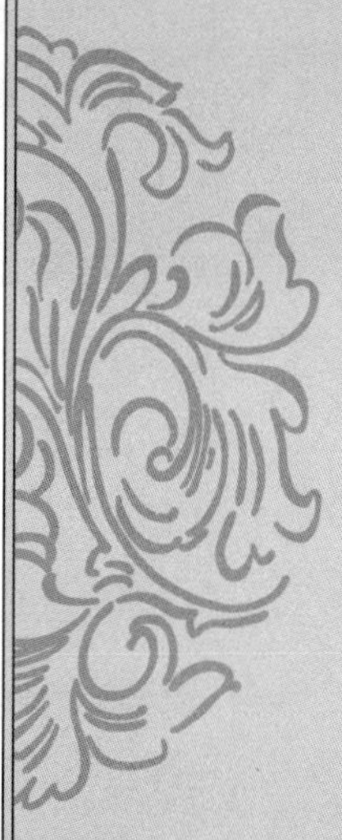

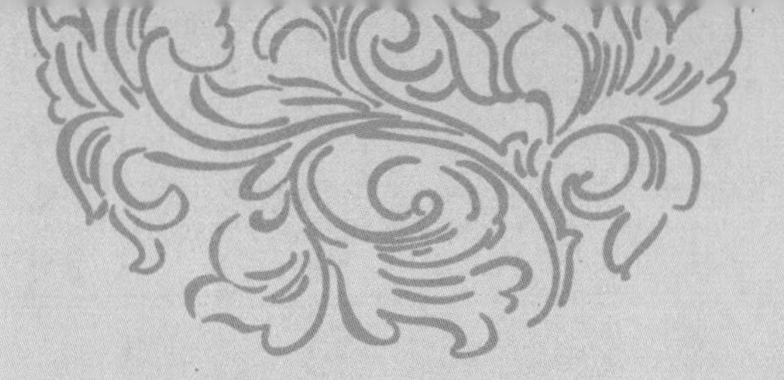

肝咳刍议

《内经》所谓“五脏六腑皆令人咳”，为后世以脏腑辨证治疗咳嗽，奠定了理论基础。张景岳认为“咳证虽多，无非肺病”，而“五脏之咳”乃各有其“兼证耳”。《素问·咳论》所说“肝咳”，主要指咳嗽而见有肝经之形证。考诸医籍，有关“肝咳”的论述和验案颇多，兹结合临床管窥之见，简要分述如次。

一、肝气犯肺　咳嗽胁痛

尤在泾曰：“久咳胁痛，不能左侧，病在肝，逆在肺。”肺居高位，司呼吸，主肃降；肝主疏泄，其气升发；二者相互制约，升降有序，维持其生理功能。今肺病气郁，失其清肃之令，不足以制服强肝，则肝木反乘肺金，以致出现咳嗽频作、胁肋胀痛、脘闷嗳逆、脉弦诸症。此时当以轻清辛散之品疏肝解郁，以遂其条达之性，方如四逆散加浙贝母、桑叶、杏仁。他如前胡可“止咳嗽，升降肝气”，白蒺藜可疗肝郁“咳逆伤肺”，二药有肝肺同治之妙，可以随症选用。若气郁甚而久者，可酌加青皮、陈皮、娑罗子、旋覆花、郁金、佛手等。近贤张聿青和章次公治咳善用此法，现录张氏医案一则如下。

陈，久咳不已，肺金无权，不足以制服强肝，腹中作痛，故以平肝疏木法。金铃子，青陈皮，砂仁，桑叶，制香附，广木香，郁金，焦山楂，茯苓，镑沉香。

肝气横逆犯肺，可并发胁痛，然而肝咳则木郁侮土，亦可见腹中作痛之症。故用疏肝平降之品，克制强肝，一以疏解肝之气郁，一以畅调脾胃，

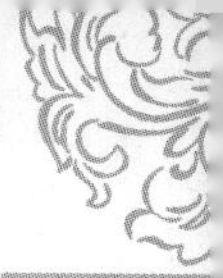

则咳嗽诸症可以自除。王好古说白芍可疗“肺急胀逆喘咳”，朱良春说柏子仁有“清肺滑痰之用”，《现代实用中药》载桑椹子可“清凉止咳”，皆可随症选用。

二、木火刑金　咳呛目赤

陈修园曰：“肺为脏腑之华盖……只受得脏腑之清气，受不得脏腑之病气，病气干之，亦呛而咳矣。”由本脏蕴热或肝气郁久而产生的肝火，冲激犯肺，多见咳呛频作，声高气急，牵引两胁下痛，烦躁易怒，咽喉干燥，渴欲饮冷，脉弦细劲，苔黄少津等一派“木火刑金”之象，甚至上逆之火灼伤肺络而致咳血、鼻衄。治当急以清肝泻火为主，佐以肃肺止咳。《医醇賸义》之丹青饮［代赭石、石斛、沙苑子、白蒺藜、杏仁各10g，贝母、菊花各6.5g，麦冬（青黛拌）5g，桑叶、橘红、旋覆花各3g，南沙参13g］；《景岳全书》之化肝煎（贝母10g，青皮、陈皮、芍药各6.5g，炒栀子、丹皮、泽泻各3g）；吴崑《医方考》之清气化痰丸（橘红、杏仁、枳实、黄芩、瓜蒌仁、茯苓各一两，胆南星、制半夏各一两半，姜汁为丸）；再如钱乙的泻白散以及黛蛤散等均可增损而用。他如代赭石、金沸草、山栀、黄芩、青黛、杏仁、枇杷叶、郁金、桑白皮、瓜蒌皮、天冬、麦冬皆可法活机圆地随症选入。近贤丁甘仁、姜春华善治此症，爰引姜案一例如下。

王男，48岁。肝气郁而化火刑金，面红目赤，痰少咳剧，咽干，胸胁痛，苔薄黄而干，脉弦。治以清肝护肺：丹皮9g，山栀9g，木蝴蝶3g，百部9g，蛤粉9g，全瓜蒌15g。

邪热蕴肺和燥气袭肺，也会出现类似痰少咳剧、咽干胁痛、苔薄黄干等症，需要辨治。肝经气火循经上逆致咳，目赤多见，又常伴眩晕头痛，额胀耳鸣，面部烘热，故方中当加入苦寒直折火势之品，如龙胆草、山栀、青黛、黄芩等泻木以宁金。邪热蕴肺多有风温袭肺史，治当辛以散之，凉以清之，甘以润之。至于燥气袭肺又必有明显的秋令发病的季节性，非润燥结合疏化难以为功。

肝炎、胆囊炎、胆汁反流性胃炎等病，如伴咳嗽，可参考上两型的辨证

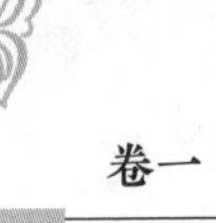

用药。

三、肝脉瘀阻 咳逆胸窒

唐容川说："木气冲和条达，不致遏抑，则血脉得畅。"若肝气郁滞，则会导致瘀血内阻，使肺气的正常肃降受碍，咳遂作焉。常在咳逆的同时，伴胸窒和胸胁刺痛，甚则不能转侧，痛甚咳益剧，吸气咳尤加，更重者则咳血，多兼外伤史。治当以化瘀为要，佐肃肺。清代名医曹仁伯《通俗伤寒论》清宣瘀热汤，以郁金汁、新绛、旋复花、活水芦笋（今人用芦根替代）、鲜枇杷叶、青葱管组成，专治此类瘀血内阻、化火刑金，使肺气难以肃降之咳症。对瘀甚者增伍紫苏子、平地木、三七。

此类证候虽宜活血，但仅可辛通肝络，不可峻逐破瘀。观曹氏用药颇有分寸，只取旋覆花、新绛（查少农教授考证，该药原是用母猴子月经血染的丝绸，故原名"猩绛"，亦可用清代官员帽上紫红色丝绸装饰物，因极难寻觅，故当代中药学家郑金生研究员提出，当用茜草代之。笔者认为热证可用茜草，但寒证当用红花代之为宜）、郁金、三七，摒弃了三棱、莪术、红花及虫类药。他如桃仁、当归、赤芍、丝瓜络，既可活络理肝，又能止咳化痰，皆可灵活配入。

此型可见于急性支气管炎、肺结核、肺炎、支气管扩张等病，因咳甚而胸闷咯血之患者。

有兴趣者可自行参考《柳选四家医案·继志堂医案》出血门，此处不再摘录病案。

四、肝阴受损 咳嗽潮热

清代名医王九峰曰："肝脏阴虚阳僭，是以呛咳咽痛，动劳则喘。"此因肝血不足而生风，风火上炎，灼伤肺阴之故。其特点是病发较缓，呛咳时作时辍，其声不扬，多伴潮热盗汗，腰酸失精，脉弦细数，舌红少苔。延久则现胁肋隐痛，目眩头晕，两耳蝉鸣，烦扰梦频等一派阴虚阳扰之症，多

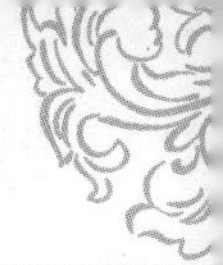

见于病久肝肾渐虚或痨瘵患者。治疗当在养肝阴的同时兼滋肾阴,使水木并荣,方为两全。王九峰主张用金水六君煎,但陈皮、半夏毕竟失之温燥,不及沈金鳌《杂病源流犀烛》之滋阴清化丸更为合拍。此方由生地黄、熟地黄、天冬、麦冬、知母、贝母、茯苓、山药、天花粉、五味子、甘草组成,不仅能滋养肝肾之阴,且可清燥润肺,使上下同治,标本兼顾,取效颇捷。若脾虚纳差者,为防腻膈,可在青皮、陈皮、橘叶、娑罗子中略选一二味加入,以助脾运而止咳。清末名医柳宝诒对肝阴不足致咳者,诊治颇具卓见,姑录一案如下。

章:木火左升,肺胃不降。升多降少,气逆于络,则血随之而上溢,此贵恙之病源也。血后而咳不止,以及晚热不寐,皆肝肺两经不足所致。受病在肺,而病本在肝。调治之法,只宜清养肝阴,少佐肃降肺胃,便已足矣。

北沙参,白芍,生地,制女贞,墨旱莲,茯苓,苡仁,炙甘草,川百合,枇杷叶,丹皮炭,蛤壳。

在一般情况下,治咳很少用血肉有情之品,恐碍肺气的宣发肃降。但若遇到叶桂所言"肝阳化风,旋扰不息,致呛无卒期"的这类患者,则不可墨守陈法,必要时须投大剂阿胶、牡蛎,甚至鳖甲、龟甲,以峻补将涸之真阴,否则阴不敛阳,阳不抱阴,虚风不息,咳终难愈。今录《临证指南医案》一则案例以证之。

陈,日来寒暄不匀,烦劳阳生。咳呛,震动络血上沸。诊脉左数。五心热,知饥纳谷。议育阴和阳:

生地、清阿胶、天冬、麦冬、茯神、川斛、炒牛膝、青铅、童便。

此型多见于为肺结核或木火体质者感受秋燥(以温燥更多)所致咳血。

五、胆火上逆　咳呕胆汁

《素问·咳论》曰:"胆咳之状,咳呕胆汁。"叶桂曰:"少阳郁热,上逆于肺,症见两寸脉大,咳甚脘闷,头胀,喉痒,应先解木火之郁。"胆因附于

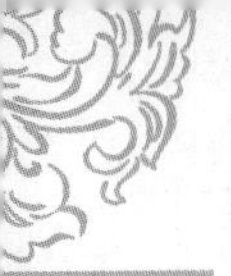

肝，与肝相表里，同为相火之脏，性温而主升发之气，受邪后常易使肝（胆）气上逆冲肺而致咳。稽其邪之来路，正《咳论》所指："肝咳不已，则胆受之。"考其治法，清代名医李冠仙说："肝气上逆，必夹胆火而来，平其胆火，则肝气亦随之而平。"胆秉木之余气，所以清胆不宜像清肝一样用大剂苦寒和重镇之剂直折其火，须配适量祛湿利胆之品，当以俞根初《通俗伤寒论》中的蒿芩清胆汤为主方，他如矾郁金、夏枯草、金钱草、蒲公英、冬瓜子、车前子等均可辨证增入。

已故湖南中医学院副院长、省中医研究所所长李聪甫，在其医案中收录一则以蒿芩清胆汤加减治愈的咳嗽，虽从伤寒六经辨证立法，但笔者认为亦可看作为胆火上逆的肺咳，现摘录与道友共尝。

余男，40岁。患者体壮形实，因感寒致咳嗽发热头痛，一身尽痛，胸满，嗳气口苦，大便欲解不畅，小溲短赤。

诊视脉弦滑，苔白腻，断为伤寒夹食之证。"伤寒脉弦细，头痛发热者属少阳，少阳不可发汗，发汗则谵语，此属胃，胃和则愈"。因食郁于胃，寒伤于表，表里拒遏，枢机不利，上脘不通，津液不行。法当导滞利枢。

鲜竹茹、赤茯苓、益元散、番泻叶（泡）各10g，炒六曲8g，北柴胡、香青蒿、淡黄芩（酒炒）、炒枳壳各7g。

复诊：漐漐汗出，咳息牵引右肋疼痛，痰出浓黏，大便溏秽，此痰食互结于胸脘，胆气不能疏泄故。原方加重导涤痰滞，去柴胡、六曲、泻叶，加瓜蒌仁（捣）、南杏仁各10g，浙贝母8g，法半夏、广郁金各7g，白芥子3g。

三诊：脉象浮弦、苔白边赤。咳痰易出，身热减退，惟昏瞀不知所在，目赤妄见，汗出如浴，大便又一日未行。"阳明病，其人多汗，以津液外出，胃中燥，大便必硬，硬则谵语"。此少阳之邪将解，阳明燥热转深的征兆。

瓜蒌仁（捣）12g，连翘心、鲜竹茹、知母、白芍、锦纹黄（泡）各10g，炒山栀、黄芩各7g，郁金6g，黄连、甘草各3g。

连服二剂，大便通利，咳平汗止，神静而愈。

在《继志堂医案·咳嗽证治括要》中，曹仁伯指出："此外又有劳风一门咳吐浊涕青黄之痰，由劳碌伤风、恋而不化，最为难治。浅者，秦艽鳖甲，表虚汗多者，黄芪鳖甲；深则柴前连梅煎（出自晚明吴崑《医方考》），

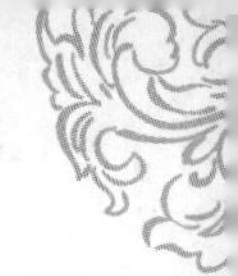

千金法也。”他常用该方不作加减，投治此症：

咳嗽，时盛时衰，粉红痰后变为青黄，劳风之根也。

柴胡、前胡、乌梅、川连、薤白、童便、猪胆汁、猪脊筋。

再诊：进治劳风之法，咳嗽大减，红痰亦无。但痰色尚带青黄，左关脉息弦硬不和，肝胆留邪容易犯肺胃俞也。毋忽。

此案曹仁伯认为系“肝胆留邪”之症，治胆火上逆或胆道手术后导致的反流性胃炎、食管炎引起的咳嗽，笔者认为均可用此方试治。

六、结语

肝咳属中医内伤咳嗽的范畴，是肝病影响到肺而引起的咳症。根据其病机不同，约可分为上述五种证型。肝咳病本在肝，继发于肺，故发病时常先见肝病症状。治疗大法需遵秦伯未所说“治肺止咳，佐以调肝”，双管齐下。笔者以为，此处秦师所言之“止咳”，并非仅指用直接有镇咳作用的药物，而应理解为以达到止咳效果为首要的广义的止咳方法，故治上述五型的咳嗽，仍均应佐调肝为要。考虑肝气性升，风木易燃，肺为娇脏，不耐邪侵，故治肝咳药物最宜清凉潜降，切忌燥热升散。非但麻黄、细辛、干姜等不宜妄投，即使半夏、远志、桔梗、橘红亦须慎用。前贤治肝用药有六忌：疏泄不可太过，补脾不可太壅，祛湿不可太燥，清热不可太寒，逐瘀不可太破，养阴不可太腻。治肝咳时，也应参考遵循。切不可使咳嗽虽愈，却致伴发的其他症状明显加剧，这是临证中须时时顾及的。（原载于《中医杂志》1983 年第 5 期）

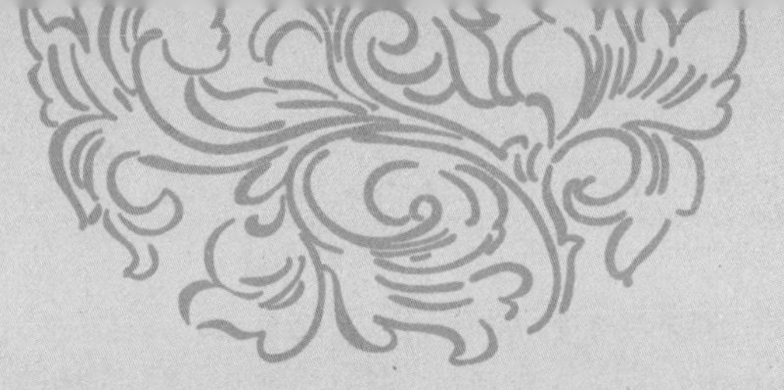

老年人咳嗽辨治心悟

呼吸道疾病是老年人最易发生的一大类疾病，常见的有感冒、急 / 慢性气管炎或支气管炎、肺炎、哮喘、肺气肿、肺结核、肺源性心脏病等。这些患者大多伴咳嗽，相当部分人又因咳加重了原发病。如何及早并有效地控制咳嗽，对治疗有十分重要的意义。人进入老年阶段后，由于脊柱后弯，呼吸肌萎缩及胸肺弹性减弱等，阻塞性通气障碍和血氧分压下降，严重削弱了呼吸功能；老年人又易患多种全身性退行性疾病，使呼吸系统化学感受器和神经感受器敏感性降低，对体内各种刺激的反应变得迟钝，组织对缺氧或酸碱失衡的调节能力远不如青年；且免疫功能下降，呼吸道屏障作用削弱，气管黏膜纤毛功能和保护性咳嗽反射减退，呼吸道分泌物排出困难，均使老人易患呼吸道疾病但却不易恢复。故临床应针对老年人呼吸系统的上述变化与发病特点，用药当遵“攻而勿伐”“补而勿滞”“凉而勿遏”“温而勿燥”之理，宁可再剂，不可过剂，方能取得较好疗效。

一、治外感咳，多以止嗽散化裁

止嗽散系我省清代徽州名医程钟龄所拟，方取荆芥辛温轻疏风邪，桔梗、白前，一升一降调畅肺气，紫菀、百部温润止咳，陈皮化湿运脾，甘草和调诸药，七药相伍，颇合“肺为娇脏”、性喜辛润之旨。故程氏在《医学心悟》中云：“本方温润和平，不寒不热，既无攻击过当之虞，大有启门驱贼之势。”清末唐容川亦盛赞此方可使“肺气安宁”，加减变化后能治“诸般咳嗽”。对老人不论何种外邪犯肺致咳，均可以该方损益。如风寒偏盛，恶寒无汗，痰咳稀白，苔白脉浮，加炙麻黄、杏仁；伴肺脾气虚，再佐党参、白术。若风热较显，咳嗽痰鸣音重气粗，痰黄稠厚，有汗咽痛，舌偏红，苔薄黄，脉浮滑或感温燥，咳呛连声，痰黏少难出，时夹血丝，唇焦口渴者，均弃荆芥、陈皮，恐温燥助热灼津，前者易桑叶、前胡、大贝、牛蒡子、黄芩，后者以枇杷叶、蜜桑白皮替代牛蒡子、黄芩。对二证渴甚者，均配沙参、知母或天花粉。热、燥若从火化而出血，复入茅根、玉竹各 30g。咳久气阴两伤致喘者，重用北沙参、紫金牛[1]、生白芍[2]至 30g。凉燥又称"次寒"，虽仍具"燥胜则干"的特征，但热却不甚反伴表寒证，若投止嗽散则加杏仁、紫苏子、款冬花，遂安。

对嗜烟酒、喜辛辣，肺热内郁复感外寒之老人的咳嗽，余认为虽方书倡用麻杏石甘汤，且体壮者确效，但虚体则恐麻黄辛燥耗津，石膏寒坠伤脾，故改予止嗽散合现代名医岳美中的润肺汤（沙参、山药、桔梗、枳壳、牛蒡子、蜜百部，加桑白皮以代石膏[3]，麻黄根以代麻黄[4]，加金银花清热解毒，防其感染。对不慎摄生，反复感风寒致卫阳过虚，痰咳难已之老人，可以止嗽散去荆芥合桂枝玉屏风散，增益气固表之力，制成膏、丸，调理月余，多可获效。感寒久咳致喘者，再加鹅管石[5]、核桃仁，以温补肺阳，纳气归肾。虽李中梓《医宗必读》曰："大抵治表者，药不宜静，静则留连不解，变生他病。"但老年人因免疫力低下，用药亦不宜过动，恐表散疏泄太过，

---

1 紫金牛：又名平地木、矮脚茶，苦平，可镇咳平喘，祛痰止血。《现代实用中药》谓其"为强壮剂"。

2 生白芍：王好古曰白芍可疗"肺胀喘咳"。

3 桑白皮以代石膏：《药品化义》曰："桑皮散热，主治喘满咳嗽，热痰唾血，皆由实邪郁遏肺窍不得通畅，借此渗之散之以利肺气，诸证自愈。故云泻肺之有余，非桑皮不可。"

4 麻黄根以代麻黄：《本草正义》谓其与麻黄："同是一本，则轻扬走表之性犹在，所以能从表分而收其散越，敛其轻浮，以还归于里。"现代名医蒲辅周在用麻杏石甘汤治体弱小儿肺炎时，每以麻黄根代麻黄。

5 鹅管石：性味甘温，有栎珊瑚的石灰质骨骼与钟乳石两种。《本草求原》曰其"暖肺纳气，治肺寒气逆，喘咳痰清"。

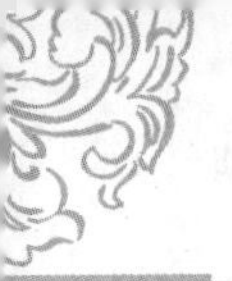

更易为外邪乘袭而难痊，故五味子、炒白芍、制诃子等酸收静药，在痰不多时，亦可酌情加入，收动静结合之效。

二、治内伤咳，重在调理脏腑关系

老人内伤咳实少虚多，或虚实夹杂，常涉及多个脏腑。初期多肺脾同病，而肺脾气虚夹湿者尤为常见（老年性慢性支气管炎多属此型）。每感寒即咳，晨起较剧，痰白黏腻，或稀或稠，咯后渐缓。伴反复感冒，自汗气短，脘闷纳呆，舌偏胖有齿印，苔白腻，脉濡滑。考虑脾为生痰之源，肺为贮痰之器，且为母子关系，故当根据五行相生之理，投参苓白术散补脾气以实肺气，取姜半夏、苏子，益智仁易扁豆、莲子、砂仁；如痰多，合三子养亲汤遂可获安。然病久"五脏之伤，穷必及肾"，症状复杂，施治亦难。辨证时应分为肺脾气虚致肾气虚、肺脾阳虚致肾阳虚及肺脾阴虚致肾阴虚三型，前两型多见于较重的老年性慢性支气管炎、肺气肿、哮喘；后型主要为肺结核。对这些不同的疾病，临床可遵异病同治之理，概以张介宾新方八阵和剂之首治"肺肾阴虚，水泛成痰，见咳嗽呕恶，喘逆痰多，痰常咸味"的金水六君煎（熟地、当归、陈皮、姜半夏、茯苓、甘草）化裁；对肺脾气虚致肾气虚者，因咳而兼喘，稍动则喘甚汗出，加党参、萸肉、沉香、款冬花、五味子、鹅管石，或配蛤蚧粉吞服；对肺脾阳虚致肾阳虚，见咳痰清稀灰咸、畏寒腰酸、腿肿脉沉、舌淡胖嫩、苔白滑或灰黑腻者，该方佐附子、干姜、白术、人参、怀牛膝、补骨脂；对脾肺阴虚致肾阴虚，见咳痰难出或带血、潮热盗汗、体瘦烦躁、舌红苔少、脉细数者，即减二陈（半夏、陈皮）之量并合百合固金汤。上述三型还均可加紫菀、百部、款冬花、桑白皮等以助止咳。

若内伤咳嗽由肺、脾、肾发展至心，出现稍咳则喘，端坐难卧，躁烦心悸，汗多发绀，溲少水肿，四肢逆冷，或伴痰鸣难出，舌淡紫胖嫩，苔白滑或灰滑，舌下静脉如蚓，脉浮大无根或有歇止，每见于肺心病后期。笔者喜用《冯氏锦囊秘录》全真一气汤（人参、熟地、附子、麦冬、白术、怀牛膝、五

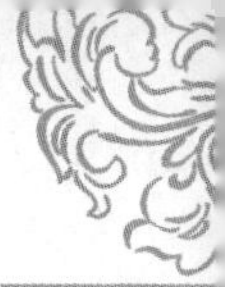

味子）强心益肾、补肺运脾以固本，加葶苈子[1]、桃仁[2]、参三七、桑白皮、茯苓等，活血利尿，止咳化痰以治标。有可能者，加蛤蚧粉研末吞服，随症抢救，亦有化险为夷，带病延年者。

对内伤咳偏虚之老者，笔者主张用“培土生金”“金水相生”“扶火益土”等法，调理脏腑关系，以冀母子并补。若虚中夹实，土不克水，饮邪困脾凌肺，致咳嗽喘满，痰涎清稀，溲少肿胀者，每采用现代名医秦伯未敦土利水法，予胃苓汤去猪苓，加党参、桑白皮、杏仁、冬瓜子，通过泻膀胱之水湿来恢复肺脾功能，收止咳之效。另有因肾阴亏馁，水难涵木，使木火逆上，反侮肺金，致咳嗽呛急，时作时辍，其声不扬，痰黏难咯，甚则夹血，胁痛口苦，烦躁面赤，盗汗潮热，目胀耳鸣，脉弦细散，舌红苔薄黄者，可在养肾阴同时，根据五脏生克制化之理，配以佐金平木法，投一贯煎去枸杞子，合化肝煎（青皮、陈皮、丹皮、芍药、焦栀子、泽泻、大贝母），加枇杷叶、桑白皮、蜜百部由于老人脏器多衰，纯由肝火犯肺致咳嗽的实证，临床少见，姑不赘论。

李杲（东垣）曾曰：“内伤脾胃，百病由生。”故在调理脏腑关系时，笔者尤多顾及脾胃。病至后期，多脏亏损时，更主张“上下交损，宜治其中”，不仅习用六君子汤奠安中州，化痰止咳，且极少用过于滋腻苦寒碍纳之品，恐胃气消索，生机难复也。

案1　徐女，65岁，1988年3月7日初诊。

慢性胆囊炎伴泥沙状结石十余载，长期茹素嗜辛，性颇躁急，体虚易感。一周前去九华山，汗后受风，致寒热咳嗽，街道诊所诊为急性支气管炎，抗感染输液三天，症稍缓。前晚浴后诸症复萌，且咳甚则呕，心悸气急，卧床难起，输液未效，故邀余诊治。见其半倚于床，咳呛气急，痰鸣咽痛，痰黄白稠难咯，微寒鼻塞，汗多渴饮，脘闷纳钝，溲热黄少，二日未更

---

1 葶苈子：《本草正义》言其“苦降辛散，而性寒凉，故能破滞开结，定逆除喘，利水消肿”。动物实验证实其可使心脏收缩加强，心率减慢……对衰竭心脏可增加输出量，降低静脉压。

2 桃仁：《名医别录》言其“止咳逆上气”。

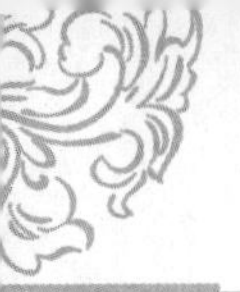

衣。舌偏红，苔白黄，脉浮细滑，扁桃体略大，T:37.8℃。此显系内热久郁，暴受外寒，“客寒包火”致咳：南沙参25g，炙桑白皮、山药各15g，麻黄根、杏仁、桔梗、牛蒡子、大贝母、白前、紫菀、百部、枳壳、金银花各10g，荆芥、生甘草各7g。4剂诸症大缓，复诊略予更张，又4剂而安。

案2 朱女，73岁，1990年2月11日初诊。

胃溃疡近三十载，哮喘亦十多年，长期纳少，营养缺乏，春节前10天因吐血色紫量多，做胃次全切除术。拆线时感寒，遂咳剧哮喘大发，限于经济而出院。因笔者为近邻，恳邀以决生死。诊见患者端坐于床，咳频气短，吸少呼多，痰白稀却无力咳出，味略咸。形瘦神馁，面浮灰滞，脚肿腰酸，四末如冰。咳甚溲失禁，数日一更衣。日仅食稀饭两许，听诊哮鸣音满布，心率108次/min。舌淡紫胖有齿印，舌下静脉如蚓，苔灰白浊厚，脉沉细滑。虽家人着手为其准备后事，考虑其无汗不烦，脉亦未乱，若急予温肺纳肾，健脾化瘀，或许可望转机：党参、茯苓各20g，白术、鹅管石各15g，熟地、当归、姜半夏、陈皮、杏仁、紫菀、款冬花、益智仁各10g，炙麻黄、干姜、炙甘草各7g。2剂即见微汗，痰咳较爽，喘稍平，纳略增。将麻黄、干姜、炙甘草各减至5g，以五味子5g易益智仁，又3剂，咳喘颇定，痰白不咸，哮鸣音减少，心率102次/min。去麻黄、干姜，改附子7g（先下）、细辛3g，4剂症续减，心率90次/min。以白术、茯苓各20g，熟地、当归、姜半夏、陈皮、怀牛膝、麦冬、紫菀、杏仁、鹅管石各10g，附子、五味子、红参各7g。5剂后，诸症大平。因畏服药，加山药20g以7剂量熬膏，随访9年尚健在！

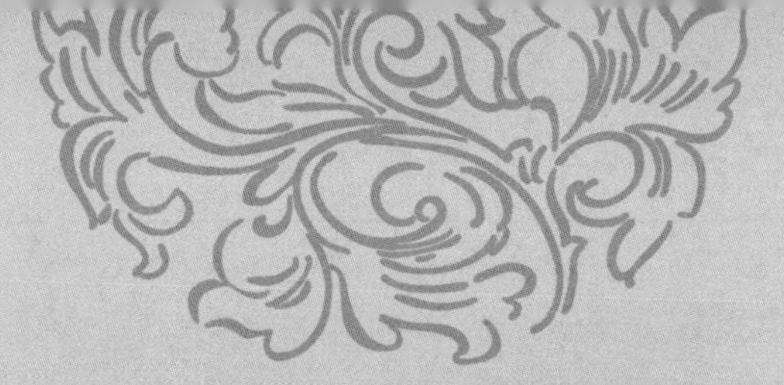

痰证治肝蠡言

李士材言："脾为生痰之源。"柯韵伯则进一步曰："肺为贮痰之器。"

稍后安徽新安学派名医吴澄在《不居集》中则强调"肾为生痰之源，胃为贮痰之器"。未久，陈修园、林珮琴等又大讲痰源于肾、动于脾、贮于肺之理，阐述了痰证和脾（胃）、肺、肾的关系，后世医家对此也予以了较多的探讨。然痰证和肝有否关联？虽李士材在《医宗必读》中已指出："在肝经者名曰风痰，脉弦面青，四肢满闷，便溺秘涩，时有躁怒，其痰青而多泡。"但未能引起后人足够重视。唯清代康乾年间广东名医何梦瑶在《医碥》中增补了"风痰"可有"或成瘫痪，搐搦眩晕"之症。中华人民共和国成立后各版大学教材也仅对"痰郁于肝"（梅核气）一证略予叙及，直至近贤武汉朱曾柏始强调："疏肝治痰，对于指导临床治疗（特别是内痰）又具有特殊的意义。"所憾其对痰证与肝之关系的阐发，未能曲尽周详。故笔者根据 40 余载临证经验，结合学习体会，就"痰证从肝治疗"思想论述如次。

肝为"刚"脏，体阴用阳，以血为本，以气为用，肝之阳气、阴血两者相辅相成，共同参与维持人体阴阳平衡的生理活动。如肝之阴阳失衡，可导致体内津液代谢的病变，其中亦包括了"痰"的产生。痰随气运行，可滞留于各个组织器官中，出现纷繁复杂的症状，几乎涉及所有脏腑，其中有不少与肝有关。如何廉臣校勘的《通俗伤寒论》中就载有"痰晕、痰厥、痰胀、痰结、痰喘、痰哮、痰躁、痰串、痰膈"等（实际与肝有关的痰病远不止此）。故对从肺、脾、肾入手治痰证未好转者，不妨从肝辨治，蹊径另辟，或可获效。

一、肝逆乘脾之痰证，健脾柔肝痰化

五脏之中，肝的生理功能和病理变化最为复杂，既主藏血，又主疏泄，具刚柔曲直之性。按五行学说，肝与脾是相克的，但《素问·宝命全形论》却曰“木得金而伐，火得水而灭，土得木而达，金得火而缺，水得土而绝”，其中伐、灭、缺、绝均为相克、相乘之意，唯“达”反有资助、相生之意。即所谓土需木疏，木赖土荣。也就是说，机体必须依助肝木之疏泄，脾才能通过运化，将进入胃的饮食化生为气血，并输送全身。若肝为七情所伤，失柔曲之性，非但不能资助脾胃化生气血，运送全身，且反因过于亢奋而横逆犯上，使脾胃升降功能失常，不仅不能使水谷“变化而赤为之血”，反变生为痰浊而致害，此即李时珍“风木太过，来制脾土，气不运化，积滞生痰”之意。常出现咳嗽呕恶，痰涎颇多，嗳逆脘胀，胁痛腹膨，便溏或不爽，每夹黏液痰浊、肢困倦怠、纳谷不多、舌淡苔白腻、脉弦滑。当予柔木敛肝之剂以缓横逆之肝气，脾胃始可免受强肝之贼害，但得木土不争，痰浊遂能自化。须仿《灵枢·病本》篇“病发而有余，本而标之，先治其本，后治其标”之旨，予逍遥散（柴胡醋炒）为主，辅以二陈汤。他如香橼皮（《本草便读》曰“下气消痰，宽中快膈”），佛手片（《本草再新》载其“治气舒肝，和胃化痰”）皆酸平柔肝，均可加入。另费伯雄之抑木和中汤（苍术、白术、青皮、陈皮、木香、砂仁、厚朴、佛手、檀香、茯苓、当归、郁金、白蒺藜），亦可损益而投。

案1　温男，52岁，温州人，2008年3月初诊。

15年前自办家庭工厂，因经营有道，规模日大，遂与友欢宴不断，致体重由126斤增至162斤（身高1.67米），且常胸闷痰咳，脘胀便溏，血脂升高。未料去年底，欠其货款颇多的一商人因豪赌入狱，而银行又催其还贷，开春员工纷纷跳槽。在其劝说一业务骨干不要离厂时发生口角，大怒后感胁痛，嗳逆，痰涎汹涌，中脘胀满，纳少便溏，肢困神疲，夜眠不安，血压升高，舌胖淡紫，齿印多，舌下静脉较粗，脉弦滑。血压167/102mmHg。显系肝逆乘脾之痰证，当柔肝健脾，佐化痰活血：醋炒柴胡、薄荷各7g，姜

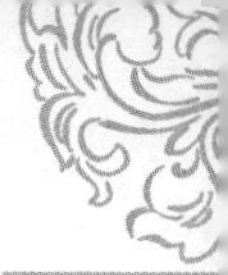

半夏、陈皮、青皮、当归、炒白术、炒川楝子各10g，郁金、炒白芍、柏子仁、合欢花各15g，生赭石、生牡蛎各20g，茯神、夜交藤各40g。7剂。诸症渐缓，但便溏日三行，夹有痰沫。复诊去赭石、夜交藤，改旋覆梗10g，合欢皮30g。继进7剂，症渐安然。

按：患者高血脂、高体重，且痰咳便溏，显系脾虚痰湿之体，遂在大怒血压升高时，现典型木旺克脾之症，故予疏肝健脾之要方逍遥散，佐赭石、牡蛎降肝逆，柏子仁、合欢、夜交藤柔肝体，辅以二陈、青皮、郁金化痰兼畅肝气，症虽急亦渐平矣！

二、肝郁不伸之痰证，疏木培土痰消

张子和曰痰饮“有愤郁而得之者……有思虑而得之者”，陈无择亦曰“内有七情阻乱，脏气不行，郁而生痰”，故情志失常，可使肝脏气血不能条达舒畅，郁结生痰。此证与肝气横逆乘脾虽有些症状相似，但病机却恰相反。彼系肝气作用太强，疏泄太过，故其性横逆；此乃肝气作用不及，疏泄无能，故其性消沉。常现太息不乐，善虑多疑，寡言沉默，胸胁苦满，纳呆便溏，泛恶痰多，亦有咽中如有炙脔，吞咳不利，甚至影响肺气肃降而喘闷气急，舌正常或淡青，苔白（或微黄）浊腻，脉濡弦等。病久中焦遂窒塞难通，肝气随脾胃升降失常之加重，更难疏泄条达，导致土壅木郁，痰证亦更显著。此时当急急疏木运土，复肝气伸发之权，则可促进中土运化之职，食滞渐消，痰浊遂默化于无形。景岳创解肝煎：取苏梗、厚朴、砂仁疏肝解郁，助脾消食；半夏、陈皮、茯苓运脾化痰；独用一味白芍，酸收凉润以缓调诸药之燥，且肝以酸为补也。药仅七味，却味味贴切，可推为疏木运土化痰之首方。

另，张锡纯认为：“大麦芽……虽为脾胃之药，而实善舒肝气。”《药品化义》曰其：“生用力猛，主……胸膈胀满，郁结痰涎。”《本草汇言》又曰：“郁金清气化痰……心肺肝胃气血火痰郁遏不行者最验。”亦可加入。若土壅木郁致脾虚较甚者，加白术健脾燥湿，既杜生痰之源，又可决壅消滞（其可生津通便）。痰浊过多加入三子养亲汤，化痰消食，利气通肠。成梅

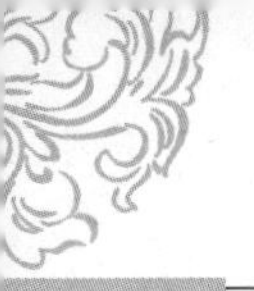

核气者用半夏厚朴汤加减。若所欲不遂，郁积火生，心烦意乱，身热而躁，费伯雄《医醇賸义》卷二之解郁合欢汤（合欢花二钱（6g），郁金二钱（6g），沉香五分（1.5g），当归二钱（6g），白芍一钱（3g），丹参二钱（6g），柏仁二钱（6g），山栀一钱五分（4.5g），柴胡一钱（3g），薄荷一钱（3g），茯神二钱（6g），红枣五枚，橘饼四钱（12g）），亦属治痰重肝之妙方。

案2　黄男，48岁，宁国人。2007年11月初诊。

原体颇健，但出身农家，虽少有大志，因无人相帮而难展其才。25岁婚后，妻不仅贤惠，且明夫意，遂二人办厂，由小渐大，积财渐丰，正想更上层楼时，爱妻被诊为慢性肾炎，去沪、宁等地大医院迭治少效。其终日为妻、财将两失而抑郁焦虑，渐太息不乐，胸胁苦满，言语、纳谷均减，大便时夹痰沫。总觉妻病乃因己所致，自责愧疚使眠亦不安。近因咽中有物梗阻，咯咽不利，自疑为癌。初不愿治，欲与爱妻共赴黄泉，经亲友力劝求治于我。察面晦暗，形神消索，诉其病情，唉声不已，舌胖大有印，边有瘀，苔白浊，脉弦弱，西医诊为神经官能症。知其乃木郁不伸，痰气夹瘀阻于络道。因当日上午已在某三甲医院行食管钡餐检查，排除癌症，在语言劝慰同时，予炒白术、茯苓、生麦芽各30g，炒白芍、佛手、郁金、太子参、合欢花各15g，厚朴、姜半夏、柏子仁、苏梗、桔梗各10g，柴胡、薄荷、射干、炙甘草各7g。姜3片，枣5个为引。10剂症去近半，但日泻3~4行，虽夹痰沫较多，却感神疲，去柏子仁、射干，易竹茹、橘红各10g。又10剂，咽中通畅，胁胀渐消，纳增眠安，去旋覆花、桔梗，加麦冬、木蝴蝶各10g，10剂为丸善后。

按：黄男对爱妻生病焦虑、愧疚，致肝郁难伸而患梅核气（即中医郁证中之痰气交阻型），故投仲师半夏厚朴汤。因有明显脾虚证，又用大剂白术、麦芽、太子参健脾化食复运；白芍配佛手、郁金、柴胡、薄荷柔肝疏木。桔梗、射干升降相协，最畅咽中交阻之痰气，虽为治标之药，但持久的咽阻得消，恐癌之心理自失，将有益他症的好转。另《贵州民间方药集》曰柏子仁能“治咳止喘……润肺和胃”，朱良春更强调可“清肺滑痰”，故治因痰导致的心肝经症状，余喜用之。而对肝郁者，柴胡、薄荷是我必用之药对。

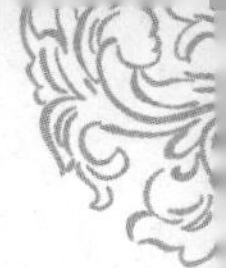

三、肝肾阴虚之痰证，润肝滋肾痰散

肝肾同居下焦，肝藏血，肾藏精，肝血赖肾精之滋濡，肾精也靠肝血的化精而充实。此即肝肾同源、精血同源、乙癸同源之意也。若温邪耗伤肺之气阴太过，母病及子，下吸肾水，致肝血不足，肝阳偏亢，虚火灼津炼液而成痰，症见时作呛咳，痰黄黏稠，咳吐不爽，或伴眩晕耳鸣，颧红盗汗，失眠健忘，烦躁易怒，舌红苔少或薄黄，脉弦细数。治当滋阴润肝，使精血充足，虚火敛伏，痰证遂平。可予沈金鳌滋阴清化丸（生地黄、熟地黄、天冬、麦冬、当归、白芍、阿胶、鳖甲、茯苓、山药、贝母、天花粉、生甘草、五味子）去熟地、天冬的腻膈，加白芍、款冬花（《日华子本草》言其"益五脏，除烦，补劳劣，消痰止嗽"）、紫菀（《本草通玄》曰其"辛而不燥，润而不寒，补而不滞"），可治多种呼吸系统的结核及其他结核病伴见呼吸系统症状者。

若肝肾精血衰弱，元真匮乏，筋骨空虚，痰浊可乘空虚流入骨节空窍，发为瘰疬、流注。若用程钟龄消瘰丸（玄参滋肾润肝，牡蛎软坚散结，浙贝母平肝化痰）扩充施治，亦极合拍。对肝阴欠丰，痰气郁结所致梅核气，半夏厚朴汤失之于温燥辛散，如以今贤胡翘武之昆蛎桔半汤（昆布、牡蛎、桔梗、半夏、射干、茯苓、枇杷叶、紫菀）加玄参、沙参、百合、麦冬等药以补润肝肾之阴，常获显效。若再合以夏枯草、浙贝母、白僵蚕、白蒺藜等，还可进一步引申治瘰疬、瘿瘤等疾病。

温病后期，肝肾阴液涸竭，致阴火夹痰干犯心包，发生神昏谵妄，肉瞤筋掣之证，可急予吴瑭一甲复脉汤去阿胶，加牛黄、胆南星、贝母、茯苓、郁金、远志、天竺黄、石菖蒲等，组成滋益肝肾，化痰开窍之方，或可化险为夷。

案3 韩女，11岁，1976年3月初诊。

因经常扁桃体发炎伴咳嗽，痰黏难出，消瘦、易汗，颌下淋巴结肿大，经X线透视，被确诊为支气管内膜结核，予异烟肼、链霉素等，虽症渐缓，却发现听力下降，烦躁便干，遂求余治。察舌红苔薄黄，脉细滑。予南沙

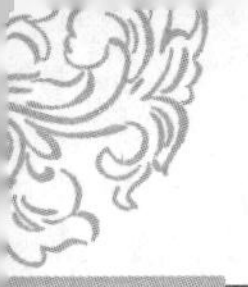

参、黄精、茯苓、山药各15g，生地黄、百部、杏仁、丹参、功劳叶、天花粉、桑白皮、地骨皮各10g，北五味子5g，浮小麦、糯稻根各30g，川贝母7g（研末，以药汁分3次冲吞）。5剂症减，却痰咳仍欠畅，且纳不馨，以太子参、桔梗、大贝母易沙参、天花粉、川贝母，复以5剂加蜜熬膏1kg，后按此方出入熬膏（每剂加土鳖虫3g）服3kg，X线检查结核钙化。

按：此方即仿清代沈金鳌滋阴清化丸加减而成，所加黄精、百部、丹参、土鳖虫、功劳叶等，皆有较强的抗结核作用（2013年初笔者在温州治一青年肺结核患者，也用了此5味药，取效亦佳），而南沙参、杏仁、花粉、桑白皮、地骨皮、桔梗等，又能极好地化痰止咳，北五味子、浮小麦、糯稻根为敛汗治标要药，诸药共投恙即愈。对结核病的治疗，西医的抗结核药效确不错，但常易导致以耳鸣（渐失聪）为主的不良反应。现代药理实验证实，部分中药亦有较强的杀结核菌作用，若辨证投之，将给患者带来福音。

四、木火刑金之痰证，清肝肃肺痰降

肝体阴而用阳，若肝用过强，则横逆克土，使肝气、肝火上冲，灼犯肺金致暴咳，咳时痰少色黄黏稠，干呛难出，声高气急，面红胁痛，烦躁易怒，咽喉干燥，渴欲饮冷，甚则目赤头胀，鼻衄咳血，舌红苔黄薄干，脉弦细劲，即所谓“木叩金鸣”“木火刑金”之证。《冯氏锦囊秘录》曰：“若夫痰因火上，肺气不清，咳嗽时作，及老痰、郁痰结成黏块，凝滞喉间，吐咯难出，此等之痰，皆因火邪炎上，熏于上焦，肺气被郁，故其津液随气而升者，为火熏蒸，凝浊郁结而成”。当急予清肝泻火，佐润肺涤痰。如能气火降、燥痰出，则可咳平痛止，医家每用验方黛蛤散合钱乙泻白散共投。他如景岳化肝煎、《医学统旨》之清金化痰汤、费伯雄之丹青饮（旋覆花、代赭石、桑叶、菊花、杏仁、贝母、沙参、石斛、橘皮、青黛、麦冬、蒺藜）均可出入用之。《江苏省药品标准》所载清金理嗽丸（橘皮、黄芩、胆南星各250g，枳壳、桔梗、杏仁、桑白皮各125g，知母、百部、甘草、麦冬各62.5g，飞朱砂40g），亦为清肝化痰止嗽良方。大便干结者，予王隐君礞石滚痰丸；若体虚年迈，可用南沙参（《药性论》云其可“养肝气”），煎水送服。该方取礞石、黄芩

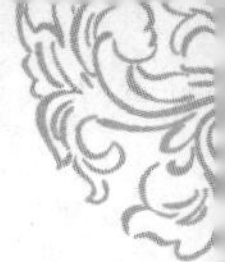

镇肝经气火，并通过肺与大肠相表里关系，使痰浊由大便畅下，诸症悉平。

案4 余男，39岁。1997年11月27日初诊。

从事供销工作，常赴宴豪饮，日抽烟近3包。深秋天气干燥，去内蒙古出差，因生意洽谈不顺，遂干咳咽痒，胸胀气急，咳甚则面红目赤，自购枇杷止咳糖浆仅暂缓，返回后症又复作，来余处求赐中药。诊见咳甚则痰夹血丝，口干欲饮，溲黄短，便艰行，纳不甘。近2日头亦胀痛，耳时潮鸣，BP：145/93mmHg，舌边尖红艳，苔少黄干，脉细弦滑，此内在的木火为秋燥引动而逆上犯肺：予南沙参、茅根、生牡蛎各20g，桑白皮、炙瓜蒌皮、玉竹、茯苓、姜竹茹各15g，蜜百部、冬桑叶、平地木、焦山栀、前胡、杏仁、枇杷叶、炙甘草、东阿胶（烊化）各10g。7剂而痊。

按：余男显系木火刑金之咳，然夹秋燥，故在用清肝肃肺药之时，佐以桑叶、前胡、平地木以清散伤肺之燥气。本方原用马兜铃通利二便且降压，现因马兜铃含肾毒性马兜铃酸已停用，改用蜜百部。

五、肝风内扰之痰证，镇肝泻火痰平

中医认为“怪病皆因痰作祟”，并将不少神志疾患归纳于怪病范畴，而这些疾病又都和肝密切相关。如《证治汇补·癫狂》曰：“二症之因，或大怒而动肝火……或痰为火升……壅塞心窍。”《古今医鉴·五癫》言：“皆是痰迷心窍……俱宜豁痰顺气，清火平肝。”对不明原因之剧烈头痛和眩晕，《丹溪心法》云“头痛多主于痰，痛甚者火多”；又曰“无痰不作眩，痰因火动”。而对中风、厥证和郁证，前人更有痰中、痰厥和痰郁的认识与分型。综观以上诸病之痰，大多系痰浊郁久化火，随暴张之肝阳生风，逆上直犯清空而为害。故施治不出镇肝泻火之大法，肝火得潜，则风痰自息，诸症得平！

笔者对眩晕、头痛，常取程钟龄的半夏白术天麻汤[1]加入夏枯草、生牡

1 半夏白术天麻汤：见《医学心悟》。另有李东垣在《脾胃论》中亦创同名之方，因药较杂，不宜于肝风内扰之痰证。

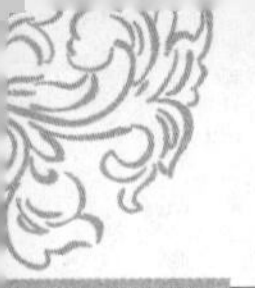

蛎、白蒺藜、白僵蚕等平肝化痰；而风痰所致中风，轻则用俞根初羚角钩藤汤，重则用镇肝息风汤加入蒌皮、贝母、天竺黄、石菖蒲等；狂证轻者用生铁落饮（贝母、连翘、远志、橘红、菖蒲、钩藤、丹参、胆南星、朱砂、茯苓、茯神、天冬、麦冬、生铁落、元参，亦程钟龄之方），《重订通俗伤寒论》加减大承气汤（生大黄、芒硝、枳实各 15g，礞石、皂角各 6g，煎汁冲服猪胆汁，醋各两匙，调服西黄粉 1g）。《本草纲目》曰礞石，若“制以硝石，其性疏快，使木平气下，而痰积通利，诸证自除”；皂角更为涤痰圣品，且《本草图经》曰其“可疏风气”；胆汁大苦大寒，《本草纲目》云其“清心脏，凉肝脾”（缺则代以胆南星）；《医林纂要探源》曰醋“泄肝收心”，《本草纲目》更言其可治“痰水血病”。而对痫证，则每投程钟龄的定痫汤。该方为息风涤痰，开窍定痫之要方。痰厥则多用导痰汤，化火者则加山栀、黄芩、竹茹、瓜蒌皮、知母、贝母、代赭石、礞石以平肝泻火。

案 5　邱女，27 岁，温州市平阳县宜山人。2013 年 9 月 27 日初诊。

读大学时，患者虽性格胆小内向，身材矮小，相貌平常，总是自觉家境好，成绩佳，为同班一“帅哥”青睐而受同寝室女友嫉妒，见习时被分至一离家较远的县级市，后得知在另一大城市实习的“帅哥”与同一实习点的另一女生已出双入对，心情遂抑郁欠畅。返校后时感寝室同学窃议自己的不是，遂向在同市工作的舅舅哭诉，舅舅带其去湖州某医院。其告医生：前几日在宿舍睡觉时，被同学播放录有自己讲话的录音惊醒，但同学皆言是“我们推窗户声音把你惊醒”。医生怀疑其是分裂型人格，初步诊断为带有分裂倾向的抑郁症，予阿普唑仑及奥氮平，乏效；又去嘉兴某医院，一老医生言其有心理障碍，建议减药，却致严重呕吐，胃胀多天。去医院补钾，输液过程中血管疼痛不耐受。毕业前，似觉同学均与其作对，毕业实习结束就让其父亲接回家。一年内换了 3 次工作，均与同事难相处，状态欠佳，医生让其服奥氮平，增重十多斤而停药。后怀孕 5 个月时，感觉全世界都变了，极端恐惧，思维奔逸，哭笑无常。又去湖州某院，诊为双向障碍，改氯氮平，仍难睡且便秘。复予利培酮 2mg，眠佳。如减量，则因寐难达 5 小时而翌日难坚持工作，甚至连孩子也无法带。因月经 5 旬未至，近眠难，对丈夫怀疑加重。稍纳多即胀，

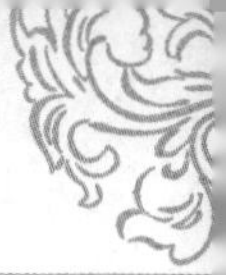

日食不足半斤，时太息，便略溏。丈夫见其讲话失常，经余友鲍杨志介绍，由温州来芜湖求治。察其舌偏红有印，苔略黄浊，但回答基本切题，仅语气较急，双手微有震颤，两脚亦时点地，脉细弦滑。知系肝郁难伸，化火伤阴，成肝风内扰之痰蒙心窍证：茯神、合欢皮各30g，生牡蛎、炒白芍、合欢花、天竺黄、姜竹茹、生地黄、丹参各15g，浙贝母、郁金、佛手、钩藤（后下）、菊花、炙远志、党参各10g，柴胡、生甘草、熟大黄各7g。3剂后随便中排黏液状物增多，痰咳亦畅，卧较前安，神振言多，夫妻均感治愈有望，要求再住旅馆4日继续服药。以月季花、枳壳各10g易郁金、佛手。

10月4日三诊，告：已想食肉（近月余不闻肉香，荤菜仅食鱼），每日在配服利培酮1.5mg时，能安眠9小时，要求带药返家。遂去大贝母、钩藤、竹茹，加川贝（研吞）、石菖蒲各10g，柏子仁15g，15剂。半月后电告，药后颇适，利培酮减至1.2mg，能眠8小时，但月经未至，请赐方在当地配药。上方去川贝母、月季花，改大贝母、红花各10g。10剂。11月30日喜告：因一切颇适，已觅得一份家教工作，干了5天，尚可胜任。但腰酸腹坠，经似将行，让余寄药通经：丹参、生地黄、郁金、川牛膝、生山楂、益母草、生白芍、生赤芍各15g，香附、当归、红花、丹皮、大贝母、川芎各10g，姜半夏、炙远志、醋制土鳖虫、炙甘草各7g。5剂。1周后电告，随紫血块畅排，诸症均安。

按：邱女所患系青春型精神分裂症，其特点为患者的动作和情感改变多受幻觉和妄想的支配，颇似中医“痰迷心窍”型癫证。因其较长期服抗抑郁药致便秘，故痰随火化，渐生肝风，出现手颤脚抖等症。加之月经常愆期，甚至数月一行，瘀阻肝络胞宫亦不容忽视。故治疗始终以疏肝潜镇，涤痰化瘀为大法，随症加减而效。由于患者体瘦纳少，故未用石决明、生龙齿、金礞石、胆南星等苦寒沉降之品，大黄也改制用，手颤腿抖消失后，钩藤、竹茹亦弃去，故整个治疗过程中没有发生因胃气受戕而影响纳谷之不良反应，保证了连续近百日的治疗。由此可见，在对慢性病的治疗中，胃气的有无是治疗成败的关键，当不慎乎！

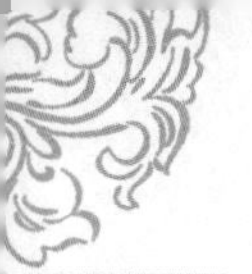

六、肝络瘀阻之痰证,痰瘀并治兼行

《说文解字》曰:“瘀,积血也。”《灵枢·水胀》谓:“恶血当泻不泻,衃以留止。”指出恶血即瘀血。《医学发明》进一步说:“血者皆肝之所主,恶血必归于肝,不问何经之伤,必留胁下,盖主血故也。”日本医者间中喜雄强调:“瘀血是指肝脾性疾患。”这些又明指瘀血和肝的关系十分密切。考痰与瘀皆为病理性产物,又同系致病之因,二者不仅可相关致病(朱丹溪曾有“痰挟瘀血,遂成窠囊”之言)。且唐容川还谓:“血积既久,亦能化为痰水。”张介宾亦认为:“凡经络之痰,盖即津血之所化……津凝血败,皆化痰耳。”故在血运缓滞障碍时,常会发生因肝络瘀滞而变生痰证。症见咳逆颇甚,痰咳不爽,伴胸窒或胸胁的刺痛、胀痛,甚则不能转侧,痛甚咳益剧,吸气咳尤加,更重者则咳吐脓血,或痰有臭味(肝痈)。多兼外伤史。舌淡紫或有瘀斑,脉滞涩。另肝经循行部位出现的癥积(乳房、颈部之包块),亦可看作痰瘀互结肝络的表现。

对肝络瘀阻致痰证,当化痰祛瘀,双管齐下,并行不悖。前贤效方虽多,但以吴瑭香附旋覆花汤最妙。该方取二味君药理气活血,逐胁下之痰瘀(《本草纲目》曰香附“姜汁炒则化痰饮”,《名医别录》则云旋覆花“通血脉”)。臣以杏仁、紫苏子化痰活血,建金平木(《本草纲目》言杏仁“消积、治伤损药中用之”;而《日华子本草》谓紫苏子可“破癥积”);佐橘红、半夏、茯苓、薏苡仁运中祛湿以杜生痰之源。该方“宣肝络以开郁,和胃以逐饮”,有两和肝胃之妙。兼效仲师肝着之意、悬饮之论,参照叶桂辛润通络法,所拟新绛旋覆花汤(新绛、旋覆花、桃仁、当归、陈皮、半夏、丹皮),亦为痰瘀并治,疏肝通络之良方,若与前方合用,可谓珠联璧合矣!稍后的曹仁伯又创瘀热汤,系仲师旋覆花汤加枇杷叶、芦根,专治瘀阻肝络,化火刑金,治瘀咳胸窒、胁痛、咯血,对痰瘀甚者,加紫苏子、郁金、三七。临证中,若能再酌情配入桃仁、当归、赤芍、丝瓜络等既可活络理肝,又能化痰止咳之品,效将更佳矣!

案6 吴女,44岁。2013年4月3日初诊。

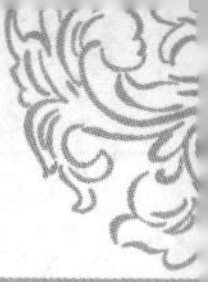

从事水产近20年。5年前冒雨捕鱼，致咽喉不适，时欲咳痰而难咳，自购某糖浆服用反胃胀，去某医院检查，被诊断为食管反流、贲门息肉及乳房结节和子宫肌瘤。自认为乳腺结节恐癌变，去某医院求治，某西医对中医亦有些兴趣，为其一次开了20盒小金丹，服后结节略软但肝区隐痛；但该医又为其开小金丹20盒。药未服完，肝区疼剧，遂去市传染病医院，检验肝功能明显异常，肝脏可触及并压痛，诊为急性肝炎。

笔者考虑此系小金丹内剧毒的马钱子与乌头对肝造成损害。此乳腺结节颇似肝络瘀阻形成的痰核，遂投茯苓、金银花、蛇舌草各30g，生地黄、薏苡仁、玄参、生牡蛎、女贞子、垂盆草、生甘草各20g，大贝母、白芥子、炒橘核、马料豆、南沙参各15g，麦冬、焦山栀、柴胡、全当归各10g。连服20剂，肝功能渐复正，胁痛亦缓解，乳腺结节明显软缩。

按：乳腺结节虽可按痰核用小金丹治疗，但应防止马钱子、乌头对肝细胞的损害，故笔者在大剂清解保肝的同时，佐以程钟龄的化瘰丸，并重用茯苓、橘核、白芥子化痰运脾，故取良效。

（原文名为《痰证从肝论治经验》发表于《辽宁中医杂志》1991年第2期，获安徽省自然科学优秀论文1991—1993年度三等奖）

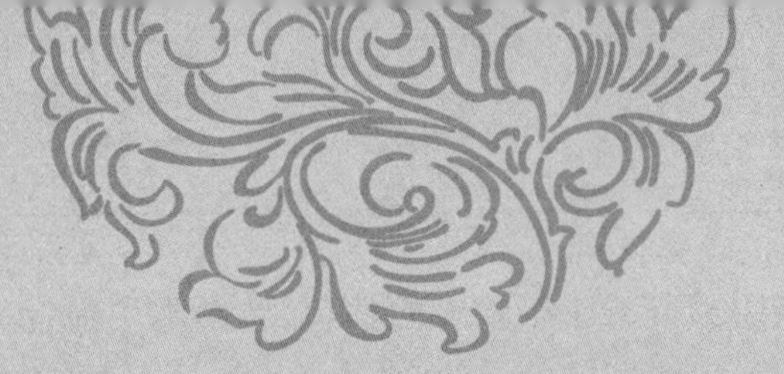

耳鸣治心钩元

耳鸣是自觉耳内有响声，或如蝉鸣，或如潮音，或如蚊嗡的一种病证，日久听力渐衰，终致耳聋，即前贤所谓“鸣为聋之始”也。对该病的辨治，前人有“暴病属实，治宜清泄；久病属虚，治宜补益”之说，多从肾、肝、胆入手，然有效有不效。笔者通过临证，对鲜效者，常转从心调治收效，现将诊疗经验归纳如下：

一、耳鸣治心的理论依据

作为听觉器官兼有平衡功能的耳，主要赖肾气以充养，然五脏精气皆上走空窍，耳为清窍，又为宗脉之所聚，十二经脉所灌注，故耳窍不利与五脏皆有关联，正如《灵枢·脉度》篇所谓“五脏不和，则七窍不通”是也。其中因心为君主之官，生之本。《素问·金匮真言论》曰：“南方赤色，入通于心，开窍于耳。”但因耳已归属为肾之窍，故后人又提出耳当为“心之寄窍”的理论，即耳窍必赖心血奉养，心气流畅，始能听觉灵敏。心寓君火，若起居不慎，外受风热，或污水入耳酿成湿毒，或五志过极化火上炎，或心火灼液为痰，与火纠结循行冲逆，均会诱导心火暴张，而发为鸣声如潮的实证。若心气不足，血脉亏虚，或劳倦用心太过，心脾俱伤，君火不能助脾阳健运，以致清气不升，日久均会使耳窍失养，而如蝉声之虚鸣作矣；血运迟缓，瘀滞遂生，耳窍阻塞亦鸣，此多为虚实夹杂之候。总之，暴发者，为新病属实，每责心火、痰火、风热毒邪，治宜降心火，导痰火，疏风清热解毒；渐起者，为久病属虚，常属心脾气血之虚，心血肾精之羸，治当补心脾、益精血；心脉瘀阻所致耳鸣，发病之过程虽久缓，但偶可由诱因而急发，多

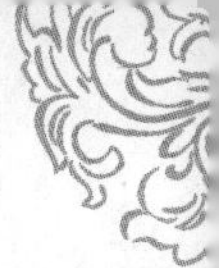

为本虚标实，治应虚实兼顾。

二、耳鸣治心六法

1. 泻心解毒法

《经》曰："诸痛痒疮，皆属于心。"心为火脏，故人体各处因火毒所致疮疡，皆可治以凉心解毒之法。耳窍由于受风热毒邪之袭，或污水蓄久蕴热，可导致化脓之患，即尤在泾《金匮翼》所曰："有热气乘虚随脉入耳，而为脓耳者。"此类脓耳，为时稍久，即现耳鸣如潮，听力减退，并伴见耳前后肿痛，头昏胀时掣痛，口干且苦，烦躁多梦，溲赤便结，或发热恶风，或咽喉赤痛，舌尖红，苔薄黄，脉浮数等证。多见于急性化脓性中耳炎、急/慢性乳突炎、鼓膜炎、胆脂瘤型中耳炎急性发作等，均可投以此法。因药物中毒而致耳鸣者，亦可参酌用之。主方可选黄连解毒汤合五味消毒饮及丹皮、赤芍、夏枯草等，既可苦寒直折逆上之心火，以免犯耳；又能直接疏散郁于耳窍之邪毒；三且凉心活血，改善耳道局部的血液循环，有利于复聪。

验案 郑男，21 岁，温州市苍南县人。

2008 年 8 月 17 日初诊，患者前不久因捕鱼不慎落水，致耳入污水，鸣胀疼痛，时流浊液。苍南县某院诊为"急性化脓性中耳炎"，予阿莫西林、头孢类药，胀痛略松，鸣响未减，转请余治。刻诊：平素喜辛辣鱼腥，口苦躁急，纳少便艰，渴饮喜凉，溲黄眠欠，舌尖边红，苔黄浊厚，脉滑。予白虎汤合龙胆泻肝汤 5 剂，虽饮少溲畅，而耳鸣依旧，改从凉心解毒：黄连、焦栀子、麦冬、竹叶各 10g，野菊花、蒲公英、路路通、生地黄、连翘各 15g，碧玉散(包煎)30g，木通、生大黄、石菖蒲各 7g。5 剂。大便畅行，脓少痛减，耳鸣渐微。去木通、生大黄、蒲公英，易丹参、夏枯草各 10g，通草 5g。又 3 剂而痊。

2. 清心泄肝法

《素问·脏气法时论》曰："肝病者……气逆则头痛，耳鸣不聪。"沈金鳌更明言："有肝胆火盛，耳内蝉鸣，渐至于聋者。"然心为阳脏主火，心火

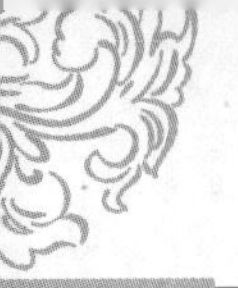

上亢，会诱发肝火之暴张，而肝郁化火或木气升发太过，亦会加速心火之腾扬。此时常见耳鸣骤发，轰轰隆隆，甚至卒发耳聋，并伴有耳内剧痛，或如物堵，鼓膜充血外凸，头晕胀，双目赤，口苦面红，胸前憋痛，两胁气窜，烦怒难眠，便干结，溲赤痛，舌尖红，甚至溃烂，苔黄，脉弦数。多见于急性非化脓性中耳炎、大疱性鼓膜炎等，当亟予清心泄肝法，以导赤散合龙胆泻肝汤加生大黄、黄连、石决明、灵磁石，宗"高者抑之"治则用药，使亢逆的心肝之火从二便泄出，诸症遂可愈矣。

回忆1966年5月，我在蚌埠医学院附院实习时，有一身材矮胖，干了近三十年厨师工作的近六旬男子，因日日与酒为友，血压约170/110mmHg。近期因接连为人操办婚宴遂感耳鸣如潮，按之不减，前额胀痛，眼白发红，烦躁难眠，口中干苦，血压165/102mmHg，请余之带教老师钟平石副主任医师诊治，由我先予试诊。因脉现典型弦劲之象，舌红苔黄浊，面目红赤，口有秽气，形体胖壮，遂予天麻钩藤饮合镇肝熄风汤损益。考虑其又烦躁寐难，复加入黄连、木通各10g。方呈钟师阅后，师言：此人已近六旬之龄，苦寒药过用恐伤胃气及肾之阴阳。令去木通并减黄连为5g，并将7剂改为4剂，还嘱患者自加生姜3片，红枣5个，与砸碎的冰糖半两同煎。5日后复诊，喜告：药尽3剂耳鸣大松，头胀痛，口干苦，烦躁目赤亦随便畅眠安而减，血压亦下降了。后在朱希亨老师指导下减部分重镇、苦寒、腻膈药，配入二至丸、佛手片、绿梅花等，7剂收功。两位老师都反对过用大剂苦寒降逆药治老人高血压，他们对患者认真负责的精神，给我留下极其深刻的印象。

3. 泻心祛痰法

李中梓曰："惊恐忧思，痰乃生焉。"这种因情志所生之痰，常会随心火而上逆，导致耳鸣，诚如王纶《明医杂著》所曰："耳鸣……或左或右，或时闭塞，世人多作肾虚治不效，殊不知此是痰火上升，郁于耳中……"症见耳鸣如风雨之声，淅淅沥沥，或"胡胡"响，甚至如棉堵塞，闷、胀或痛，多在一侧。鼓膜充血外凸，紧张部有时穿孔，流出黄液，伴见头昏重，胸脘闷，咳痰黄稠，二便欠畅，舌红苔黄腻，脉弦滑。可见于急性化脓性中耳炎、中耳肿瘤等，可予泻心汤合《济生》涤痰汤（即温胆汤加胆南星、菖蒲、

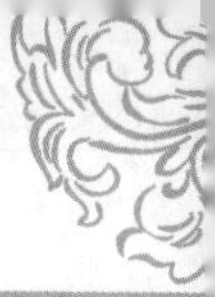

沙参)，如痰火特甚，可增入煅礞石、生牡蛎、全瓜蒌、天竺黄、大贝母等，但得浊痰上排下泄，火亦无所依附，随之衰减，耳鸣渐消焉。

验案　王女，45 岁，1987 年 2 月 14 日初诊。

患者平素喜食甘肥，体丰痰多，身高仅 156cm，重却 140 斤。春节期间，劳累较过，致油腥之物及糕点未能消化，加之猝冒风寒，故近 5 天胸闷太息，痰咳不爽，咳甚则双耳似堵，鸣声不断，按可略减，听力下降，伴心悸躁烦，寐难(卧时并有轻度脑鸣)神疲，舌红胖，有齿印，脉滑。前医予温胆汤，仅得小效，转求余治。细询近因纳少泛恶，故每餐均以辣椒提胃口，且有口腔轻糜，尿黄便结，月经到期却未行，腹腰坠甚。遂予原方加丹皮、丹参各 20g，柏子仁、郁金、鸡内金各 15g，酒黄连 10g，石菖蒲 7g。7 剂。耳鸣颇减。改朱砂安神丸合十味温胆汤煎汤，遂便畅眠安，耳鸣续减，后予朱砂安神丸收功。

4. 通心化瘀法

十二经脉均上络于耳，耳为宗脉之所聚。然心主血，脉道之畅行，必赖心血之通达。若心火伤络，迫血离经，或血络凝滞，或与耳中耵聍胶结，阻塞耳道，均会发生耳鸣，即《灵枢·邪气脏腑病形》篇所谓“心脉微涩为耳鸣”之证。症见耳鸣如轰，有明显堵塞感，并有隐痛，寐差梦频，或伴见心前区时发刺痛，舌淡紫或暗，有瘀点，脉迟涩，甚者耳内时流陈污脓液。可见于耳咽管梗阻，耳硬化症，巨大耵聍，外耳及中耳的良、恶性肿瘤，颈椎综合征之椎动脉型，颈静脉球体瘤，或头面部骨折等外伤性疾患。因王清任曾用通窍活血汤治“耳孔内小管通脑，管有瘀血”的年久耳聋，故可予此方合他所创另一方通气散(柴胡、香附、川芎)加入莪术(《神农本草经疏》云其“气香烈，能调气通窍，窍利则邪无所容而散矣”，今贤有用此治顽固性耳鸣)、僵蚕、没药、路路通、白蒺藜等，通窍活血汤中之麝香，可用白芷或细辛代之。兹录第二届国医大师干祖望一案证之：

验案　郝男，50 岁，房管局干部。耳鸣。

1987 年 2 月 28 日初诊：两个月前因闻爆竹震响而致耳鸣，鸣呈“吱、吱”连续性声响，声调较高，且鸣响程度随情绪而波动，伴有堵塞感，听力下降，舌尖红苔黄，脉平。局检：鼓膜正常。干老医案：爆震性耳鸣耳聋。

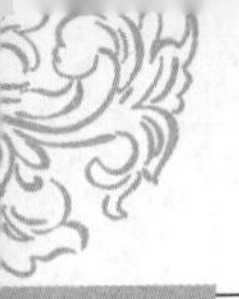

当取薛立斋破瘀手法，兹以舌尖红苔黄，暂取清心开窍，盖心寄窍于耳也。生地黄、茅根、竹叶、路路通、桃仁、落得打各10g，葛根、泽兰各6g，菖蒲3g，5剂。

3月6日二诊：药后鸣声得以缓解，听力未见上升。嘱原方再进5剂。

3月19日三诊：耳鸣接近消失、听力基本恢复，但憋气感仍然存在，舌红绛苔薄，脉有数意（84次/min）。干老医案：炎炎离火，提示于心苗，着重于清心。生地黄、竹叶、茅根、路路通、葛根各10g，赤芍、连翘各6g，菖蒲3g，川连1.5g，5剂。

3月24日四诊：鸣已消失，聋亦转聪，憋气好转，舌尖稍红绛，苔薄，脉数弦（82次/min）。嘱再进原方5剂以资巩固。后追访已痊愈。

原按：此患者两个月以来曾多处求医，进服过六味地黄丸、知柏八味丸，也用过平肝潜阳之杞菊地黄丸、天麻钩藤饮等，俱未获效。在来我院诊治之前，曾投以通窍活血汤，初服后，耳鸣稍减，但再服即无效果。选用清心泻火，一是得舌脉之提示，二是情绪波动也可考虑。

考心寄窍于耳，肾开窍于耳，两者虽然"寄""开"不同，但俱同体于耳。心主君火，肾主相火，心火内炽，病及相火。故心火不可不清不泻，且心为肝之子，肝火亢盛亦可借心经而泄。由此可见耳鸣泻心火一法，值得引起注意。（见《干祖望五官科经验集》）

评述：爆震性耳鸣临床颇多，尤其是春节及商场、商店开业庆贺之时，猝不及防者突闻巨响，不仅会致耳鸣或使经治症状已轻的耳鸣又明显加重，并使心跳剧烈加速，有心脏疾患的老弱者甚至有致死的可能，对此医患双方均应引起高度重视。对鼓膜震破者，当请西医修补，幸未破者，西医治无妙招，可采用干老之法，每有可愈之望。方中的落得打，学名积雪草，为伞形科植物积雪草的全草，苦平凉，功可清解利湿，散瘀止痛，内服主治感冒、中暑、扁桃体炎、尿路感染和结石、病毒性肝炎、肠炎、痢疾、外伤疼痛。量10~30g。另，还可外敷疔疮肿毒、湿疹等。现代研究证实，积雪草苷能治皮肤溃疡，如顽固性疮疡、皮肤结核、麻风等。干老在临证中还发现该药有明显的活血通窍作用，故将其与祛风通络的路路通结合，稍加"最通九窍（《神农本草经》）"、治"耳鸣（《药性论》）"的石菖蒲，再与

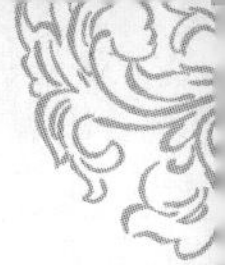

药性辛凉且又最能鼓舞清气上升直达耳窍之葛根合用。84岁的干老，仍能不断学习，与时俱进，我侪岂能稍怠乎?!

5. 益心健脾法

心属火，脾(胃)属土，心火衰微，亦会致脾土失运，使水谷难以化生精微奉养耳窍，遂发如蝉之耳鸣。诚如《灵枢·口问》篇曰："耳者，宗脉之所聚也，故胃中空则宗脉虚，虚则下溜，脉有所竭者，故耳鸣。"另心主血，脾主气，劳累过度，耗伤心脾之血气亦鸣，此即巢元方所言"劳动经血，而血气不足，宗脉则虚，风邪乘虚随脉入耳，与气相击，故为耳鸣"之意。患者常现一过性双耳齐鸣，如金属之高音，有时或如蝉鸣，但多数稍按可减。另下蹲后猛一站立则发，兼见眼前昏黑，金星闪冒。每有面黄纳呆，腹胀便溏，心悸寐难，头晕健忘，脉细弱，舌淡有齿痕等心血双虚之象。多见于贫血、血液病、颈椎综合征之椎动脉型及美尼尔氏综合征患者。治此种耳鸣，医书和医家均推崇严用和的归脾汤，而笔者却喜投《证治准绳》养心汤。方中的桂枝、川芎，既可通心脉、健脾运，又可辛香轻清上浮，领诸补药直达耳窍。经临床试用，确较归脾汤略胜一筹。若脾气陷而难升，补中益气汤则为首选之剂。

验案　汪女，35岁，合肥人。2010年11月初诊。

自叙听力下降(左耳尤甚)已3载，系渐进性加重，曾于当地医院诊治未果后，在江苏某医院被诊为"双耳感音神经性耳聋"，高压氧治疗半个月，略缓，又予金水宝、天舒胶囊(川芎、天麻)、逐瘀通脉胶囊(源自于抵当丸化裁，因药性较为峻猛，服1盒即泻而停服)，亦未显效，遂至余处。见其瘦削面皖，语微气乏，虽刚立冬却双手似冰，且舌淡印多，舌下静脉如小蚓，遂问纳少便溏否，告与夫久不睦，常因气、劳而不欲纳谷，稍受寒或纳略多，即腹胀泄泻。大生两胎(长女14岁，幼女8岁)，人工流产3次。近两年经期常淋漓难尽，如屋漏水，时夹紫块，带下清稀，夜卧不足4小时。不仅下田栽秧，有时还下湖捕鱼，下肢长年少温，脉沉缓细如丝。知病根乃脾不生血，予黄芪、党参各20g，丹参、白术、白芍各15g，木香、芡实、枣仁各10g，桂枝、川芎、炙甘草、炮姜、砂仁各7g，鸡血藤、茯神、骨碎补各25g，5剂。并嘱以山药、莲子、红枣各10g，睡前1小时煮食。20天

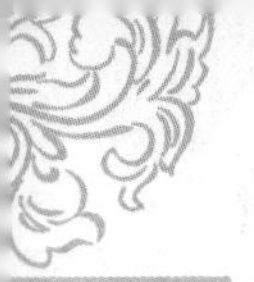

后，电告随消化功能好转，畏寒夜寐亦明显改善，耳鸣虽减却仍存在。因无暇来芜，原方加何首乌15g，远志15g，石菖蒲10g，蝉蜕7g，10剂为丸。两月后，其嫂告其病已大愈，两米内不用高声已可闻音了。

6. 养心补肾法

肾为水火之脏，藏真阴而寓元阳，故不论肾阳之虚馁或肾阴之欠丰，均可引起耳鸣，若单纯补肾，有时收效较慢，若能从“耳为心之寄窍”考虑，加入养心之品，获效则速矣。然因肾之阴虚与肾之阳气馁，证治大相径庭，故配伍的养心方药亦有明显差异。

（1）交通心肾

《辨证录》卷二曰：“凡人心肾两交，始能上下清宁，以司视听……倘肾火大旺，则心畏肾炎而不敢下交；心火过盛，则肾畏心焰而不敢上交矣，二者均能使两耳之鸣”。此类阴虚患者，两耳内常可闻及叽叽之蚊虫鸣声，久久难歇，夜间尤甚。兼见虚热盗汗，五心烦热，眩晕心悸，梦多神疲，腰酸膝软，记忆力下降，或多梦遗带下，舌红苔少，脉细数。可见于高血压、动脉硬化、慢性肾炎、耳性药物中毒、老年虚衰性患者及房劳、产育太过之人。笔者每以《医宗已任编》的滋水清肝饮（以六味地黄滋肾阴，当归、白芍、枣仁补养心血，焦山栀引心火下泄，使其与肾水相交，加入小量柴胡，既可疏理郁气，又可芳香流动防壅补之滞，更可轻清上浮，引领诸药直达耳窍）出入调治。对虚火过亢者，更仿丹溪大补阴丸潜镇摄纳之意，辅以知母、黄柏、龟甲，或配制成膏、丸，缓图收功。

诚如前言，七窍不通，皆与五脏有关，而心主一身之血，心血不足必致耳络失常，耳之主听功能亦必然下降，故老人之耳聋远多于青壮年。而不少患者在聋前常有一侧或双侧耳鸣如蚊、蝇之声，按揉可减，俄顷复起，此多因耳动脉硬化，部分人伴有三高（高血糖、高脂血症、高血压），与人交谈常高声大嗓，或需人重复言之，否则听难真切。

另有些青壮年，因大病（手术后或数次流产，或有崩漏、慢性出血之症及慢性肾炎、先天性心脏病、高血压、冠心病、糖尿病、颈椎综合征之久者）、过劳常可见之。再援引干老一案：

赵女，34岁，烟草公司会计。

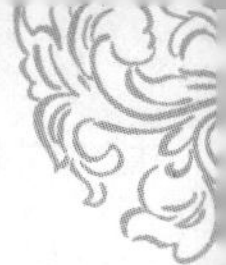

1986年12月25日初诊：左耳连续性鸣响，声调低沉，时轻时重，眩晕，且晕的程度与耳鸣声响程度成正比，听力下降，苔薄，脉细。局检：鼓膜未见异常。干老医案：耳鸣者，非实则虚，眩晕则“无虚不成眩”，虚非肾虚，盖寄窍于耳之心血亏虚使然，取养血宁心手法，四物汤加味。灵磁石（先煎）30g，熟地黄、当归、山药、五味子、酸枣仁、补骨脂各10g，川芎3g，栀子仁1g，嘱无外感可连服20剂。

2月26日二诊：药后耳鸣声逐渐下降，眩晕消失，但晨起有舌麻，心慌，舌稍红少苔，脉细。干老医案：取养血宁心之法，迩以舌质示意，应当旁顾心阴。熟地黄、莲子（杵）、柏子仁、当归、麦冬、白芍、山药、五味子、太子参各10g，自加桂圆肉5枚，仍进20剂。

3月18日三诊：诸症消失，已获全效，再进20剂以巩固之。

原按：患者病史近1年，曾进服过六味地黄丸、知柏八味丸、杞菊地黄丸、天麻钩藤饮、耳聋左慈丸、金匮肾气丸等，疗效时有时无，有而不明显，乃均未顾及心之营血。心主血，肾藏精，精血同源，相互化生。故补益心血治疗虚鸣的确是一个行之有效的方法。

评述：赵女和郝男同为耳鸣，但赵女虽为虚证，却重在心血不足，故干老据其耳鸣声调低沉，时轻时重，眩晕，脉细等症，一改前医用“六味地黄丸、知柏八味丸、杞菊地黄丸”滋补肝肾之覆辙，而用养心血、和肝络的四物汤加减。柯琴曰：“经云心生血，肝藏血。故凡生血者，则究之于心，调血者，当求之于肝也……”此法为他在《现代中医内科学》（何绍奇主编）中所述耳鸣辨证论治中的第九型（即六淫外感型、痰浊上蒙型、肝胆火旺型、心火内炽型、瘀滞清窍型、肾阳不足型、肾虚精脱型、中气不足型与营血亏损型）的主方，读者若能详阅该书的“耳鸣”一节，或可对干老治耳鸣的70余年临床经验更加了然于心焉。

（2）强心壮（温）肾

心为君火，肾藏命火，二火若互相温煦，则人身气化有恃，津、血运通无阻。若心肾阳虚，每致水湿泛滥，心肾之气不能通养于耳，轻则耳鸣，重则耳聋矣。患者耳鸣虽如蚊叫，但持续不停，时觉有物堵塞，按之亦不减轻，且伴眩晕心悸，腰痛背冷，畏寒神萎，面色黧暗，纳呆便溏，甚则下肢水

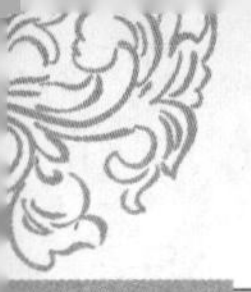

肿。舌淡胖有齿印，苔白或灰滑，脉细微弦。可见于耳硬化症、渗出性中耳炎及膜迷路积水诸症。虽医家或医书主用肾气丸或真武汤，然笔者却认为刘河间的地黄饮子中，既有熟地黄、附子、肉桂、五味子温匡心肾之阳，更有石菖蒲“开心孔、补五脏、通九窍”(《神农本草经》)，治“耳鸣”(《药性论》)；远志“养心血”(《滇南本草》)而“利九窍，益智慧，耳目聪明”(《神农本草经》)，其“功专心肾”(《本草正》)，对此类耳鸣最妙。常加入 30g 茯苓，取其养心肾之气而利水又不伤阴也。此方与肾气丸、真武汤相比较，显然更胜一筹矣！

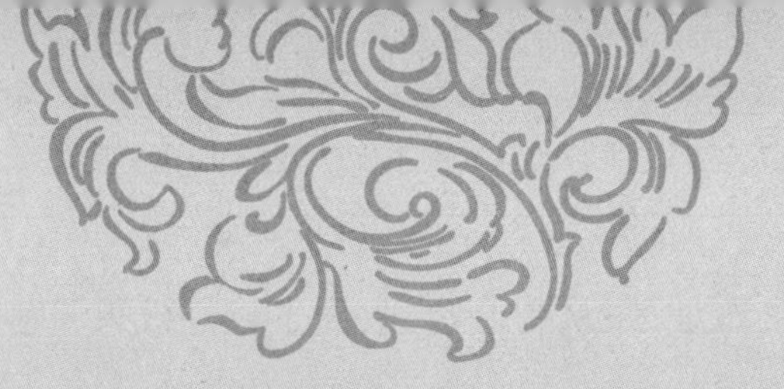

从脾治瘀一得

瘀血是体内血液瘀滞于一定处所的病症。其中,溢于经脉外积存于组织间隙的坏死血液,称为恶血;因血液运行受阻,瘀积在经脉管内或器官内的又称蓄血,也属瘀血的范围。(出自《中医名词术语选释》)即瘀血是一种不能参与正常血液循环,丧失了正常功能之血。它既是一种病理性产物,又是导致多种疾病的病因。由于心主血,脾统血,肝藏血,血液的正常运行与三脏关系极密切。但自李东垣在《医学发明》中强调"血者,皆肝所主,恶血必归于肝",及唐容川在《血证论》中进一步指出"以肝属木,木气冲和调达,不致遏郁,则血脉得畅"之论后,医家对瘀血的治疗多从肝入手(如1964年成都中医学院编写的《中药学》教材,共收30多味活血化瘀药,除刘寄奴外,余皆归入肝经)。善治血证的王清任,在《医林改错》中创新方33首,22首为活血化瘀方,除急救回阳汤和止泻调中汤两方外,他方皆选用半数以上的入肝之品,通气散及龙马自来丹全系治肝之药。然因中医认为各种内脏和肢体的疼痛,躯干四肢的麻木肿胀,皮肤粗糙,感觉异常,各种出血性疾患,多种外科痈疡,内脏的肿大,肿瘤,唇、舌、皮肤的颜色加深,甚至水肿、喘息、神志、毛发及脉象变化,均和瘀血有关。且现代医学更认为:所谓瘀血,不仅包括了血液循环(尤其是微循环)的障碍,也包括了由此导致的代谢及营养失调;内脏及体表肌肉和平滑肌的痉挛,以及由此导致的供血障碍,或传入神经的异常兴奋,还包括了机体某些组织学的改变(萎缩或增生)等,即由瘀血导致的疾病不下数百种之多。对如此纷繁复杂的病患,如过分拘泥从肝施治,有时效果难免欠理想。考虑脾为后天之本,主肌肉、四肢,"中焦受气取汁,变化而赤,是为血",故笔者四十余年来,对从肝治瘀少

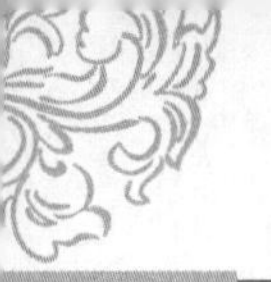

效或一些疑难瘀血证，每从脾调治，收到了较好效果，现归纳为六方面简述之。

一、脾气虚馁，失统欠化成瘀

《经》曰："人之所有者，血与气耳。"然血之生，必赖"中焦受气取汁，变化而赤"始为之。若素体气虚，或因忧思、劳倦太过，或久病，或饮食不节，均会耗伤脾气，不仅使脾乏统摄血运之职，且不能将饮食精微化生为血。血失脾统则难循经而溢于脉外成瘀；血之源泉涸竭，亦使其运行缓滞而凝结成瘀。除见各种出血、舌紫或有瘀点等瘀血证外，还可见面色萎黄、声怯气短，纳少便溏，少腹胀坠，脉濡弱或沉涩等症。此时虽有瘀血，但难纯投活化，谨防"虚虚"之咎，当予健脾益气之方，以恢复脾统摄血运，生化血液之权职。归脾汤、黄芪建中汤、补中益气汤等，均为对症良剂。诸如消化道溃疡、血小板减少性紫癜、功能性子宫出血、月经过少或闭经、脑血管意外导致偏瘫、神经官能症、脑震荡后遗症、血栓闭塞性脉管炎，只要病机确系气虚夹瘀的，均可仿此立法。

案1 贺男，56岁，含山县人。2007年5月23日初诊。

患者酗酒及饮食不节致十二指肠球部溃疡20载，因症不剧故未治，直至前年夏季痛甚，在当地服中药近百剂方缓。近因酗酒太过，病又复发，其女是我学生，故领其来求治。诊见溢酸过多、纳呆、嗳逆，空腹痛剧，便溏暗红，面色晦暗，眩晕寐差，舌淡齿印多，舌下静脉略紫粗，脉弱。予黄芪30g，党参、炒白术、炒白芍、茯神、煅瓦楞子各15g，乌贼骨、木蝴蝶、凤凰衣、炒延胡索、木香、桂枝各10g，炮姜、炙草各7g。5剂后，痛缓便黄，纳仍不多，溢酸时作，舌脉如旧。去煅瓦楞子、炒延胡索，加大贝母、郁金、鸡内金各10g。又5剂诸症渐安，晕平寐香，纳增神振。遂改成散剂缓图。以初诊方去煅瓦楞子、炒延胡索、炮姜，加大贝母、鸡内金、杏仁、神曲各10g。5剂共末，每次以5g红糖化水送服10g，三餐饭前及睡前各1小时，服1次。药尽大瘥。

按：贺男之患显系脾不统血所致，故以归脾汤出入（因便溏而去当

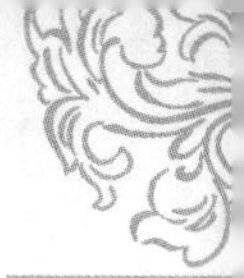

归),合入黄芪建中以治肠溃,胃酸过多,加瓦楞子、乌贼骨与老恩师朱良春最喜用的弥合胃肠溃疡对药木蝴蝶与凤凰衣。患者病久脾阳渐衰,复用炮姜振奋之。改成药收功时,以粉剂而不取丸、膏,缘粉剂易附着于溃疡面,利于护膜止血,且易被脾虚患者吸收。另红糖既可益脾矫味,又能化瘀止血,故仅服一料粉剂,20余载顽疾遂渐安然。

二、脾阴匮乏,脉道蹇涩成瘀

阴虚致瘀,临证较为多见,然医家常喜用一贯煎、六味地黄,滋养肝肾之精血,由于药偏滋腻,常壅中碍胃,纳差胃虚者难以耐受。殊不知张锡纯引陈修园之言曰:“脾为太阴,乃三阴之长,故治阴虚者,当以滋脾阴为主,脾阴足,自能灌溉诸脏腑也。”故对因脾虚不能运化津液,或久病耗损津血,或过食辛辣,灼伤阴津,使脉道蹇涩,血行不畅成瘀,除现口渴心烦,肉萎肢软,肌肤干燥,甚至甲错,妇女多月经愆期,色紫质稠,甚至闭行,舌红有瘀点等瘀血征外,尚伴见面皖但颧红,胃呆不思食,或腹胀食难化,便溏溲频,时发低热,脉虚濡而涩等症者,当在滋濡脾阴的同时,略参化瘀。可选用陈无择六神散(四君子合山药、扁豆)或慎柔养真汤(生脉四君子合山药、黄芪、白芍、莲子)配活血药,对慢性病毒性肝炎恢复期、慢性胃炎、上消化道出血、肠易激综合征、糖尿病、闭经、小儿疳积等病伴有血瘀见症者有效。

案2 林女,46岁,温州人。2011年3月24日初诊。

患者任某企业苍南县龙港镇总代理7年,因过忙致经汛由正常渐至愆期而未治,现经闭百日,且体重由两年前的95斤(身高155cm)增至119斤,伴右少腹按痛(西医拟诊盆腔炎),神疲喜坐,稍坐久手脚则麻。且烦躁,渴不多饮,肌肤干燥,腰酸背胀,纳呆腹满,食海鲜则泻,入暮腿微肿,舌淡紫胖,舌下静脉如蚯蚓,脉缓涩。予薏苡仁50g,生山楂、绞股蓝各30g,党参、山药、扁豆、莪术、白术各15g,荷叶、香附、川牛膝、延胡索、月季花、柴胡各10g。7剂药服完电告:右少腹痛缓,大便已正,纳增,腹满减。尤喜今晨月经已至,但量少。予上方减绞股蓝、荷叶、月季

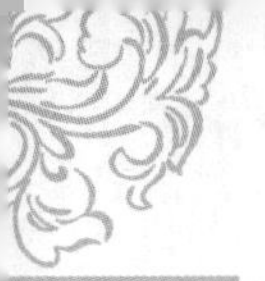

花，另加丹参 20g，土鳖虫、红花各 10g。快件邮 5 剂。4 月 8 日晚电告：连续 4 天经排紫块颇多，腰腹极舒，已有微汗（以前极少出汗），肢麻腿肿亦消，腹围显小，精神大振。要求丸药缓图。以初诊方加丹参、泽泻各 15g，6 剂为丸。后月经连续正常 2 年多，直至 2013 年底经绝，体重喜减近 3 斤。

按：西医诊患者为特发性水肿及盆腔炎。中医则认为，病机系脾之气阴双馁，血脉运行失畅而致瘀阻经闭，即“血走脾经”之证（见《朱小南妇科经验选》）。故笔者以六神散配活血理血药，加入绞股蓝、荷叶消脂，重用薏苡仁一可益脾气，养脾阴，又可祛湿减肥，共奏效机。若囿于西医病名，投以大剂清热解毒的“消炎”之品与峻下逐水的消肿药，致脾之气、阴更虚，则难愈矣。

三、脾阳不振，寒凝血络成瘀

《素问·调经论》曰：“寒独留则血凝泣，凝则脉不通。”若人恣嗜生冷，或过用寒凉药物，或大病久病失于调养，均可致脾阳受损，阴寒内生，入于经络，使血凝泣成瘀。患者除可见唇绀、舌淡紫、肢端青紫、出血、关节肿痛等瘀血征外，尚伴畏寒肢冷，面皖神疲，肠鸣腹痛，便溏或五更泻，溲清长甚或水肿，脉沉迟或濡弱等症，非温运脾阳莫能化其瘀滞。温脾汤、黄土汤、养心汤、生化汤、芪桂五物汤、少腹逐瘀汤等均为有效良剂。对消化道溃疡、肠易激综合征、慢性阻塞性肺气肿、冠心病、病态窦房结综合征、崩漏、脉管炎、雷诺氏病、风湿性关节炎、缺血性脑卒中、脑血管意外后遗症等，均可酌情选用。

案 3　李女，48 岁。广德人。1999 年 10 月 11 日初诊。

患者 4 年前月经期长（7 天至 10 天），量多，虽中西医迭治，仅获暂安。此次因量过多，且夹紫块，无奈去妇科刮宫方止。但却致畏寒失眠，胸闷心悸，健忘欲仆，腹常痛胀，矢气极少，便日数行，色晦夹完谷。稍劳则汗出肤冷，面晦纳呆。刻诊：经汛将临，腹内冷痛，舌淡胖印多，苔白浊腻，脉软。予炮姜、肉桂、艾叶、九香虫各 7g，炒熟地黄、川芎、丹参、益智

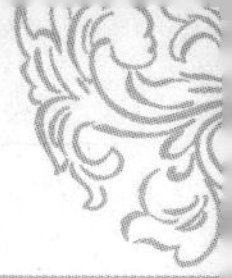

仁各10g，党参、木香、香附、炒白术、炒白芍各15g，黄芪、酸枣仁、茯神各30g。4剂后月经畅达，量较前显减，5天则净，且他症亦明显好转。后以该方损益近30剂，直至51岁经绝时，月经基本正常。

按：李女显系脾阳不振致崩，手术刮宫虽血止，却致气阳更伤，瘀留不化，引致较多寒瘀纠结之症。经前笔者因势利导投以温振脾阳之品，使络通瘀化，不仅月经正常，寒瘀纠结之他症亦烟消云散矣。

四、热郁脾经，津血受煎成瘀

周学海《读书随笔》曰："血犹舟也，津液水也，水津充沛，舟才能行。"若嗜食辛辣炙煿，浆酒厚味，或生病过服辛热"食气"之品，每易使脾生内热。另他经（脏）之热病，亦可传于脾经（以肝传脾为最多，《金匮要略》云"见肝之病，知肝传脾"也），均使脾因热郁而难行健运之权。津血既乏生化之源，阴精亏损则更生内热，热灼阴津，血液浓缩不能畅流而凝结成瘀，即水涸难行舟之意。临证除有毛发枯干失润，肌肤燥热甲错，甚至有瘀点、瘀斑，及齿、鼻衄血，二便出血，妇女常经汛提前，量多色紫质稠，小儿除见腹大青筋等瘀血指征外，还每伴烦热颧红，纳呆或善饥，形瘦，性急寐难，溲黄便秘，渴欲饮冷，舌红或紫，脉滑数等。治予清养脾阴，凉血化瘀，可将吴澄《不居集》中和理阴汤（人参、山药、扁豆、莲肉、陈仓米、燕窝）中的人参、燕窝易为生晒参（即白参，因性较平和，不似红参之过温）、沙参、麦冬，配合清胃散辨证投治。对肠伤寒后期伴见肠穿孔、血小板减少性紫癜、脾功能亢进症、月经过多、疳积等，均可见效。

案4　许男，4岁，温州人。2013年5月12日初诊。

患儿出生后即喝牛奶，易过敏，4个月前起荨麻疹，中西医迭治，似效非效，终难断根，其母亦有明显皮肤划痕症。观其疹色紫暗，以腰、腿、臀部居多，毛发干枯失润，皮肤燥热粗糙，伴俯卧不安、流涎齘齿，挖耳搔鼻，手心热、汗多淡黄，眼屎多，易鼻衄，口气秽，便偏干，尿黄臊，性急躁，唇色红暗，苔黄浊秽。此脾家血分之热与食滞壅积化虫。予清养脾阴，凉血化瘀，佐健运杀虫：怀山药、太子参、莲子、赤芍、芦根各15g，生白术、

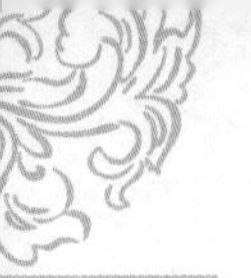

生白芍、使君子、榧子、槟榔、丹皮、银柴胡、麦冬、杏仁各10g，蝉衣、胡黄连各7g，白茅根、糯稻根各30g，姜1片，枣2枚，冰糖30g为引。5剂症去大半，去槟榔、银柴胡、胡黄连，加枳壳、鸡内金、白薇各10g，又5剂，遂安。

按：温州地区经济较发达，独生子女出生即予牛奶补益者颇多，却不知牛奶甘温，少食尚可，但按中医五畜配五脏之理论，牛色黄入脾，故其奶若多饮则最助生脾热，灼耗脾阴，使血凝致瘀，虫证及鼻衄、黄汗皆现，若仅以抗变态反应、消疳积之法，终治标未顾本也。我以上法治此类小儿颇多，因药不过苦，小孩尚可耐受。考师祖章次公曾创大剂杏仁以治胃之先河（见《名家教你读医案》第3辑）；南京中医药大学张浩良教授又在20世纪60年代的《中医杂志》上盛赞了杏仁的化瘀杀虫之功；另不少家长对苦寒峻下的大黄伤及儿体亦有顾忌，故笔者遇小儿病当用大黄时，每以杏仁配枳壳代之。

五、水不畏脾，与血相裹成瘀

前贤曾曰："血不利则为水。"然水液之运行发生障碍，同样会导致血液运行受阻，受阻之血与运行障碍之水，每每相互裹结而成瘀，此即水血相关之论，也就是用活血化瘀法治水肿之理。考水液代谢虽和脾、肺、肾三脏相关，由于脾主中焦为枢纽，水最畏脾土之克，当各种原因（如食伤、劳累过度、急慢性疾病等）耗伤脾气，或消磨脾阳，均使其克水功能受挫，使水失脾制而泛滥周身脏器，终致影响血液循环而成瘀。除现肤色晦暗，或有瘀点瘀斑，舌淡紫或有瘀点，肌肤肿痛沉重等瘀血征外，还伴见神疲气短，畏寒懒言，纳呆腹胀，便溏溲少，全身水肿以下肢为甚，苔白滑，脉濡涩或结代等。虽有寒象，但毋过用辛热，以防壮火食气，而以甘温健脾为主，且需宗叶桂之旨，加入淡渗导湿之品，缘"通阳不在温，而在利小便"也。再佐以活血，即可万全矣。可选东垣中满分消丸、《金匮》当归芍药散、《济生》实脾饮等方损益，对肺源性心脏病、充血性心力衰竭、慢性肾炎、肾病综合征、肝硬化腹水、尿毒症及输卵管不通所致不孕等，均可

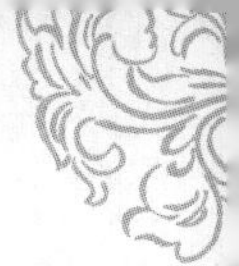

试投。

案5 秦男，7岁，南陵县人。2009年8月30日初诊。

患者因先天性心脏病（房室缺损）于出生后10个月赴沪手术。但春节感冒后脸肿大，尿少浑浊，被我市某医院检出尿蛋白（+++），胸腹腔有少量积液，被诊为肾病综合征。遂住院予醋酸泼尼松、双嘧达莫、至灵胶囊，并配抗生素输液（T 38℃），乏效，一周后加输血浆，尿渐多。半月后，腹水虽见消，却纳激增。渐致面晦水肿如满月，尿少黄臊，大便特秽，晨起口秽亦甚，遂出院。该乡医院孙院长系我学生，推荐来找我医治。察舌偏红，苔薄黄浊，脉滑。细询其母，知其烦躁，尚有盗汗，稍行多则疲乏，并素嗜香辣，居住又较卑湿，故诊为肾之气阴双虚，湿热久羁不去，予生地黄、黄芪、茯苓、丹参、泽兰、泽泻、山药、芡实、石韦、生蒲黄各15g，山萸肉、萆薢、知母、黄柏各10g，茅根、糯稻根、六一散各30g。7剂后，脸色略华，汗稍收，但其母自停激素，故蛋白尿又复增为+++（半月前为++），让其续用醋酸泼尼松。其母已深知激素的不良反应，坚持要求减量，遂由日服15片（5mg/片）减至10片，并每过一周减1片，另前方出入续进14剂。四诊时，尿仍未显增，水肿如旧，脸紫暗似前，尿蛋白或多或少。其母焦虑，让我改方。我思虑症状虽减不显，但口秽及便秽颇消，尿黄渐淡，舌红亦退，且天已转凉，遂予熟地黄、黄芪、茯苓、丹参、泽泻、泽兰各20g，芡实、太子参、莲子、山药、生白术、炒白芍各15g，淫羊藿、山萸肉、生山楂、生蒲黄各10g，黄蜀葵花、熟附子各7g。未料7剂尿激增，肿大消，脸紫暗显退，尤喜在激素已减至6片的情况下，尿蛋白减至+，并未反弹。后以此方略进退，续服35剂，在停用激素5天后，症状消失，化验正常，又以此方稍加减熬膏2kg，追访至今未反复。

按：先天性心脏病患儿在手术后又补益较过，加之未久即患肾病综合征，服醋酸泼尼松胃纳激增，日食斤余，且嗜食垃圾食品，使脾之气阴均伤，但笔者先期以治肾为主，虽配以活血利水，然效不佳。直至四诊时，才改补脾益气配活血利水，且佐以朱良春最喜用的可替代激素治疗肾性蛋白尿的淫羊藿、附子、黄芪，诸症迅速向愈。可见国医大师们的经验值得高度重视（参见《名家教你读医案》第4辑）。

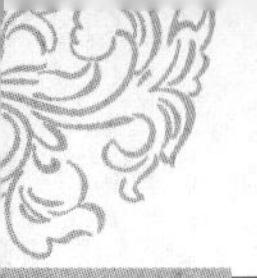

另考黄蜀葵花乃锦葵科植物黄蜀葵的花朵，甘寒滑，无毒，可通淋、消肿、解毒。治肾炎类疾病每可辨证投之，今已有黄葵胶囊问世，西医肾科医师颇喜用之。

六、思虑伤脾，气结痰凝成瘀

《医家四要·病机约论》曰："意外过思则劳脾。"《素问·举痛论》曰："思则……正气留而不行，故气结矣。"当思虑劳倦太过，或恣食甘肥不化，使脾气结而难行，气结则使津液不运而凝成痰，痰气交阻遂使血运受碍，瘀则成矣，即《医学入门·腹痛》所谓"瘀血痛有常处，或忧思逆郁"。此时除痛有定处外，尚可见肿胀包块这一瘀血指征。若痰瘀从火而化，每每伴有烦躁易怒，胸胁胀闷，口干苦，大便秘，舌红暗、苔黄、脉滑数；若痰瘀为寒所凝，则见包块坚痛难移，肤色暗滞，纳减神疲，妇女常月经愆期或不行，舌紫暗、脉细涩。前者当健脾行气，消痰化瘀，参以清肝之品，可选丹栀逍遥散、消瘰丸、清气化痰丸加活血药；后者应健脾化痰，祛瘀软坚，参以温散之味，可选少腹逐瘀汤、新制八白汤（白附子、白术、白芍、白茯苓、白僵蚕、白芥子、白芷、白蒺藜）等方。病久寒热错杂，正气虚馁，不耐汤剂荡涤者，可用鳖甲煎丸缓图。因气结痰凝致瘀所引起的甲状腺功能亢进、脾功能亢进、淋巴结核、乳腺小叶增生、肝大、各种腹腔肿瘤等病，均可以上述诸方辨证投之。

案6　章女，39岁，宁国人。2012年10月10日初诊。

患女做服装批发8年，常因业务与人共饮，偏好荤辛，讲话甚多，且便秘近4载。今夏生意较差，又致忧虑，入秋后突感声嘶、咽中不适，社区诊所按感冒输液暂缓。1周前于宁国市某医院喉科检查：双侧声带慢性充血，左侧声带前1/3见一息肉样新生物，前端呈广基隆起，双侧声带运动正常，发音闭合不全，诊为声带新生物（拟诊为结节）。其坚拒手术，予消炎剂及西瓜霜、草珊瑚等含喉片，均仅暂缓。刻诊：体丰（身高161cm，重137斤），面晦，肢困，身沉，易感，畏寒，时咳浊痰。月经近10年无准期，时超前或愆期达一周以上，紫块较多。经期头如布裹，闷胀疼重，经前后

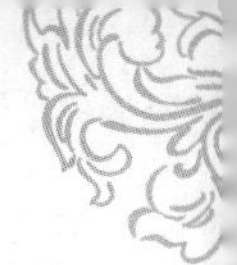

带黄如涕。近期感咽中有异物难以咯出，声音沙哑，常喜饮温水一二口以嗽嗓，音才较清亮。舌淡胖，齿印多，苔白浊滑，脉偏滑。此忧虑伤脾，瘀血与痰气纠结致患。予茯苓 30g，玄参、白僵蚕、生白术、白芥子、炒牛蒡子、生牡蛎、赤芍各 15g，白蒺藜、大贝母、桔梗、木蝴蝶、射干、厚朴花、法半夏、诃子、生甘草各 10g。药尽 10 剂，感痰咳颇畅，咽中大舒，声音渐响，遂去生白术、厚朴花，加太子参 15g，凤凰衣 10g，10 剂。随大便每日畅行（以往常三五日一次），内有黏物较多，声嘶渐复。要求做丸缓图：茯苓 30g，玄参、赤芍、僵蚕、生牡蛎、白芥子、生白术各 15g，炒牛蒡子、大贝母、桔梗、木蝴蝶、法半夏、凤凰衣、诃子、土牛膝、薄荷、生甘草各 10g。10 剂共末，炼蜜为丸，如弹子大，日噙化 10~15 丸。丸噙尽，去宁国市某医院行喉镜检查，声带结节消失。

按：患女嗜啖辛辣甘肥，加商场失意，忧思伤脾，脾之气阴两虚；且月经失调近 10 年，胞脉瘀阻，终致痰气与瘀交结，使声带长出新生物，手术切除恐有复生之虞，仅用清解利咽的喉片又无法根治。故笔者予自拟的新制八白汤（弃白附子、白芷、白蒺藜，舍其辛燥）合消瘰丸，为加快复音速度，又佐木蝴蝶、桔梗、诃子、凤凰衣、生甘草等，故获效颇快。朱良春喜用生半夏合白芥子、白僵蚕、生牡蛎、夏枯草等消各类痰核所致奇难怪疾，药店无生半夏，只得用法半夏。因蜜丸噙化其药力可直接作用于病灶，较小水丸吞服效果好，故在咽喉症状缓解后采用之。

结语

有人认为瘀血本质和局部缺血有关。缺血之因，一是生成不足，此属虚证；二是气虚络阻血运不畅，此属虚中夹实；三是由于肿瘤包块压迫血管，阻碍血液循环，造成局部缺血，此多属实证。补脾之药既能促使生血，又可推动血行，有些药物还具有直接活血化瘀之功（如《名医别录》曰黄芪“逐五脏间恶血”，言人参“通血脉，破坚积”，《薛氏医案》亦曰人参“通经活血，乃气中之血药”；《本经逢原》认为白术治“死肌痉疸，散腰脐间血”）。从脾治瘀时，此类药当作首选之品。另一些以养血活血为

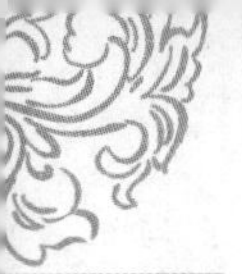

主要功效之药，亦有补益脾气或滋濡脾阴作用，如桂枝、川芎、当归、白芍、地黄、鳖甲等，临证亦常可酌情用之。然从肝治瘀为常法，从脾治瘀属变法，故当知常达变，将两法结合而用，互补不逮，则可获左右逢源之效了。

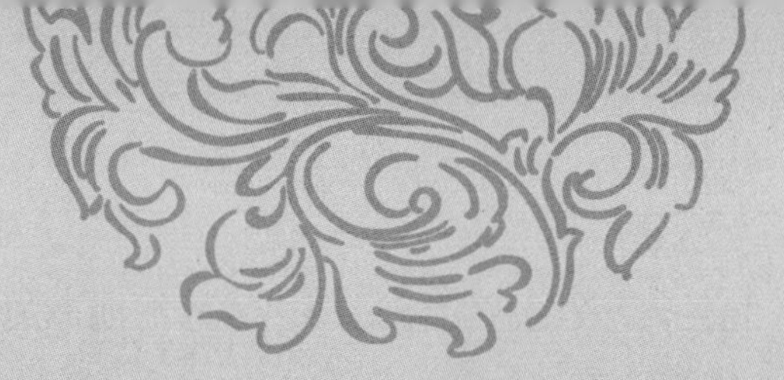

初探从肺论治妇科病

自刘完素在《素问病机气宜保命集》中提出："妇人童幼，天癸未行之间，皆属少阴；天癸既行，皆从厥阴论治；天癸已绝，乃属太阴经也" 之论后，从者如云，倡妇科病当从肝论治之滥觞；清代叶桂在《临证指南医案》中更提出 "肝为女子之先天"，遂使从肝诊治妇科病成为不二之法门。然因肺为乾金，主持一身之气而朝通百脉，又为华盖而下荫其他脏腑，如肺虚气弱，宣发肃降失常，不仅使血脉运行不畅，且使肝难疏泄，藏血无权，致经汛不调，导致崩漏或闭经；肺病如子病及母，使脾不健运，湿浊下注，引发带下绵绵；脾不统血，则经行无定，量多少不一，甚至经闭；气之根在肾，肺气虚可使肾气封藏无能，可使经多、崩漏，孕妇恐有堕胎、小产之危。他如倒经、恶阻、乳泣、失音、水肿、产后癃闭或遗溺以及妇科杂病中的阴挺、不孕等病，均和肺有千丝万缕之联系。笔者经数十载临证发觉，调治肺脏实为诊治妇科疾病（特别是疑难杂症）不可忽略的一环，很多名家及道友均有不少从肺辨治妇科病的佳案，兹举数则以证之。

一、泻肺降胃止倒经

倒经系经期或行经前后出现吐血，鼻、齿、目、耳衄血，并伴经少甚至不行经的病症，又称 "经行吐衄" 或 "逆经"，类似西医的 "代偿性月经"。《中医大辞典·妇儿分册》曰本病："多因肝经郁火炽盛，经期冲脉气盛血动，血随气火上逆；或阴虚肺热，热伤肺络所致。" 对其实证，倡用平肝火之法。笔者遵此施治，有效有不效。后来拜读当代名医《哈荔田妇科医案医话选》，方悟未效之因是忽视了 "血热上冲肺胃"，后仿哈氏法，加入

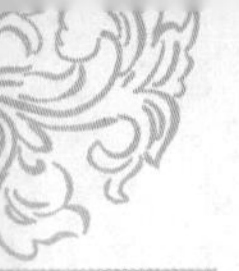

泻肺、清肺、润肺之品，疗效则有明显提高。另妊娠期鼻衄，其病机如系血热上逆，今贤亦常用此法而效。

妊娠鼻衄案

王女，27岁。1989年10月8日初诊。

患者妊娠5个月余，两周前无诱因现右鼻孔出血约150ml，后每天鼻出血，肾上腺素棉球塞鼻暂止，口服中西药无效。面色㿠白，右鼻孔有血痕，鼻痒，口微渴。舌红，苔薄白欠润，脉滑。治以清燥润肺，养阴凉血。处方：生石膏40g，沙参、麦冬各15g，生地黄12g，桑叶、阿胶（烊冲）、杏仁、甘草各10g。1剂血止，继服1剂以巩固。随访未发，次年1月足月顺产一女婴。（《湖北中医杂志》1993年第1期）

二、宣肺除湿止崩漏

崩漏乃妇科常见重急之症，《素问·阴阳别论》中“阴虚阳搏谓之崩”之语，言简意赅地阐述了崩漏之因机。中医妇科大家罗元恺却认为，“阴虚阳搏”应理解为肾阳虚损，阴不维阳，导致心、肝火偏亢的阴阳失衡，力倡补肾阴以潜心、肝火为施治准则。杭州何子淮却指出：“崩中、漏下乃同一疾病病程中不同的证候表现，血热、气虚（主要指脾气虚）、血瘀是崩漏最基本最重要的机制。而古代医家更提出治此病当不忘“塞流、澄源、复旧”三部曲。但上述诸法，皆为常法，若仍效不彰显，不妨易帜换主，从肺试治吧。

室女崩漏案

某女，19岁。1986年10月29日初诊。

患者崩漏6年余，不用止血药则不能减少或断流。近两个月服止血药亦不能奏效，多方医治不愈。现症：月经淋漓不畅，量中等，色鲜红。伴头晕目涩、视物模糊，惊悸烦躁，失眠多梦，胸闷气短，太息纳少，恶心欲呕，口干苦、不欲饮，时觉周身肌肉抽搐，舌淡尖红，苔厚腻略黄，脉沉细数，重取无力。病起于学习紧张之后，两个月前又因劳心过度而加重。观前所服方药，均为调肝益肾、补脾固摄、凉血止血之品。根据四诊，失血

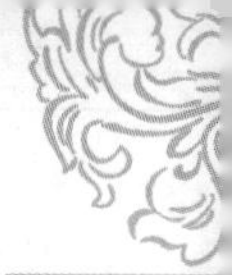

已两个月，而面色并不皖白，漏血鲜红而不淡，恶心欲呕，苔厚腻等，显系上焦火郁，湿热内蕴。应清心散火，宣肺除湿：云苓 15g，竹茹、姜半夏各12g，炒荆芥、防风、荷梗、枳实各 10g，杏仁、厚朴各 9g，黄连 4g，六一散 20g（包煎），5 剂。

1986 年 11 月 3 日二诊：3 剂后经量减少，5 剂崩漏已止，纳食亦增，胸闷气短、心烦易怒、失眠等症均减。现轻微头晕，晨起口干苦，小腹时作隐痛，腰酸痛，脊背发沉，遇劳尤甚。舌淡红尖红、苔薄腻略黄，脉细滑数，重取无力。湿热见清，血已归经，而余邪未净。上方去黄连、六一散，加炒白芍 15g，炙甘草 6g，4 剂。

1986 年 11 月 7 日三诊：药后胸闷气短、心烦、口苦、小腹隐痛等症均除，唯觉乏力，偶感头晕，劳作后明显，腰酸背沉，眠、纳、二便已正常。舌淡红，苔薄白，脉沉细，重取无力。为邪热已除，经脉调畅，而正气尚未全复之征，宜进一步补气血、调五脏、扶正气。随处二方，嘱其每日 1 剂，交替服之，以杜其复发。

1. 生黄芪 15g，太子参、熟地炭、白芍、侧柏叶、墨旱莲、炒枣仁各 12g，炒白术 10g，桂圆肉、香附各 9g，阿胶珠、生炒蒲黄（布包）各 6g，童便 15ml（注：此为古法，现代已不用童便入药，寻求相近之替代品，后学者可改用咸寒清心之虫类药紫贝齿 20g 或收敛之五倍子 10g 替代），分两次为引。

2. 仙鹤草 30g，山药 20g，丹参 15g，炒白芍、墨旱莲、枸杞子各 12g，地骨皮、制首乌、怀牛膝各 10g，莲心、炮姜炭各 6g。

原按：本例患者，因劳心过度，心阴耗伤，致火热内蕴，郁火刑金，肺失宣降，气机壅滞，而积湿生热。湿热合邪，扰乱心神则心烦、心悸，多梦、易惊；壅遏气道则胸闷气短，时欲太息；心主血脉，神乱则血无所主；肺主气，气伤则血无所从。故除导致上述心肺失调症外，又出现了血热妄行的漏下证。舌尖红、苔厚腻黄，是心火偏亢、湿热内蕴见证。崩漏日久，心阴不足，血不上荣则头晕，肝失所养则视物模糊；湿热内蕴，故恶心欲吐，纳呆食少。诸般病变均由火热内郁、湿热中阻、肺失宣降、心神被扰所致，故治疗以宣肺气，散郁火，清心热，祛湿浊为治本之道。只有郁火得清，湿热得除，肺气通畅，心神安谧，则崩漏自能解除。

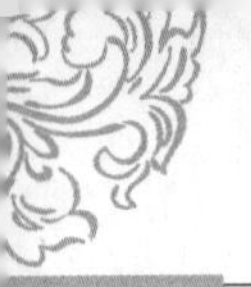

疾病和任何事物一样，都是处在不断的运动变化之中，既有其常，又有其变。知常为中医基本功之一，但达变更为重要，只有知常达变，才能通晓事物的变化机制，崩漏亦然。由肝、脾、肾功能失调所致的冲任不固虽然多见，然而心肺二脏功能失调，同样可影响冲任二脉的气血运行，导致冲任不固。以肺主气，心主血，此其变也。(《名家教你读医案》第5辑“路志正妇科医案理法方药思路评述”)

三、益肺化痰平恶阻

《中医内科学》1980版大专院校通用教材认为，恶阻多为脾胃虚弱与肝胃不和，倡从胃、脾、肝论治。而陈自明认为恶阻系由于“胃气虚弱，中脘停痰”。戴思恭更明言：“盖其人宿有痰饮。血壅遏而不行，故饮随气上……”考肺主气，司相傅之治节，通过清肃之令，有助于胃的通降。故对此种因痰与饮停于肺，肺气有升无降，引动胃气亦随之上逆的恶阻，急需肃肺涤痰，方可恢复“胃以降为和”的生理功能。

另有脾肺气虚使患者痰浊不化，亦不能将痰浊顺利咳吐或由大便排出，渐壅阻于中焦，则胃气常受其扰而上逆，导致恶阻之发。及时采用益肺化痰之法，即可使呕吐平息。

验案　张女，1998年7月24日诊。

病史：婚后孕4产1，现停经55天，恶心呕吐剧烈，反复发作，有时呕吐苦水，或呕吐物呈血性，神萎消瘦，口渴尿少，舌红无津。

检查：尿妊娠试验阳性，脉滑细数，舌红少津，苔薄黄。

辨证：气阴两虚恶阻。

治法：养阴和胃止呕。

处方：麦冬、生地黄各30g，红参、玄参各20g，五味子、陈皮、竹茹各9g，5剂。

8月1日复诊：药后恶心呕吐即止，胃纳渐馨，精神体力较前增加，脉细滑数，舌红，苔薄黄。辨证同上，原方续进5剂收功。(《王云铭妇科验案选》)

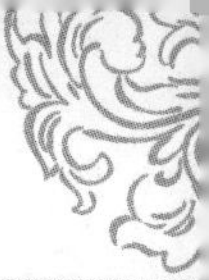

评述：王老辨证患女为气阴两虚恶阻，治法为养阴和胃，全案未涉及一个“肺”字，但所用之方却系生脉散加生地、玄参养阴（玄参主入肺经）、陈皮、竹茹化痰（二味皆为治肺系病常用药，《本草求真》《本草再新》均言竹茹入肺），而生脉散更为治心肺气阴两虚之要方。《医方集解》言：“此方手太阴、少阴药也。肺主气，肺气旺则四脏之气皆旺，虚故脉绝气短也。人参甘温，大补肺气为君；麦冬止汗，润肺滋水，清心泻热为臣；五味子酸温，敛肺生津，收耗散之气为佐。盖心主脉，肺朝百脉，补肺清心，则气充而脉复，故曰生脉也。”由此可见，王老所言之气阴两虚实指肺脏气阴两虚。此案乃从肺治恶阻的佳案，读案者有时当从无字处去悟出医家用方遣药的真谛。

四、补肺养血治乳泣

宋代陈迁《妇科秘兰全书》曰：“妊娠乳自流出者，谓之乳泣。”乳泣亦名乳胎、鬼泣，多系孕妇气虚血弱不能统摄所致，出多使血更不足以养胎，倡用八珍、归脾施治。随着生活条件的改善，此病城市已罕见，故当代诸多名老中医的妇科专辑中鲜见介绍，然农村仍时可见之。

验案　丁女，27岁，1977年5月22日初诊。

患者在三年困难时期身体大伤，致玉体羸弱，发育迟缓，19岁开始通经。22岁结婚后，因气虚而连滑胎二次，前年服中药保胎，始生一女。此次怀孕7个月，乳汁自溢，量多质稀，每日80ml左右，若从事较重农活则流乳更多，已近半月。整日神疲气短，面皖心悸，纳少便溏，形寒啬啬，晨暮时有阵咳，并伴微喘，稍动则汗出涔涔。常因泣出之乳液与汗液相混，使上衣浸湿，导致反复感冒，且胎儿发育仅如常妇五个月之大小，心情忧郁，少言寡语。察其舌淡有齿印，苔白滑，脉濡细。予《永类钤方》补肺汤化裁：党参、黄芪、熟地黄各20g，紫菀、桑白皮、五味子各10g，略加芳化运脾之品。药进5剂，乳泣减半，出汗、形寒、咳喘均缓。减桑白皮、紫菀，加桂枝、百合、茯神、白术、白芍、生姜、红枣，又进5剂，纳增神振，乳泣仅偶在重度劳动时见之。效方迭服10剂，乳泣不再复见，且胎儿发育迅速，后

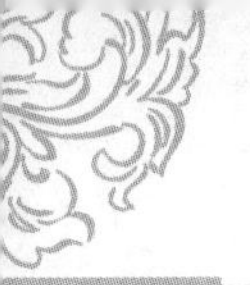

足月产一男婴(承忠委《临证撷萃》)。

五、敛肺利咽疗子喑

子喑一名,出于王肯堂《胎产证治》,指妊娠期间出现声音嘶哑,甚至不能发声之证。《中医大辞典·妇儿分册》认为当“滋肾益阴,用六味地黄丸方加沙参、麦冬以生其津,津足则荣舌本,自能发声,慎勿宣窍开发”。此系根据《素问·奇病论》“胞脉者系于肾,少阴之脉贯肾系舌本,故不能言”而立法的。但教材说得好:“如肺有痰火,咳吐稠痰,咽干口燥,又宜滋阴润肺……如因感受风寒而失音者,可照一般内科病治疗。”《女科证治约旨》提出:“宜加味桔梗汤主之。”故临证不宜过拘,若泥于滋肾一法,难望获取佳效。

验案　彭女,26岁,已婚。

患者经行时音哑,经净后恢复声响,平时无咳嗽,经水每每提前,经行胸闷胁胀,腰酸少腹坠痛,经行量少色淡。平时眩晕,面色萎黄,咽干口燥,舌淡、苔少,脉沉弱带弦。检查:头发枯干脱落,乳房萎小。治以滋润肺阴,疏肝固胃。处方:党参、熟地黄、香附、巴戟肉、茯苓、乌药、金果榄各9g,当归、玄参、白芍、麦冬各6g,川芎4.5g,玉蝴蝶0.9g。服2剂经水已行,声音稍响,与上次经行时相比大有好转,下次经行前再用上方加减,以后声音未再哑,病愈。(《朱小南妇科经验选》)

评述:女性不仅在孕期会发生子喑,在月经期亦会发生声音沙哑的情况,这是因为经期雌激素分泌减少,交感神经的兴奋性下降,副交感神经兴奋性增高,使黏膜下的血管扩张、血流增加,鼻黏膜的体积随之扩大,致鼻塞不通,声音浑浊低哑。另,月经期女性声带、黏膜的充血水肿亦会使嗓音变化,如声音闷喑、发干或沙哑,甚至现破裂声;音调可变低、变小,发声困难,略多言则易疲劳,严重者会致声带结节或声带息肉,有的出现与经期一致的代偿性出血(即倒经)或口腔溃疡。以上均可考虑以肺为主辨证论治。笔者曾用自拟新制八白汤合消瘰丸,配入射干、桔梗、木蝴蝶、诃黎勒、法半夏等,治愈一例女性因经期仍忙于高声大嗓卖服装致声带产

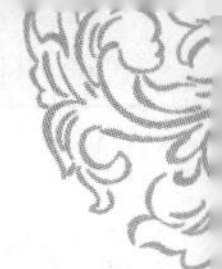

生结节而音哑者。

六、宣肺化湿消子满

陈自明说："妇人胎孕至五六个月，腹大异常，胸腹胀满，手足面目水肿，气逆不安，此由胞中蓄水，名曰胎水。不早治，生子手足软短，有疾或胎死腹中。"此即子满，颇类同西医的羊水过多症，为产科常见的合并症。医家多倡用《千金》鲤鱼汤（白术、茯苓、当归、白芍、生姜、鲤鱼）加陈皮健脾渗湿，养血安胎，然有效有不效。考肺主一身之气，具宣发畅流之性，脾的运化功能亦靠肺气之宣透肃降以助之。若肺气郁闭，气机不利，湿浊之邪氤氲蕴遏，难以分化，则子满成矣！若遵"治水必先治气"之旨，从肺调治，常可收意外之效。浙江妇科名家裘笑梅则有用泻白散合五皮饮、黄芩、紫苏，从肺治此症之佳案。

忆及1970年夏，我在郎溪县毕桥镇工作时，有一近四旬妇女，孕仅5月却腹大如临盆，故来院求治。因医院仅13人，条件太差，且看妇科的医生已买好当天下午去上海探亲的车票，只为她做了简单检查，结合临床经验，诊其为羊水过多，建议她去县医院。患女经济十分拮据，加之天热，转请我这位28岁的小中医诊治。我因1967年夏天，曾用熨浴法在老家治愈一潘女遍身水肿，遂热情接待了她。见其面肿如满月，腿肿似小桶，脚肿无法穿鞋，整天穿着拖鞋。因肿过甚，致眠少，二便亦少且不畅，胸满腹胀，稍动则气急似喘。但却畏寒汗少，虽已入三伏，仍长衫长裤，恐略受风则感冒。舌淡胖苔白齿印多。脉滑而劲。细询其每日能啖谷斤余，并能下田干活，乃知气急似喘，并非纯虚，乃羊水过多，肿甚迫肺使然；极其畏寒亦系寒水阻遏阳气不能达于体表四肢也。所幸汗少，可予宣肺发汗。遂投紫苏叶100g，薄荷叶50g浓煎，用汁擦熨胸、背、四肢，另予桂枝玉屏风散加大剂茯苓（与生黄芪各为50g）、桔梗10g，以宣发肺气，并固卫敛汗，防过汗气脱。5剂后汗随小便畅出，腹围略缩小，肿渐消退，畏寒及他症亦缓。遂改予薏米粥，鲤鱼茯苓赤豆汤，不拘时食，后足月产一女婴。因近50年中，我仅治此一例羊水过多症（因1年后即调至湾沚（现芜湖

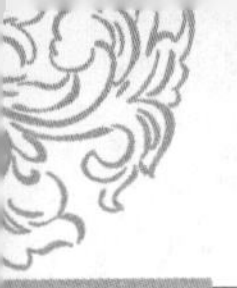

市),再也未见这种请妇产专科所看之病了),故至今历历在目也。由于羊水过多对母、胎均有严重影响,如易致无脑或消化道闭锁等畸胎,每使胎儿夭亡腹中。另羊水中的有形物质可直接形成栓子,通过肺动脉进入肺循环,使肺小血管痉挛阻塞,导致肺动脉高压使右心衰竭。羊水中所含促凝物质进入母血后会形成弥散性血管内凝血,发生大出血,即使输血也难以赶上出血速度,最终过敏性休克而亡。即便科技发达的现代,羊水栓塞也是妇产科高危病种之一,在农村遇此病,仍应力劝去大医院专科诊治。当代妇科大家哈荔田、首届国医大师班秀文等的临证经验集及包素珍主编的《妇科名家医案精选》中,均未涉及此病,亦可知中医施治此病之不易。笔者当初治此证,可谓“初生牛犊不怕虎”而侥幸中之,况当时医院无 B 超,患女也未经大医院专科进一步确诊,只是其症状与中医之子满极似也,故录此案之目的,乃为了证明,从肺治妇科病可补从肝治妇科病之不逮矣!

七、举肺调气托阴挺

阴挺即西医学的子宫脱垂,多见于经产劳累之妇。陈无择曰:“妇人趣产,劳力努咽太过,致阴下脱,若脱肛状,及阴下挺出,逼迫肿痛,举重房劳皆能发作……”医者咸用益气升提之品,东垣以降,均喜用补中益气汤,峻补肺脾之气,然亦有效不显著者,非大法讹舛,而系未能活用也。

阴挺、脱肛案

刘女,26 岁,于 1982 年 3 月顺产一男婴。产后 50 余日,因挑担小麦百余斤,即感下腹坠痛。次日阴中不适,如有物阻。便秘,解便后肛门脱出,须用手托入肛内,下次便时亦同前。阴中之物与内裤相擦痛剧,不能行动,遂请中医诊治。见面色不华,形瘦,气短自汗,神疲,子宫突至阴道口外约 3cm,并伴脱肛。舌淡苔薄白,脉右细弱,左关微弦而缓。此属阴挺、脱肛合病。治以益气,举肺,升陷。处方:黄芪、炒枳实各 50g,乌梅、鱼腥草各 30g,党参、升麻、白术、续断、金樱子各 15g,炙甘草 10g。服 2 剂后,诸症明显好转,守方再进 5 剂,子宫已收,便时肛不外出,已能行动。

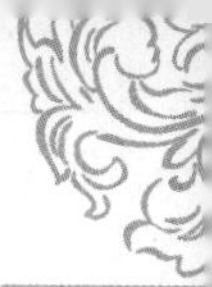

嘱其前往妇检,已全复位,唯白带较多。于前方内加炒白芷、盐水炒黄柏、山药以治其带。一月余病愈,随访至今未发。(《四川中医》1983年第6期)

评述:大学教材均将枳实与枳壳作为降气主药。《药性赋》曰:"宽中下气,枳壳缓而枳实速也。"即是对多家认为此二药能降气的代表之言。然不知从何时起报刊上又出现了经实验研究,枳实可治胃下垂的报道。1980年前后我在芜湖县医院工作时,常有人持"枳实9g,白及9g,痢特灵0.2g"的验方找我转抄购药。言此方治胃炎、胃肠溃疡"特效",亦有少数人欲用该方治胃下垂,我因认为与教材所言相悖,开始未敢转方,后在一药店,遇购药者告诉我,他服此方后胃痛减轻。我遂自配药试服,未见明显不良反应,后即转方。1986年国庆时,在书店见贺学泽所著《医林误案》一书,当即购回,翻阅目录见有"枳实久服,气脱身亡"一文,写某医生为一慢性胃炎的中年体弱之妇女,即开上方服半年,共服枳实2斤多,致胸中宗气虚陷而亡。急翻《中药大辞典》枳实条,见《医学入门》曰"虚而久病,不可误服",《本草备要》明言"孕妇及气虚人忌用",《得配本草》更强调"大损真元,非邪实者,不可误用"。然枳实是否可治胃肠病?还是《汤液本草》说得好:"益气则佐以人参、干姜、白术;破气则佐之以大黄、芒硝、牵牛子;此《本经》所以言益气而复言消痞也。"此案医者虽用了超量之枳实,但又佐以超量之黄芪及党参、白术、炙草等补气药,又以升麻、金樱子升提固涩,故可无不良反应且获良效。医者若不知药物配伍之妙,岂可成名医哉!

八、滋肺益肾喜种麟

《济阴纲目》曰:"身体肥胖,子宫脂膜长满,经水虽调,亦令无子,须服开宫之药,以消其脂膜。"医者均主张健脾燥湿,予验方启宫丸(即由越鞠丸去山栀合二陈汤),或苍附导痰丸(《叶氏女科证治》方,系苍术、香附、胆南星、陈皮、茯苓、枳壳、甘草等)为主施治。然有时只重视了"生痰之源"的脾,忽视了"贮痰之器"的肺,疗效亦欠满意。因章次公常将生

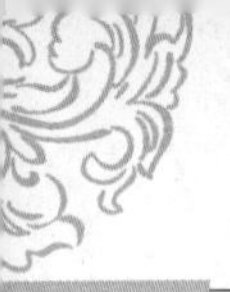

麻黄、细辛、羌活、旋覆花等温肺散寒、化痰燥湿之品，用于寒湿凝滞，气机不通之痛经重证，受其启迪，笔者遂引申治痰湿中阻导致不孕，肺脾同治，明显提高了疗效。然丰肥之妇不孕颇为多见，而形体消瘦之女患不孕亦偶可见之，则当改弦易辙，从滋益肺肾之阴为主辨治了。

骨蒸夜热，身瘦不孕案

刘女，27岁。1970年3月8日初诊。

患者婚后5年不孕。近3年来月经提前7天左右，行经7~10天，血量时多时少，色红有块，经前头痛、头晕、恶心，心烦易怒，少寐多梦，自觉下午及前半夜发热，五心烦热，胸胁胀满，口干便结，腰酸腿软，形体消瘦。妇检：宫颈轻度糜烂，宫体后倾，略大稍硬。舌质淡红，光剥无苔，脉弦细。西医诊断：原发性不孕。

辨证：肝肾阴虚，相火妄动，热蕴血分，煎熬不孕。

治法：清热滋阴，凉血平肝。

方药：酒浸地骨皮30g，牡丹皮、生地黄、玄参、北沙参、五味子、盐浸炒黄柏各15g，知母9g，合欢皮4.5g，制香附2.4g。

连服30余剂，脉象见缓，但左关仍弦，尺脉细无力，舌有薄苔，午后及前半夜自觉五心烦热大减，知其阴虚得解，但相火之贼邪仍未潜纳，遵前方加橘核9g，生牡蛎（先煎）15g。令每次月经前服7剂，经净后改服下方：酒熟地30g，生地黄、酒洗全当归、酒炒白芍、制萸肉各15g，神曲6g，五味子1.5g。7剂。二方连服5个月，至1973年10月随访，已足月顺产一女婴，1岁有余，母女平安。（《丛春雨中医妇科经验》）

评述：此案虽辨证为肝肾阴虚，但因地骨皮、玄参、沙参、五味子、知母、合欢皮等均入肺经，故此患者之病机亦可认为系肺肾阴虚，肝火亢盛，煎熬阴血，终致不孕。通过金水相生，戕伐木火之治法而收种麟之效的，读者以为可否？（原文参见《辽宁中医杂志》1991年第9期）

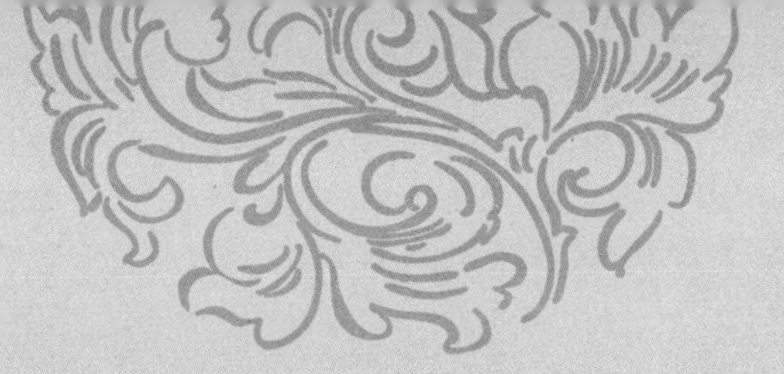

试析从肾治汗

出汗是维持人体正常功能所不可缺少的生理活动,若汗出过多则为病态。汗证的病因病理颇为复杂,本文试从肾入手,探讨肾与汗证的关系。

一、肾是汗液生成的源泉

《素问·评热病论》曰:“汗者,精气也。”汗为心所主,肾阴是化汗之源,但阴根于阳,无阳则阴无以生。《素问·阴阳应象大论》曰:“阳之汗,以天地之雨名之。”又曰:“雨气通于肾。”在正常情况下,心阳下降于肾,以温养肾阳;肾阴上升于心,而涵养心阴。心阳与肾阴相互交通,升降协调,阴津在心肾阳气的温煦推动下,出于肌表化为汗液,即《素问·阴阳别论》篇所谓“阳加于阴,谓之汗”也。由此可见,汗液是肾中阴津经心肾阳气的蒸腾变化,外发肌腠,出于玄府而生成的。故《温病条辨·汗论》曰:“盖汗之为物,以阳气为运用,以阴精为材料……阴精不足,多能自出”。当然,阳气与阴精又要不断地得到中焦所化水谷精微的补益滋充。平时汗液是以津液的形式储存体内,当天暑地热或劳动、运动过度时,阳气就鼓动津液外泄为汗。现代研究证明:肾阳的功能与内分泌、神经系统、能量合成代谢及自主神经功能有密切关系。而汗液主要成分是水、氯化钠、钾、硫、尿素等,其生成和排泄也是在上述各系统共同协调之下完成的。

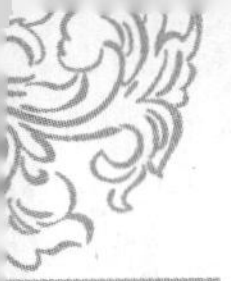

二、肾是调节汗液的枢纽

1. 肾主水,汗为水液

《素问·逆调论》曰:“肾者,水脏,主津液”。肾对水液的储存、输布与排泄的调节,主要依赖“肾司开合”来完成,其“开”是指输出水液,包括从毛孔外泄的汗液;其“合”是指储存一定量水液以润养脏腑,并作为补充汗液、唾液等阴液的源泉。肾主“开合”功能,取决于肾阴与肾阳的协调平衡。肾阳为先天真火;肾阴则既可作汗液化生的原料,又同时涵养心阳,使心火不亢,以防心火迫津化汗太过。肾阴肾阳的相互制约调节,乃通过主水液和司开合的作用,维持着汗液正常排泄。

2. 肾为卫阳之根,司汗液开合

毛窍的开合是由卫气主司的,《灵枢·本脏》篇曰:“卫气者,所以温分肉,充皮肤,肥腠理,司开合者也。”故卫气充足与否,是维持汗液排泄的先决条件。清代石寿棠在《医原》中说:“卫气赖下焦阴中真阳,以升出中、上二焦,故卫气出于下焦。”《医宗金鉴》亦言:“卫行脉外,故属于阳也,然营卫之所以流行者,皆本乎肾中先天之一气。”以上所论均充分说明,肾是通过卫气而司汗孔开合,从而实现对汗液的调节。

三、肾病会导致多种汗证

肾阴肾阳的功能协调,是汗液得以正常排泄的基础。如机体发生病理性改变,则会发生多种汗证。正如《丹溪心法附余》曰:“自汗之证未有不由心肾俱虚而得之者。”考之临床,汗证的表现虽多,但大多与肾虚有密切关系。兹仅举自汗、盗汗两证略述之。

1. 自汗　指人在清醒状态下,不因服用发散药而汗则自出者。《伤寒明理论》曰:“卫为阳……禁固津液,不得妄泄……邪气干于卫气,气不能卫固于外……由是而津液妄泄。濈濈然润,漐漐然出,谓之自汗也。”自汗前人多责之于阳虚,但并未言何脏何腑之阳虚,然《景岳全书》中云:

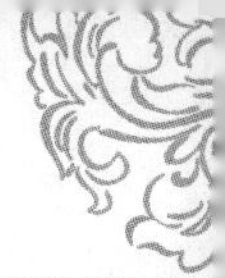

“人但知热能致汗，而不知寒亦致汗。所谓寒者，非曰外寒，正以阳气内虚，则寒生于中，而阴中无阳，则阴无所主，而汗随气泄。故凡大惊恐惧，皆能令人汗出，是皆阳气顿消，真元失守之兆。”此若与《素问·阴阳应象大论》所言“阴盛则身寒，汗出……能夏不能冬”以及仲景所言“极寒反汗出，身必冷如冰”结合来看，笔者认为：引起阳虚自汗的主因当指肾阳虚。另如《素问·水热穴论》曰：“勇而劳甚，则肾汗出。”是指强力入房或持重远行，因短时间劳累气耗，使汗出于肾。此皆由肾阳亏损，不能助卫阳固表之故。至于小儿因先天未充，肾气欠足，腠理疏，藩篱薄，常易汗出，虽李东垣旨在补其真元，随年龄增长，肾气渐充，卫外固密，汗则自收也。

还有种黄汗病，主证为汗出色如黄柏汁，伴有身体肿、发热、口渴，一般也可列入自汗范畴。治法虽有多种，然首届国医大师何任在《金匮要略通俗讲话》中却指出：黄汗和历节是同源异流的病，病因皆为肝肾先虚。故从肾入手治黄汗病亦是其中一种重要治法。

自汗不尽属阳虚，也有阴虚。张介宾说：“所以自汗、盗汗，亦各有阴阳之证，不得谓自汗必属阳虚，盗汗必属阴虚也。然则阴阳有异，何以辨之？……盖火胜而汗出者，以火烁阴，阴虚可知也；无火而汗出者，以表气不固，阳虚可知也。”自汗若伴骨蒸潮热、五心烦热等，就属阴虚自汗了。张介宾所谓“酒色之火起于肾，皆能令人自汗”。《素问·评热病论》亦曰：“阴虚者，阳必凑之，故少气时热而汗出也。”即指肾阴虚会导致自汗。但不论阴虚、阳虚，均和肾亏有千丝万缕的联系，而自汗仍以阳虚居多。

2. 盗汗　《证治要诀》曰：“眠熟而汗出者曰盗汗，又曰寝汗。”此种汗常醒则倏收，前贤多责为阴虚。《临证指南医案》言“肾之阴虚，不能内营而退藏，则内伤而盗汗”。前人对盗汗的施治，虽有养心和益肾两大法，但多不离乎滋阴，即《医宗金鉴·杂病心法要诀》所言“盗汗阴虚分心肾”之谓。然盗汗也有阳虚或阴阳并虚所致者，如《金匮要略·血痹虚劳病脉证并治第六》篇曰“男子平人，脉虚弱细微，喜盗汗也”，即阴阳并虚之盗汗。《伤寒论》20条云：“太阳病，发汗，遂漏不止，其人恶风，小便难，四肢微急，难以屈伸者，桂枝加附子汤主之。”本条系误治伤阳，但因未明言系

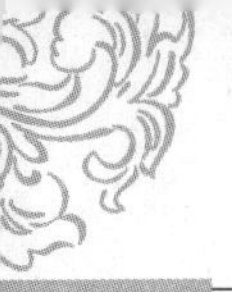

寐而汗出，故可认为寤时亦可漏汗不止。首届国医大师郭子光等在《伤寒论汤证新编》中指出，此条汤证系太阳病通过表里传变发展为少阴病的中间证，用桂枝加附子汤旨在调和营卫，温动里阳，使阳生阴长而达到治疗目的。可见盗汗与肾阳虚亦有关联，但阴虚盗汗较为常见。

另有种红汗，排出的汗液颜色淡红或鲜红，或呈铁锈色。究其病机，唐容川曰："阳乘阴而外泄者，发为皮肤血汗。"而《灵枢·营卫生会》篇曰："夺血者无汗。"近贤上海夏荷松根据"血汗同源"理论，重用生地、白芍、墨旱莲等滋肾补血，配黄柏、丹皮，清肾经伏火，略佐补气药，治一例红汗效佳。可见红汗与肾阴虚关系极大。

至于脱汗、绝汗、阴汗（外生殖器及会阴部的汗）等汗证与肾的关系则更大，兹不一一细述，下举阴汗案一例证之。

刘男，58岁。自述阴囊潮湿汗出两年多，虽每日洗两次亦无济于事，服补肾健脾固涩之药无效。脉沉细、口不干、腰时痛、常咳嗽。肾虚肝郁，拟安肾汤：山药30g，葫芦巴、熟地黄各15g，补骨脂、续断、川楝子、小茴香、桃仁、杏仁、巴戟天各12g，升麻8g。2剂。病情基本控制，又4剂愈，迄今一年未发。（见《长江医话·阴汗当从肾治·陈爵彬》）

四、从肾入手辨治汗证常显效

叶桂曰："故阳虚自汗，治宜补气以卫外；阴虚盗汗，当补阴以营内。"即盗汗证当补肾阴为主；自汗证的补气，亦寓有补肾气之意。吴瑭亦提出，对汗自出者，当"用甘凉甘润培养其阴精为材料，以为正汗之地"。故汗虽为心之液，但前贤治汗却常从治肾入手。《景岳全书》汗证共列方二十八首，其中有二十方均以治肾虚为主。今将笔者宗前贤经验从肾治汗验案两则录于后。

案1　周女，19岁，学生，滁州人。1989年3月17日初诊。

患者形体颇丰，却神疲乏力，畏寒肢清，易生冻疮。近两载常汗出溱溱，尤苦于两手心更多，滑腻难以握笔。虽已3月中旬，两手仍抚之若冰，时腰酸、便干、眩晕、健忘。舌淡胖嫩，有齿印，苔白腻，脉沉细滑。告已服

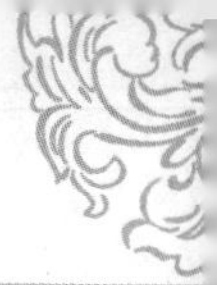

过玉屏风散、牡蛎散等未显效。此乃阳虚，当以仲师方扩充：生黄芪、煅龙骨、煅牡蛎、制料豆、浮小麦各 30g，熟附子（先煎）、桂枝、熟地黄、生白术、炒白芍、麻黄根各 15g，五味子、当归身各 10g，防风、炙甘草各 5g，枣 5 枚，姜 3 片。3 剂汗收近半，他症亦减，去当归，加鸡血藤 30g，又 3 剂而痊。

按：此症显系卫阳、肾阳皆虚，故前医仅予益气固卫阳而少效。改用桂枝加附子汤合龙牡玉屏风散，加熟地黄、料豆、五味子等从温补肾阳入手，6 剂即痊，可见治病求本之重要。另患女便干，乃津液随汗外泄，肠道少液濡润之故，不可过用峻下通腑，只需敛汗，待汗收则可肠润便调也。临证常见汗家伴便秘，为医用通剂，虽或可取效一时，但若汗不止，必致复秘且体更馁矣，不可不慎！

案 2　杨男，28 岁，宣城人，司机。1987 年 3 月 4 日初诊。

患者元旦后即胸闷咳嗽，未及时医治，2 月 1 日被某市中医院诊为右侧结核性胸膜炎伴右侧胸腔积液，收住入院。2 月 12 日与 15 日分别抽胸腔积液 1 200ml 和 860ml，又予抗结核、抗感染、补液等处理，症情基本稳定。但仍伴阵发性咳，咳痰欠畅，色黄，右胸微胀痛，消瘦便干，尤苦于交睫则汗，衣被尽湿，故求余治。察舌偏红，苔薄黄，脉细滑。知悬饮尚未尽消，气阴早显不足，当兼顾。处方：金银花、糯稻根各 30g，南沙参、鱼腥草各 20g，生白术、焙百部、功劳叶、炙桑白皮、地骨皮、葶苈子各 15g，桔梗、胡黄连、瓜蒌皮、白芥子各 10g。12 剂。

3 月 15 日复诊：咳痰颇爽，胸痛续减，他症如前，且增纳呆泛恶，厌食油荤，右胁隐痛，腰酸沉坠，小溲黄少，排解欠畅。疑为服利福平致肝肾损害，嘱停服该药，并做检查。

3 月 18 日三诊：告肝肾功能轻度受损，遂改投金银花、山药、制料豆、糯稻根、生麦芽、垂盆草各 30g，生白芍、功劳叶、鱼腥草、北沙参、大生地、怀牛膝、地骨皮、香橼皮各 15，萸肉、生甘草、姜竹茹各 10g，胡黄连、五味子各 7g。10 剂。

3 月 28 日四诊：腰胁痛止，恶平纳馨，尤喜汗收过半，唯感神疲力乏。诊察舌红渐退，脉滑已缓，去竹茹、鱼腥草、胡黄连，加制黄精、白薇、玉竹各 15g，以 10 剂量，加炼蜜 2kg 熬膏，药未服尽，即驾车操旧业矣。

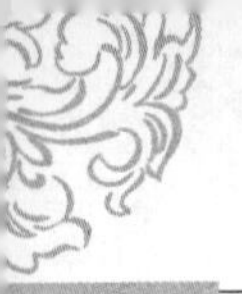

按:患者显系阴虚盗汗,投养肺阴、杀痨虫之药,配清热解毒之品,应有显效,然却未尽如人意,盖忽略了利福平对肝肾之损害。故复诊改地黄、山药、萸肉、怀牛膝、五味子、马料豆(甘凉色黑,外形似肾,《本草纲目拾遗》曰:"壮筋骨,止盗汗,补肾活血……解乌头、附子毒。")峻补肝肾,以地骨皮(王好古曰其"泻肾火,降肺中伏火"。)、胡黄连(《神农本草经疏》言其"理腰肾,去阴汗"。)及大剂入肺、肝、肾的糯稻根(《药材资料汇编》曰其"止盗汗"。)直接止汗,随盗汗好转,阴液得以渐复,诸症日趋向愈。后又加可入肾治"阴虚多汗燥咳"之玉竹(《广西中药志》),入肺、胃、肾治"肺结核,骨蒸潮热盗汗"之白薇(《现代实用中药》)和"补肾润肺、益气养阴"的黄精(《四川中药志》)熬膏,遂很快收全功。故临证遇药证相符,应有效却未效之患者,必须认真查询原因,及时改弦易辙。再录三例从肾入手所治的特殊汗证,以广识见。

案3　脐周出汗

赵男,38岁。1998年6月20日初诊。脐周汗出淋漓已10余日。此前曾在农村参加夏收,回来感腰酸困,疲乏心悸,咽干,肚脐周围汗出不止,服止汗片类药无效。查体:舌红苔少,脉细数。治以滋心肾之阴,益气固本。处方:熟地黄、麦冬各15g,山药、山茱萸、女贞子、党参各12g,牡丹皮、茯苓、泽泻、五味子各10g。3剂后症失,续服3剂以巩固。

分析:患者夏收劳累,耗气伤阴;加之汗孔疏,汗出特多。"汗者,精气也",遂致心肾阴虚。凡汗伤阴,日久累及于肾,使肾中精气匮乏,故腰酸困。阴虚不能敛阳,营阴不能内守,则疲乏无力。同时阴虚生内热,故心悸、咽干,舌红苔少,脉细数。腰为肾之府,腹部脐周围乃为阴之处,漏汗不止,乃肾之真阴虚损所致。《张氏医通·杂门》曰:"别处无汗,独心胸一片有汗,此思伤心也。其病在心,名曰心汗,归脾汤倍黄芪。"心胸汗出与脐周汗出虽部位、症状各异,但皆为虚证。故用六味地黄汤滋补肾阴,生脉饮益气敛汗,加女贞子补肾滋阴。俾心肾之阴得滋,耗散之气得固,则汗止证除。(吕志连)

案4　腋下红汗

李女,19岁。1988年2月1日初诊。

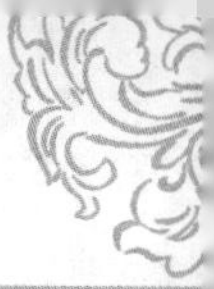

患者两腋下红汗染衣1年，伴手足心发热出汗，虚烦少眠，稍感头昏、口干。饮食、二便、月经均正常。诊见面色红润，腋下皮肤无红肿紫癜及破损，亦不痛痒，汗液鲜红，不觉腥臭，冬夏皆然。舌红，苔淡黄，脉平。查血常规、血小板计数、出凝血时间、肝功能等均无异常。治以滋肾清心，养阴凉血。处方：墨旱莲、女贞子、生地黄各30g，麦冬、炒酸枣仁各15g，山萸肉、地骨皮、牡丹皮、知母各12g，黄柏、黄连、五味子各6g，3剂。服后汗减，他症均缓。共复诊6次，守方15剂，红汗变淡渐减终愈。（《新中医》1992年第3期，作者刘善志）

分析：《证治要诀·血门》载："病者汗出污衣，名曰汗血。"两腋下为心经脉络之循行处。肾主汗液，肺合皮毛。如肾阴不足，心火亢盛，则阴虚火热，血热妄行，血与汗共出合而成血汗发于腋下。方中知母、黄柏、生地黄、萸肉滋肾水以制心火；黄连、酸枣仁清心敛汗；麦冬、五味子清敛肺气，肺调则皮毛得固；二至丸、地骨皮、牡丹皮凉血止血。怪症渐减而愈。（马新博）

案5　黑汗

张男，45岁。1993年5月初诊。

患者诉汗出染衣如霉斑年余，检视内衣色黑如霉点，腋下最多，一年四季都有。伴腰酸乏力，面皖畏寒。舌黯淡，苔薄白，六脉沉细。治以温肾补阳，益气固表。处方：炙黄芪20g，熟地黄、山萸肉、山药、茯苓、制附片各15g，牡丹皮、金樱子、五味子各10g，肉桂6g。3剂后腰酸畏寒与汗均减少，汗色由黑转灰，续服6剂，汗色已正常。追访半年未发。（《浙江中医杂志》1995年第10期）

分析：本案根据中医黑色属肾的理论，结合辨证，诊为肾阳不足，故用附桂八味丸去利水伤阴的泽泻，加五味子、金樱子补肾敛汗，再以黄芪益气固表而卫外。肾阳复，卫外固，故效立见。（吕志连，原文参见《北京中医学院学报》1990年第4期）

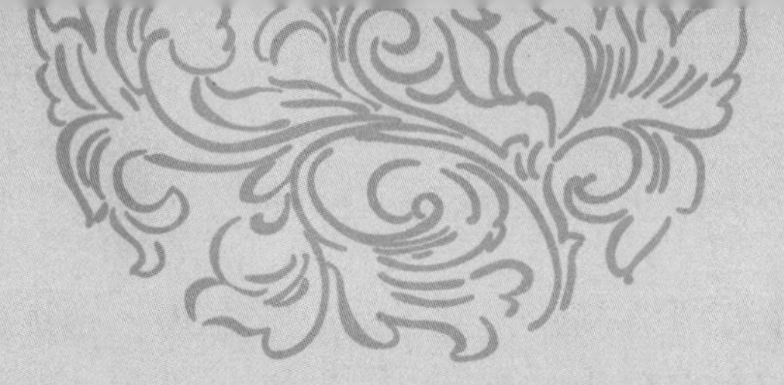

前列腺炎勿忘治肝

前列腺炎属于中医学淋证、癃闭范畴，古今医家多从肾治。笔者认为前列腺和少腹正处于足厥阴肝经循行所过之区。该病主症溲黄淋涩、少腹坠胀等，与肝经湿热下注、肝气郁滞又密切相关，且肝肾同源，精血同源(本病常有瘀阻症状，而瘀血皆出于肝)，故临证每肝肾并治，对从肾治效欠佳者，则改治肝为主，常收移花接木之效，现简介验案四则。

案1　清泄肝经湿热案

高某，34岁，工人。1991年6月27日初诊。

结婚四载离异，遂借酒消愁，渐烦躁目胀，颜面生火，溲赤涩痛，偶夹丝状白物，会阴睾丸坠胀掣痛，半月前淋雨，症益甚。某院外科诊为急性前列腺炎，用青霉素、前列康未效，改八正散略缓，遂转笔者诊治。刻下：时欲太息，便艰寐难，寒热胁胀。舌偏红，苔黄腻满布，舌下静脉紫粗如蚓，脉弦。证属肝经郁火与湿热瘀血搏结为患。药用：玄参、朱茯神、六一散(布包)各30g，泽泻、当归、牡丹皮、车前子各15g，柴胡、黄芩、焦栀子、炒枳实、木通、龙胆草各10g，石菖蒲、苍术各7g。5剂症减，去龙胆草、木通，加瞿麦、生蒲黄(布包)各15g。又5剂，仅睾丸、会阴痛坠未除，弃苦寒通利之品，加川楝子、延胡索、橘核、赤芍，继服10剂痛止，检查腺体、腺液均已正常。

按：患者初用抗生素、八正散等，但效不显，故改投清泄肝经湿热首选之剂的龙胆泻肝汤。《医学启源》曰：玄参"治心中懊憹，烦而不能眠……血滞，小便不利"，故取其易生地(恐更助太息)，加石菖蒲、苍术、枳实芳化湿浊，且防苦寒药败胃也。

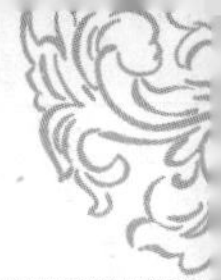

案2　疏泄乙木气机案

王某,55岁,工人。1991年10月7日初诊。

患者因急怒不已,小溲突闭,胀满益加,虽导尿排出,却又复难解。数次导尿后,尿如浓茶,淋沥涩痛,尿后滴白黏液,且腰骶酸胀,少腹下坠,牵及阴囊会阴。肛检前列腺饱满触痛,中等硬度,前列腺液化验:脓细胞散在成小堆,卵磷脂小体消失。诊为前列腺炎,予抗生素、前列康等而未效,改求余治。

刻诊:伴嗳呃纳呆,烦躁胁胀,舌红苔薄黄,脉弦。证属肝气失畅,且化火上逆。予自拟方疏肝调气,宣肺运脾:茯苓、牡丹皮、赤芍、香附、延胡索各15g,柴胡、枳壳、郁金、当归、川楝子、旋覆梗各10g,焦栀子、白术、薄荷、石菖蒲各7g。5剂后他症皆减,但溲仍不畅,去旋覆梗、牡丹皮、薄荷,加萆薢15g,炒知母、炒黄柏各7g,肉桂3g(研冲)。又5剂后溲涩痛显减而睾坠复甚,去郁金、赤芍、川楝子,加山药、玄参、荔枝核各30g。5剂后肿胀大瘥。上方出入10剂而渐臻康泰。

按:此例颇似肝郁气滞型癃闭,教材多常用沉香散,然沉香价昂,且全方理气之药力量欠足,故改投丹栀逍遥散合自拟复方四逆散化裁(四逆散加郁金、白术、香附、当归、延胡索、川楝子、旋覆梗、石菖蒲共奏疏肝化浊、利尿定痛之效。柴胡、薄荷相合又可宣肺以"提壶揭盖"。但药后溲仍欠畅,遂仿余听鸿用疏肝理气药浓煎送服通关丸治愈李妇郁怒伤肝癃闭案,加入通关丸(知母、黄柏、肉桂)及萆薢而效。荔枝核最擅理厥阴滞气,故用其佐柴胡及诸补益药消除了会阴睾丸之坠胀。

案3　温化厥阴寒瘀案

胡某,45岁,干部。1994年1月31日初诊。

患者5年来饮酒过量,渐感神疲口苦,腹坠溲黄,淋涩欠畅,尿后偶带白物,检前列腺液:卵磷脂小体(+),红细胞、白细胞各(++),诊为前列腺炎。笔者据舌红苔黄、酗酒史等,投大剂清解化湿药合通关丸,5剂后,坠胀益甚,气短懒言,脉沉弱,舌下静脉紫粗如蚓,细询知去岁冬天去东北讨债,感寒太过后发剧。故改投生黄芪、山药、葛根、薏苡仁各30g,王不留行、熟地黄、怀牛膝、当归身各15g,柴胡、延胡索、炒知母、炒黄柏、桃仁

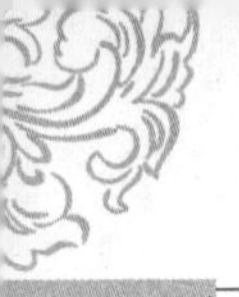

各10g，肉桂5g(研冲)。5剂后如石投水，其又转赴某院激光治疗尚安。寒露后暴冷病复剧，10月13日再次请余治疗，告日暮症重，腰骶酸冷，热敷稍舒，少腹似有石下压，溲微涩痛，但不灼热。舌淡紫，舌下静脉如前，脉沉缓。始悟系寒湿夹瘀客于厥阴。改予山药、荔枝核各30g，附子(先煎)、生黄芪、当归、白芍、延胡索、莪术各15g，鹿角片、炮穿山甲(研吞)、乌药、柴胡、杜仲各10g，肉桂(研冲)7g。服5剂颇安。遂以该方损益，曾用细辛、干姜、巴戟天、淫羊藿等辛热温壮之品，冬至后又加红参10g，服药14周，每周5剂，诸恙悉平。

按：此案初诊过用清化，复诊虽加温化之品，但仍用了知母、黄柏、怀牛膝，故又罔效。三诊放胆用附子、肉桂合鹿角片(《神农本草经疏》云其“咸能入血软坚，温能通行散邪……咸温入肾补肝，故主腰脊痛”。)、炮穿山甲(张锡纯谓其“味淡性平，气腥而窜……凡血凝血聚之病，皆能开之”。)及大剂温化厥阴寒凝之品，冬至后连投红参以益气化瘀，顽疾方渐臻坦途。此案服附子近千克，红参150g，鹿角片、炮穿山甲各700g。可见慢性病当有方有守，切忌频频更张改弦。

案4　壮水以制阳光案

吴某，63岁，干部。1993年3月27日初诊。

患者1年前排尿淋涩，小腹隐痛下坠，偶有血精，阳痿亦甚，B超示前列腺Ⅰ度肿大，前列腺液红细胞、白细胞各(++)，卵磷脂小体(+)，被诊为慢性前列腺炎伴肥大，迭用中西药，时缓时剧。笔者诊察其舌淡紫，苔少黄干，脉细数。证属肝肾阴血不足，虚阳挟湿瘀上越下泄为害。宜“壮水之主，以制阳光”，佐利尿凉血：北沙参、生地黄、白茅根各30g，朱茯神、麦冬、牡丹皮、茜草各15g，枸杞子、当归、泽泻、川楝子各10g，焦栀子、青皮、生甘草梢各7g。5剂症减，又5剂颇安，唯少腹胀坠如旧。去生地黄、麦冬、泽泻、枸杞子、栀子、青皮，加生白芍、山药、玄参各30g，柴胡、黄芩、香附各10g，服10剂大愈。去白茅根、茜草，加炮穿山甲、琥珀各10g。10剂，为末，以鲜益母草250g，浓煎，泛丸，空心淡盐汤送下，每日4次，每次10g。丸尽复查，前列腺液正常，腺体亦平伏。

按：“壮水之主，以制阳光”，原为治肾阴亏损，龙火上亢的大法。但因

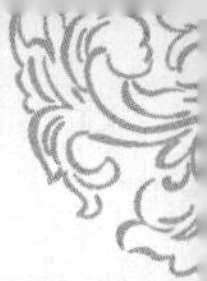

“精血同源，乙癸同源，肝肾同源”，故清代魏玉璜创一贯煎，专治“肝肾阴虚，津液枯涸，血燥气滞，变生诸证者”。此法实可看作是对“壮水以制阳光”一法的变用。笔者以此方合六味地黄丸中三泻之品，清泄肝肾之火且利尿，合栀子、茜草、白茅根、甘草清利凉血，青皮合川楝子疏肝而渐瘥。末诊以益母草煎浓汁泛丸，以使药力直达下焦而不过峻也。

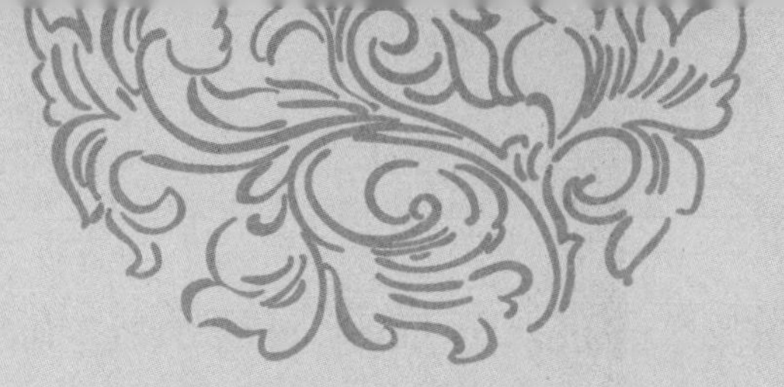

亦中亦西话尿石

中西医结合是中华人民共和国成立后制定的卫生工作的四大方针之一，当代很多医学家为此方针的实现付出了极大的努力。由于种种原因，各科研究的进展不尽相同。由于对泌尿系统结石的研究近年来相对较迅速，取得的成绩亦颇为丰硕，故笔者不揣浅陋，就此问题略陈管见，欠当之处，明哲指正。

泌尿系统结石又称尿路结石或尿石症，是肾结石、输尿管结石、膀胱结石与尿道结石的总称，通常分为上尿路（肾、输尿管）结石和下尿路（膀胱、尿道）结石。流行病学调查显示结石病发病率与气候寒热、饮用水含钙量、生活习惯等有一定关联性。此外，因随生活条件改善，动物性食物摄入量增加，尿酸盐结晶形成的结石或结晶也相应增加。各类结石中，上尿路结石治疗难度大于下尿路结石。

一、中西医对尿结石的诊断

考中医对结石的描述，《金匮要略·消渴小便不利淋病脉证并治第十三》载："淋之为病，小便如粟状，小腹弦急，痛引脐中。"此处的"淋之为病"，即包括了由石淋、血淋、膏淋、气淋及劳淋五种淋证所导致小便性状改变的一类疾病，其均有小腹拘急胀满，甚至向上牵引至肚脐的症状，而"小便如粟状（有如碎米样砂石）"，又明确指出了石淋与其他四淋的不同。同时期托名华佗所著的《中藏经》作者，不仅也观察到"小便中下如砂石"，还将其发病归结为"虚伤真气，邪热渐深，结聚成砂"。故简言之，中医强调如小便中排出沙石，并伴尿道窘迫疼痛，少腹拘急，甚至向外生

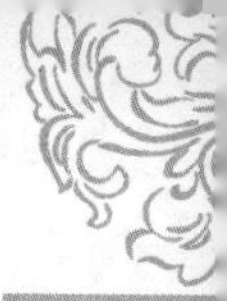

殖器、大腿内侧或睾丸牵拉放射，基本可确诊为尿路结石，后更将同时伴腰痛、尿血者作为确诊此病的标准。总之，中医是以症状作诊断基础和依据的，如无症状诊断便难成立。限于时代局限性，无法检查，故重症状，轻检查，是中医诊断该病的不足。

西医除以症状作诊断依据外，更重视利用现代检查手段来帮助确诊，如用X线显像来进行静脉肾盂造影、逆行肾盂造影、膀胱空气造影及用B超诊断结石、用膀胱镜直观检查协助诊断等。尤其是近年来的泌尿系统CT三维成像技术，对尿石的诊断则更全面，可在无症状情况下，准确判断出结石的部位、多少、形状、大小，有无活动、嵌顿、梗阻等诸多情况，还可通过化验来判断有无感染、出血和肾功能损害及其程度等。既重症状，更重检查，这是西医诊断的优势和长处。即使在医疗条件较差的地区，上述检查一时难以做到，由于西医熟悉解剖，还是可从患者疼痛的部位与性状（如偏肾区呈钝性痛，或胀痛为肾结石；在两侧少腹部呈剧烈绞痛为输尿管结石；在小腹膀胱部连及会阴呈坠痛，且会阴部明显不适，多为膀胱结石），将其与其他的急腹症进行鉴别，可对病情作出基本正确的判断，有利于迅速地进行抢救性治疗。

由于肾结石易致肾积水，损害肾功能，甚至引起尿毒症。中医对肾积水很难明确诊断，而西医则可通过尿路造影较清晰地显示出积水的范围、程度及其原因（虽结石导致的梗阻，是肾积水形成的最常见原因，但输尿管瘢痕、三段生理狭窄处嵌顿、肿瘤等，亦可致积水，须认真鉴别），近20年更多采用便捷高效的B超检查加碎石治疗，但在患者碎石后未必能立即完全排出，此时建议继续药物促排。部分患者却因停药过早致肾积水，因此仍需定期复查，则可避免因积水导致肾衰的悲剧（首届国医大师张琪的高足徐大基博士，在所著《中西医结合肾脏病咨询手册》中就实录了这类案例）。有研究资料表明，结石长期刺激黏膜，还可能引发鳞状上皮癌，如肾盂癌、膀胱癌等，对这些癌症的早期诊断，西医也胜过了中医。

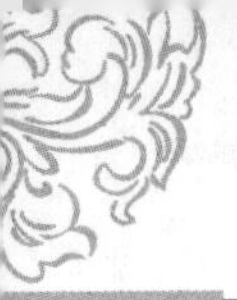

二、中西医对尿结石成因的认识

中医认为尿结石成因主要是下焦湿热蕴积，熬炼尿液，尿液经浓缩，其中的杂质即结成砂石，然限于条件，未能对结石的构成作进一步分析。而西医认为，结石患者近半可检查出原发病（甚至包括肾髓质内的集合管呈梭形或囊状扩张的先天性疾病——髓质海绵肾所致的上尿路结石），故对结石的成因，不仅认为与尿内的晶体浓度升高有关（这点与中医相似），且与尿液或尿路的理化因素发生改变亦有关。西医通过红外光谱结石分析仪检验，认为超过90%的结石为含钙结石（草酸钙最多），其余为尿酸或其他结石。还进一步指出：晶体浓度升高的原因，与体内甲状旁腺功能亢进等病理变化致尿血钙升高有关。另如摄入含丰富草酸盐的食物（如芦笋、西红柿、菠菜、土豆、甘蓝、甜茶、草莓、葡萄、花生、咖啡、可乐、红茶）、过甜、过咸之品及维生素C、维生素D等，均易致草酸结石；而嗜食肉类易致尿酸结石；石灰岩地区居民长期饮用硬水易生钙性结石。另发生肠道病时，过量的细菌可将甘氨酸分解为草酸，加大了患草酸结石的几率。

西医经过长期的观察研究后，总结出尿路结石形成的原因主要为四方面：一为感染因素，如泌尿系统存尿过久；二为遗传因素，泌尿系统的先天发育即有异常，多囊肾多数同时伴尿石症，及其他须手术治疗的泌尿系统的先天性疾病；三为环境因素，指长期生活在易形成硬水的喀斯特地区，如云贵高原；四为不良生活习惯，如活动过少（尤其是久坐），喜欢憋尿，饮水过少，或每以饮料代水（如可乐），或长期大量喝啤酒（含高嘌呤，易生嘌呤结石，即尿酸类结石），或睡前喝牛奶（尿石多在夜间增长，而动物蛋白含钙、磷高，故生碱性的尿石或使碱性尿石迅速增长）以及前述的喜吃含草酸盐食物及过咸、过甜饮食习惯等。除上述四方面外，西医还认为超重过多之人生尿石症的几率较大，其中伴有高血压则倾向生草酸钙结石，合并有高尿酸或高钙尿（多见于过量补钙的人）者及胰岛素抵抗者易生尿酸结石。这些研究成果不仅对结石形成有较好预防作用，对性状

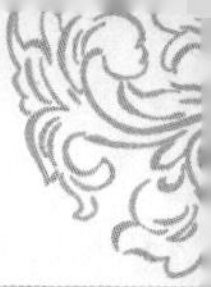

不同的尿石，在治疗上则更有针对性。另，西医认为女性尿道宽而短，没有男性的数个狭窄处，即使有石亦易排出。且女性雌激素的分泌远多于男性，对尿石的生成有一定的拮抗作用。这也较好地解释了男性尿石症患者为何远多于女性。

三、中西医对尿石症的治疗

由于尿路结石发作常会导致疼痛、尿血、感染及后期的梗阻（即肾积水），甚至引起肾衰竭，故不论中医或西医，均遵《内经》“急则治其标”之旨，将排石止痛（因剧痛可致休克）作为治疗的第一目的。但中西医在治疗中采取的措施，则又因时代的不同而有较大差别。

1. 西医的治疗

大约50年前在笔者学医的年代，泌尿系结石的手术临床常见，尤其是当结石较大（通常直径大于1cm），嵌顿于男性输尿管的上部狭窄处，西医用解痉剂或强力镇痛剂均难以消除患者的绞窄性疼痛时，在体质允许情况下，大多选择手术（现已由过去单一的有创手术，发展为输尿管镜碎石或经皮肾镜取石术、输尿管软镜取石术等微创手术方法）。尤其在20世纪80年代，西医研制出体外冲击波碎石机。它利用冲击波的折射、反射原理，使能量聚焦于结石并将其粉碎成直径 <2mm 的碎石而排出。因其可较好地解决创伤性手术损伤率较大、复发率较高（复旦大学附属华山医院统计10年复发率可达30%）、一次性所需费用较多、患者对手术有恐惧感等诸多问题，故体外冲击波碎石机成为越来越多患者的首选。但使用该法普遍存在“盲区”与“石街”两大难题，且对某些形状（如鹿角形）结石又必须分次碎石（两次碎石间隔时间应 >1 周），加之如果患者肾盂、输尿管连接部狭窄，有全身出血性疾病、严重心血管疾病，远程输尿管有器质性梗阻、石碎后难以排出或患侧肾无功能不能产生足够尿液排石，以及妇女处于妊娠期等，使用此法均存在较大风险，故中医治疗尿石症仍有较多应用场景。

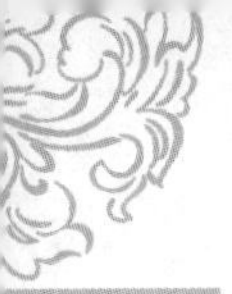

2. 中医的治疗

隋代巢元方《诸病源候论》曰："诸淋者，由肾虚而膀胱热故也。"可知尿路结石皆以下焦湿热为根本病机，或夹气滞（因湿停则气滞）、或夹血瘀（因气滞则血涩致瘀），故诸多医家治该病不外利尿排石法[1]、行气排石法[2]与活血排石法[3]。疼痛明显下移，结石已由肾坠落输尿管，且体质颇为健壮者，又可增入攻下排石法[4]。另《丹溪心法》虽言淋证"气得补而愈胀，血得补而愈涩，热得补而愈盛"，此皆指实热证。若素体虚弱或久用清通致气阴双戕，又当在上述诸排石方中佐以大剂补药，既可助排石之力，又能防因排石方药导致的正气衰竭。正如吾师朱良春强调：泌尿系统结石的治疗方法较多，但总不能离开整体治疗原则，因此既要抓住石淋为下焦湿热蕴结，气滞血瘀；又要注重湿热久留，每致耗伤肾阴或肾阳。故新病应清利湿热，通淋化石；久病则当补肾或攻补兼施，以利抓住肾虚气化无力，水液代谢失常，杂质日渐沉积形成尿石的病机用药。（见邱志济等《朱良春杂病廉验特色发挥》）可谓提纲挈领。

虽古今中医认为尿石的病机系本虚标实，但患者求治时多属标实为主阶段，故必须按活动期紧急处置，以止痛排石为主。而在没有明显症状的平时，也就是尿石处于静止期，则当以辨证论治为要了。首届国医大师郭子光曾提出"尿石当分阴阳，结石在肾者为在脏，属阴；结石在尿路或膀胱者为在腑，属阳。属阴者当温肾阳，属阳者当利湿热。结合因脏气结滞者，先通大便……结石不去者，当行气化瘀"的治法［《治疗泌尿系结

---

1 利尿排石法：即用性偏寒凉、滑利的利水渗湿药来清利下焦湿热，故亦称清利通淋排石法。

2 行气排石法：亦称降气疏通排石法，即用疏降下焦气机的乌药、降香、三棱、莪术等配伍排石药。因尿石虽多为下焦湿热所成，但中医有"宜降气不宜降火"之说，通过降气加强下焦脏器蠕动，以促尿石下移外排。

3 活血排石法：亦可称化瘀软坚排石法，因软坚药大多有活血作用，而较硬之结石，非软坚又难以化散。

4 攻下排石法：通过用促排大便之药加强肠道平滑肌的蠕动，带动与其解剖位置邻近的泌尿系平滑肌的蠕动，尿石下移遂快。

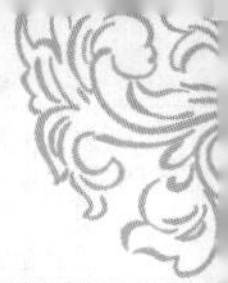

石的几点经验》,成都中医学院学报,1994,17(1)]。笔者认为很有参考价值,读者当注意之。而补益药的应用虽以补肾药(以补肾气为最多,亦可辨证予以补肾阴或肾阳)为主,但气馁消瘦、无力运气驱石者,又当辅以大剂参、芪等峻补脾气。

1 500多年来,随着孙思邈《备急千金要方》收入53首治淋方(治石淋方占近半)至今,医家据其所载诸法所创的治尿石症名方不下万千,笔者认为朱良春自拟的通淋化石汤最见巧思,简介于下:金钱草60g、鸡内金10g、海金沙12g、石见穿30g、石韦15g、冬葵子12g、两头尖9g(现用醋香附10~15g),芒硝6g、六一散10g,水煎服,药物以清利为主,佐以温阳。方取鸡内金、金钱草为对,一以化石,一以排石。张锡纯谓"鸡内金,鸡之脾胃也,中有瓷、石、铜、铁皆能化之,其善化瘀积可知",临床证实重用鸡内金,确有化石之殊功。金钱草清热利尿、排石消肿、破积止血,大剂量使用,不仅对尿石的排出功效卓著,且可防止结石下移过程中导致的出血,又能消除结石引发的肾积水。海金沙、石见穿为对,海金沙甘、淡、寒,甘能补脾,淡能利窍,寒能清热,治尿石有殊效;石见穿苦、辛、平,既助鸡内金运脾,攻坚化石,亦助金钱草通淋排石。石韦、冬葵子为对,前者利水通淋,止血消瘀;后者甘寒滑利,通淋排石。乃取《古今录验》"石韦散"之意。又伍以辛苦咸寒之芒硝与利六腑之涩结的六一散为对,有泄热、润燥、软坚、化石之功。笔者经验:在大队清利通淋之品中酌情加入桂枝或肉桂温阳化气,温肾降气,可增加疗效,血尿加琥珀末、小蓟(或大蓟)为对,重者加苎麻根60g或白茅根100g,先煎代水。发热加柴胡、黄芩为对,尿检有脓细胞者加败酱草、土茯苓为对,此两组对药可很好地解决尿石症所并发的尿路感染症状。剧痛者加延胡索20g、地龙12g为对。笔者学而用之,亦每获彰彰之效。

我省省级名老中医李传方,20世纪50年代即系统学习西医并临证多年,1959年又进入安徽中医学院学习六年中医,后在皖南医学院附属弋矶山医院工作至今,对中西医结合治尿石症积验甚丰,曾总结四大排石法,简述如下:

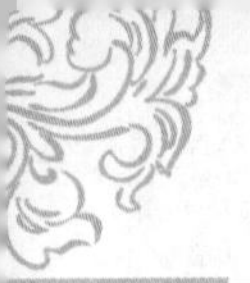

1. 清利通淋排石法

金钱草50~100g，瞿麦、川牛膝、滑石（包）、冬葵子各30g，琥珀粉6~10g（吞）。方取金钱草酸化尿液而溶石，并可通过利尿而排石；瞿麦可影响肾容积，利尿止血；川牛膝扩张输尿管，加快其蠕动，促使排石；滑石利尿滑窍，冬葵子富含脂肪油，滑利通淋；琥珀含树脂、挥发油，可通淋止血，且后三药可保护输尿管内壁，防止排石过程中的出血。此法对尿石较小，位置偏低，形状规则，有下移性绞痛且伴明显下焦湿热症状者最为合适。

2. 行气疏通排石法

金钱草50~100g，香附、乌药、川牛膝各30g，三棱、莪术各15g，琥珀粉6~10g（分吞）。方取香附促使输尿管作节律性蠕动，解除痉挛，可抗感染，提高痛阈，减轻内脏或外周疼痛，且含雌激素，能直接杀菌并抑制尿石的形成、增大；它与乌药、三棱、莪术相伍，可相互激发出极大的行气疏通作用，增强肾盂正向内压力，促使输尿管蠕动，松弛平滑肌，扩大输尿管腔，利石下排。另，中医认为气滞既是尿石之因，又是形成尿石之病理，故气若行则湿自化，而湿去则热必孤，既利排石又防石生也。此法对尿石较大、位置偏高、形状不规则或粗糙，甚至嵌顿积水者效佳。

3. 活（血）化（瘀）软坚排石法

金钱草50~100g，川牛膝、川芎各30g，皂角刺、王不留行各20g，炮穿山甲（研末）、琥珀（研末）、制乳香、没药各10g。方中川芎既有很强的镇静作用，还可助脏器平滑肌的舒张，且可抗菌；王不留行含多种皂苷，可直接溶石；皂角刺配炮穿山甲为传统磨硬溃坚的最佳药对；乳香、没药护膜生肌，消减结石下移对组织的损伤；琥珀还可阻断神经节传导以缓痛。本法对解除脏器痉挛，改善微循环，促进炎症吸收（大量实验证明，炎症反应即为瘀血表现），降低毛细血管通透性以减少出血（有近贤指出，止血的最根本方法即为化瘀，尿石所致的出血乃离经之血，《血证论》认为“离经之血为瘀血”，且软坚溶缩尿石颇佳，对消减肾绞痛亦妙，故已被越来越多的医家所青睐。此法对结石较大、粗糙、不规则或与器官粘连难排，局部固定痛明显，有血尿或排尿突断，舌偏紫，舌下静脉粗紫如蚓最为适用。

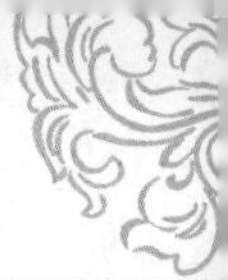

4. 益气补肾(或健脾)排石法

益气补肾排石法:黄芪30~60g,白芍、川牛膝、乌药、淫羊藿各30g,白术、蛇床子、补骨脂、冬葵子各15g,金钱草50~100g。

益气健脾排石法:党参、黄芪各30~40g,白术、黄精各15g,乌药、瞿麦、冬葵子各15~30g,王不留行30g,金钱草50~100g。

上两方取大剂补药以扶正气,增加正向内压力,促使输尿管蠕动以助排石,且益气药还可增加肾盂及输尿管紧张性,纠正低钾(会出现周期性麻痹)及代谢功能的低下,更可通过促进食欲,以提高对疼痛或尿血的耐受力。药理研究还证实,蛇床子含较多雌激素,可抑制结石形成。白芍含脂肪油、树脂、鞣质等,可保护泌尿系脏器的黏膜,其解痉、抗菌作用,既利止痛,又可防排石过程中引发的感染。对粗大结石,位置又偏高,久治效缓或发生嵌顿、积水、绞刺痛,或放射性剧痛、尿血量多,并伴明显脾、肾虚症状者最宜。

上四法系李师60余年中西医结合临证中的经验结晶,药简量大效捷。但他还一再告诫:尿石症因、机复杂,病程又长,上四法有时可视病情合用之,还可结合升降气机法(取升麻、桔梗之升配牛膝、枳实之降)、提壶揭盖法(取麻黄、浮萍、薄荷、木贼草等宣发肺气)、宣化膀胱法(用乌药、菖蒲、小茴香、官桂、橘核、荔枝核等宣化膀胱浊气,收"气化则能出矣"的利尿作用)、温通行气法(以高良姜、肉桂、木香、吴茱萸、当归、川芎等,促进腹腔内气血运行,力助排石)等共躜成功。若效仍欠佳,可肌注20mg黄体酮,日2次,松弛尿路平滑肌,扩张输尿管,缓解肾及输尿管绞痛,拮抗醛固酮,产生利尿反应而利石排出也。他强调指出,中西药若能同用,既无不良反应,更可相得益彰。因犬子跟随其侍诊抄方一年余,见尿石症患者按照其办法治疗,确实效果颇佳。故特介绍让道友们试用。

另,对平时没有明显症状,又不愿立即治疗者,若能较长期服用验方或中草药,有时可取得较好的化石之效。如黑龙江中医大学马骥教授以琥珀30g,硼砂20g,海金沙、芒硝各100g,共末的化石散(日服3次,每次5g)(《当代名医证治汇粹》)。山东中医药大学周凤梧教授以蒸胡桃仁500g(轧细)、炙鸡内金250g(研粉)、蜂蜜500g组成的内金胡桃膏(先熬开

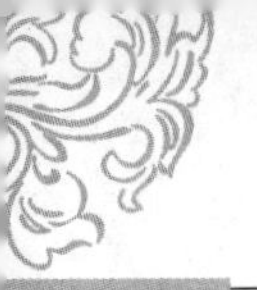

蜂蜜，兑入二药之粉，搅匀为膏，每次一茶匙，日 3 次）（见《中国现代名中医医案精华》第一集）。上两方除可能致便略溏外，无其他不良反应，不妨一试。

鉴于教材与一般常见中药书中所收治尿石症的专药欠多，故再介绍一些治尿石之药供道友用之。①鱼脑石：为石首鱼科大黄鱼或小黄鱼头骨中的耳石，又名黄鱼脑石或鱼首石。咸平。近代肾病大家邹云翔、首届国医大师李玉奇等均喜用其治尿石；贵州省级名中医李彦师在所拟近代排石汤（仅 6 味药）中亦用之。②威灵仙：考《开宝本草》将威灵仙又称作“能消”。因其煎液可软化卡咽之鱼刺，故被不少名家移治尿石。如近代甘肃名中医于己百、首届国医大师张琪、首届全国名中医徐福松，均有用此药的佳案。③王不留行：乃石竹科植物麦蓝菜的种子，笔者查询历代本草未有发现治疗结石证记载，但古人认为其性走而不守，并治“难产逆生，胎死腹中”（《普济方》胜金散），又能下乳，治“奶汁绝少”（《卫生宝鉴》涌泉散），得出“其性甚急，下行而不上行”的结论（《本草新编》），使当代医家举一反三地借用其治尿石症，如首届国医大师张镜人（《中国百年百名中医临床家丛书》）、周仲瑛（《国医大师专科专病用方经验——肾系病分册》）及治肾名家叶景华（《叶景华医技精选》），均有以此药治尿石的佳案。药理证实，其含多种皂苷，水煎剂有较强的滑利通行作用，故不仅可直接溶石且能促使输尿管蠕动，并保护其内膜不被下移之尿石损伤。近代更有针灸师将其用作耳穴埋药，粘贴于腰、肾、肾上腺、输尿管、膀胱、神门、交感等耳穴上（两耳交替），每天按压 3 次，每次 10 分钟，治疗期间，多饮茶水，多做颠跳运动，对排石颇佳（何绍奇主编《现代中医内科学》）。上三药笔者治尿石亦喜用之，确有良效。另有湖南名中医刘炳凡，治尿石极喜用桃胶[1]，取其“滑可去着”，能减少尿石下排引起局部摩擦导致的疼痛。在《中国百年百名中医临床家丛书·刘炳凡》中，收录了多例他以桃胶 30g 蒸兑配他药，送服 3~5g 火硝（所含主要成分为硝酸钾，与主含硫酸

1　桃胶：乃桃树皮中分泌出来的树脂，甘苦平，无毒。《唐本草》言：“主下石淋、破血。”

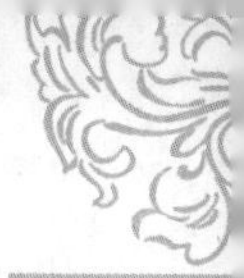

钠的芒硝，虽主要成分不同，但均可通过泻下促进肠蠕动，导致输尿管蠕动亦随着加快而有利结石外排）所组成的胶囊，治愈尿石之案。还有些药如鳖甲，原为最早治石淋的药，《肘后备急方》作单方收入，后《备急千金要方》《本草纲目》亦载入，但今人用治尿石者鲜矣！根据其有软坚活血之效，对阴虚结石窃以为仍可用也。如能从浩瀚的古代医籍中拨沙觅金，或可使治尿石效果更上层楼。

西医根据尿石的性状将其分为尿酸盐结石、碳酸盐结石、胱氨酸结石（多光滑、易排出）及草酸盐结石、磷酸盐结石（多粗糙，甚至成鹿角或珊瑚状，难排出）。认为肾结石又分肾实质结石（有上极和下极之异）与肾盂结石（又有上盏、中盏及下盏之别），均较输尿管结石和膀胱结石难排，常根据结石性质、所在位置并结合患者性别（指出女性所患结石在部位、大小、性质与男性相似情况下，排石概率大于男性）来用药：①口服α受体阻滞剂或钙离子拮抗剂，可松弛输尿管下段平滑肌而利排石；②口服双氯芬酸钠栓能减轻输尿管水肿，可利排石并缓排石之痛；③对尿酸或胱氨酸结石，可服别嘌呤醇、枸橼酸氢钾钠碱化尿液（王于勇，《健康指南》2013年9月）。另，上海中医药大学附属龙华医院博士生导师陈以平指出，还可用转化胱氨酸为半胱氨酸的药物，如D-青霉胺、α-巯基丙酰甘氨酸等，适量维生素C也有作用。他如黄体酮与一些止痛镇静药亦经常用之。

由于现代研究认为，活血化瘀药对结石引起的局部水肿、炎症、粘连，有抑制和松解作用，并能促使输尿管增加蠕动，均能有利于尿石的下移与排出。[《中西医结合杂志》1983，3（6）]，故有中西医结合者用川牛膝、王不留行活血化瘀，配金钱草、海金沙、滑石利水排石的同时，另用黄体酮注射液20mg，在尿石同侧的承山穴进行局部封闭注射，隔日1次，配合大量饮水及颠跳运动等，治疗10例输尿管结石全部成功（经B超摄片证实，尿石消失），用药最长者仅7天，且排石过程中没有出现剧烈疼痛。医者认为与黄体酮可较好地扩展输尿管平滑肌，顺利促石下行亦有一定关系（见胡剑北、李济仁主编《临床治疗学研究与应用集成》）。另有医者重用有活血通经、利湿祛风的穿破石及黄芪合金钱草、海金沙、鸡内金等通淋排石药，治62例结石横径小于1cm的泌尿系结石（其中肾结石12例，

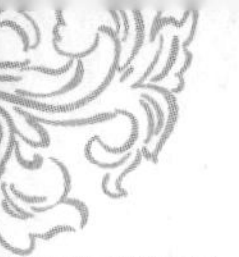

输尿管结石30例，膀胱结石20例)，服药前半小时服阿托品2片，氢氯噻嗪2片，甲巯咪唑3片，经治一个疗程(25天)症状消失，摄X线示尿石消失为痊愈；经治两个疗程，X线摄片尿石影缩小或下移，症状减轻者为有效。总有效率达96.7%，排石最快为6天，排出最大石为0.5cm×1cm(见《临床治疗学研究与应用集成》)。胡朝阳等用自拟的溶石排石汤(含大黄等活血药)内服，结合肌注黄体酮、山莨菪碱、呋塞米等，治尿石症38例，获得约89.4%的总有效率。陈以平在所著的《肾病的辨证与辨病治疗》中，亦详细介绍了她以桃仁、虎杖各30g，川芎、当归、赤芍、莪术各15g，大黄12g，炮穿山甲、红花各10g等活血药配黄芪、熟地、金钱草、鸡内金、蝉花等，结合氯沙坦钾片、百令胶囊，仅两个月，就使两次行右输尿管、左肾取石手术后，左输尿管又因结石致梗阻，再次手术取石的患者的尿石明显缩小，肾功能明显好转(血肌酐、尿素氮、血尿酸分别由168μmol/L、11.9mmol/L、527μmol/L分别下降为138μmol/L、6.7mmol/L、428μmol/L)且左侧肾盂积水由46mm×34mm消减为12mm×12mm，结果显示中西医结合治尿石症较纯用中药或西药效果明显提高。

在中西医结合治尿石症的研究队伍中，遵义医学院早在20世纪70年代即取得骄人成绩。该院急腹症研究小组创造性地提出了治尿石症的总攻疗法(即在较短时间内，相对而有机地集中若干个中西医治疗措施，使其同时发挥治疗作用，达到提高排石的目的)，曾较快地提高了排石率。据该院一组对400例尿石症患者的统计，总攻法较纯用中药的排石效果，由31%提高至60%，而平均为38天的疗程也缩短至19.2天。后此疗法被很多医院采用并在实践中得以充实和提高。兹将遵义医学院总攻疗法方案(表1)列出，以供参酌。

此法的作用：①可冲洗尿石下移；②电针与中西药可增强输尿管蠕动以促排石；③利用中西药松弛输尿管平滑肌，促石下降，可结合颠跳运动，利石速排。然此法在应用中须注意：①结石应 <2cm×1cm；②泌尿系无畸形、狭窄及梗阻，结石与管壁无粘连、嵌顿；③患者肾功能尚好，并愿积极配合医生实施治疗方案；④连续总攻治疗，要防损伤正气，一般隔日1次，6~7次为1个疗程，治疗期间须服氯化钾，每次1g，每日3次；⑤体

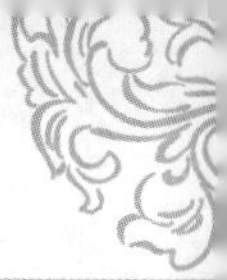

质差者，先采取中西医结合，改善全身症状后再予以此法（上海第一医学院华山医院中医科尿石组曾分别采用补肾法及分利法治尿石嵌顿引起肾积水，采用补肾法其肾排泄功能和尿石排出率均优于对照组。因补肾药均能鼓舞肾气，促进肾气好转，增强肾盂和输尿管蠕动，有利改善积水，促进排石）。

表1　输尿管结石总攻疗法方案

时间	处理方法
8:30	饮水 + 口服氢氯噻嗪
8:45	尿路排石汤二号 1 剂
9:00	饮水
9:30	饮水 + 肌肉注射阿托品与呋塞米
9:35	电针双侧三阴交，留针 25 分钟，期间渐进加强刺激
10:00	起床做颠跳运动（注意下盏或下极部结石需倒立）

随着医学的发展，不少医家又创用更为简便之法，或可直接止痛排石，或可辅助药物止痛排石。

（1）针灸。首届国医大师贺普仁采用针刺中封、蠡沟，用“龙虎交战法”，先补阳 4 次，后泻阴 6 次，使之得气，欲跃先退，欲泻先补，优于平补平泻，收“针下痛止”之效（何绍奇主编《现代中医内科学》）。陈以平主张：肾或输尿管上段结石绞痛可直刺志室，泻法，强刺激；对输尿管下段结石可向下斜刺关元，手法同上。

（2）现广州医科大学附属第三医院祁开平主任医师对小于 1.5cm 的尿石，采取手法攻石：①叩击法：用拳的小鱼际侧，轻轻叩打结石处之外在腰位，力度以不痛为度。②推摩法：患者直坐，医者沿其肾和输尿管外在腰位，用双手大鱼际沿脊柱旁用力自上而下推摩 20 分钟，每日 1 次。③按压法：医生或患者用双手轻按深压少腹部，慢进速回，每秒 1 次，每次操作 15 分钟。④指压穴位法：拇指用力按压膀胱俞、阴陵泉、中极、太溪四穴。上 4 法适用于尿石无绞痛、感染者，孕妇禁忌。高位结石采用①、

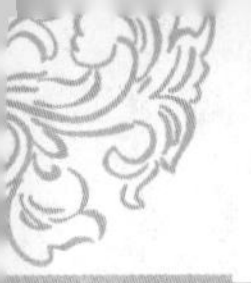

②、④法，低位尿石采用③、④法。（《当代名医证治汇粹》）

（3）鉴于钙盐形成尿石最多，而肾内钙化又是尿石生成的主要机制之一，故王世峰等倡每日以金钱草（30~60g），或乌梅、生核桃仁各 20~40g 长期泡饮代茶，可收溶石之效。（《亚洲医药》1998 年第 10 期）

（4）用电极板连接肾俞与膀胱俞（或水道），采用疏密波型，断续振动法，电流由弱至强，直到可耐受为度，每次数分钟，每日 1~2 次。或用 rc-3 型音频治疗仪，选用结石体表部位或绞痛部位的阿是穴，予局部音频治疗，每日 1~2 次，治尿石较大，或嵌顿于输尿管狭窄处，或伴输尿管扩张者，对肾积水尤好。

（5）跳跃颠动法（即运动疗法）：患者用单腿或双腿上下蹦跳，或双腿稍并拢，足尖不离地，人随足跟的提起与落地上下颠动，最好在服药后尽量不解小便的情况下进行，每日 2~3 次，每次 15 分钟。待小便控制不住时，用力排出，有时可将尿石冲出。

（6）体位疗法：患肾下极或下盏结石的病者，取头低臀高位或倒立位，配合拍打结石局部体表，每次半小时；中盏结石之患者，取患侧向上侧卧位，配合局部体表拍打，时间同上。体位疗法，在服药后 1 小时进行。

（7）在突发肾绞痛而又无法立即得到医治时，不妨先予自救：用热水袋或热水毛巾（水温以耐受为度）熨敷绞痛处，同时喝热茶数口，再用指甲掀压三阴交或持续有力地掀压阿是穴。

尾语

由于检查意识提高，肾病检出率上升，发病率也显著攀升，部分肾衰者病因可源于尿石症。退休后我常去宁国坐诊，经验发现该地区结石病高发可能与过量食用竹笋、啤酒有关。笔者学生王世峰在当地门诊也发现尿石患者是多发病。成年男女只要做过 B 超，近半会发现有尿石，但患者普遍存在认知误区，认为肾里一粒小石子，不疼不痒，顶多腰有点酸胀，无需服药，不禁令人扼腕叹息。《中华泌尿外科杂志》曾报道对深圳市 7 399 人做肾结石病因流行病学调查显示，中老年男性低文化水平是肾结

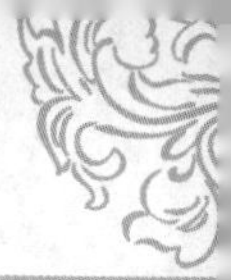

石发生的危险因素之一，故如何防治肾结石，不仅要求从事肾病工作的中西医进一步携手合作，以冀治尿石症的疗效更上层楼，同时应在尿石症高发地区的群众中宣讲该病的防范知识，力争以"食"攻石（如多吃芹菜、鲜藕、黄瓜、豆角、绿豆芽、黑木耳等高纤维蔬菜），同时控制动物蛋白摄入，既可防止肥胖，又可减少因高嘌呤食物的摄入导致尿酸性结石。每天饮水 2 000~2 500ml，最好多喝苏打水，以碱化尿液而融化酸性结石，不可以啤酒代水。笔者经验：某些地区饮用水矿物质含量较高，加之长期从事高空或野外作业的人、厨师、锅炉工、职业司机、外科医生等出汗多又难以及时充足饮水，导致尿液浓缩，容易发生结石症。推荐适度的饮水量以保持尿量充足及尿色清澈为佳，汗多尿少色深者须常作泌尿系统 B 超，以利于早发现微小结石结晶采取干预措施。

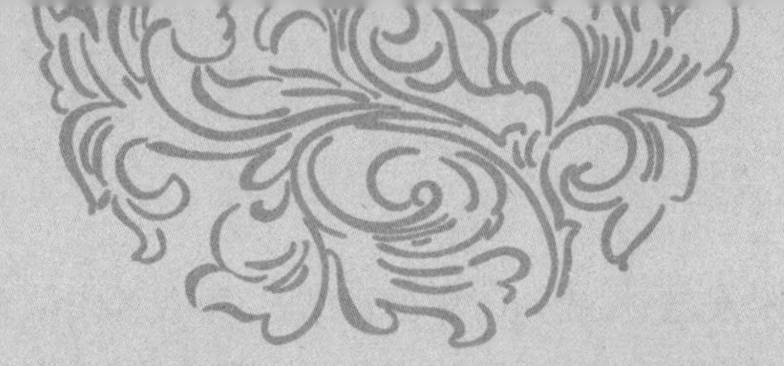

癫狂医话四则

一、细询病因，巧配开导，疏肝活化愈病

1983 年底，陈女小妹患精神分裂症，在沪断续服西药，时缓时甚，终未痊愈，经罗女（见后四）介绍，求询于余。患者乃七弟妹中最小者，因聪丽活泼，极受家人喜爱，父尤娇宠倍加，致其个性偏强。10 岁入选沪少年游泳队，12 岁被选拔将出国参赛。后因故未让出国，急怒之下，遂烦躁失眠。三年后患者下放到崇明农场，又受数位小青年恐吓，遂表情淡漠，少与人往来，常对墙独坐流泪，甚至无目的在场内乱跑，自言“游泳”“得金牌”“历史问题”等。被诊为青春型精神分裂症而遣返。住院治疗后稍缓，出院后长期服抗精神失常药，仍少语喜卧，懒散懈息，食饮需家人敦促再三，方进少许。一见其父，则怒斥不已。盛夏令年过半百之父在烈日下跑步，迫汗出如雨，气喘吁吁，几欲昏仆时，在多人劝阻下始让停止。有时独自大笑“我得冠军了”，并常反复从床、桌上以游泳入水姿势往下跳，如违其意，即吵嚷欲自尽，家人终日防范极严，深受其扰而又忧恐难言，欲送住院但拒去，只好长期叮嘱服以西药。余请将其妹搬来芜湖游玩。1984 年春节后，患者在其姐与姐夫强制下暂移居我市，余应邀而往诊。见其面色晦滞，口时流涎，动作迟钝，表情冷漠。勉诊其脉，弦细而滑，察舌淡紫，苔白黄浊。百问只说无病，并怀敌意说：“医生都是骗子，没有一个好人，你走，我不吃药。”余知若不了解详尽病情，则难对症用药。故向其姐细询其兴趣爱好。其姐告：“除游泳外，其最爱看小说，尤其是童话。”翌日我复去其家，不言其病，却和其姐大谈起《白雪公主》《卖火柴的小女孩》

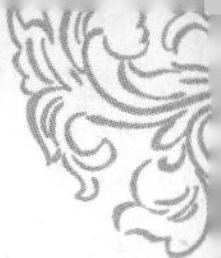

《皇帝的新装》等安徒生的童话，她十分注意地聆听，并不时插话“白雪公主是好人”“卖火柴的小女孩真可怜”，并大笑“那个皇帝是个大傻子”。于是我顺势开导她：“你也是个像白雪公主那样的大好人。”她十分高兴地点着头。我又说：“你生这个病，真像卖火柴的小女孩一样可怜。”她大叫：“我是被陈某某（指其父）害的，否则我可在国外得金牌，为国争光。”接着便伤心地大哭。我和其姐劝慰说：“你刚 30 出头，如愿意吃中药，将病治好，可去少年宫当游泳教练。若能结婚有了孩子，今后可培养当游泳运动员。”她立即止住哭，连说：“我吃药，我吃药。”我询其月经常三月两行，或五旬一至，量少色紫。经期乳胀颇甚，平时极喜太息，且纳饮虽少，形体却尚丰。知其情怀失畅过久，血运迟缓凝瘀，加之少动嗜卧，气滞脾虚，瘀遂化痰，痰瘀互阻包络，扰乱心神而病作矣。投逍遥散合自拟新制八白汤损益。服药颇适，后始终以疏肝、活血、化痰为法，辨证参以健脾、养心、利湿、祛暑等药，时用汤剂，时用粉散，时用丸药，半年后一切渐趋正常。返沪上，年内与上海电影制片厂一职工完婚，并经该厂照顾，安排做房产登记等较为轻松的工作。1986 年举一女，合家幸福。1995 年因下岗，病方复萌矣。

二、耐心观察，结合季节，芳化淡渗收功

郎溪县毕桥镇 18 岁陈某，曾住大队会计家。1970 年春，会计连同陈某一并被捕，勒令陈某交代“罪行”并检举会计。当晚陈某受吓外逃。天明，家人在镇边一户人家杂物房内找到昏睡的陈某，让他回家，他却高叫：“我无罪，不要逮我！”一会又喊：“我有罪，坦白交代！”力逾平时数倍，挣扎又逃远处，数壮汉协助绑其而归。路上仍叫“无罪”“有罪”等，且不知自己名姓及其他极简单之物、事。其父急延余诊治。余见其起病突然且脉症皆实，予程钟龄生铁落饮 3 剂，却如石投水；继进龙胆泻肝汤合大承气，虽解溏便数行，但烦躁稍平复甚；虑苦寒迭进化燥伤阴，易天王补心汤，反太息痰多；转用十味温胆，痰涎略少神志却仍异常；最后又改投柴胡龙牡汤，亦无效。家人见治疗月余而病未见改善，遂采用古时民间祝由疗

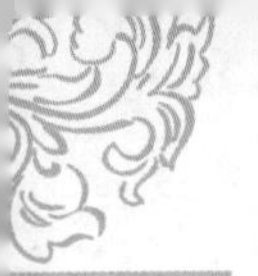

法，仍终日喃喃自语，神志时昧时清，成天卧床懒起，无法自理生活。甚至见其时而目闭，时而凝视，面无表情，推之不动，呼之不应，对一切刺激反应极少，遂筹款赴宁。后被南京某院精神科诊为紧张型精神分裂症，予电针强刺激疗法，月余渐缓。后患者因针刺部位瘙痒抓破感染，改换他法效又不显，且经济紧张而返回。因医院离其家很近，故有暇我即至其家，经多日观察，发觉其隔数分钟即小便，量少欠畅，色偏黄，并长吁短叹，以手抚胸，伴腿脸轻浮，舌胖大有齿痕，苔白水滑。时正值梅雨季，江南农村淫雨连绵，其所居平房，湿气极甚，故认定此期之病与暑湿有关。遂开大豆黄卷、冬瓜子、薏苡仁、茯苓、六一散各30g，佩兰、泽泻、生白术各15g，郁金、法半夏、大贝母、杏仁、厚朴花、石菖蒲各10g，白蔻（后下）、苍术各7g。3剂。家人欲秋凉后仍赴宁，原不想购药，却被我的坚持所感，且药价极廉，遂配3剂，强制其服下。未料病情就此出现转机，家人喜不自胜，敦促转方。后以此方进退，曾用过藿香、甘松、香橼、木香、陈皮、瓜蒌皮、百合等药，药尽50剂。患者除完全自理外，且能参加较轻农事矣。

三、“成竹”横梗，误虚为实，苦寒迭进症剧

1994年9月，我在皖南医学院一门诊部坐诊，有章某者，男，17岁，患精神分裂症两载，其姐偕其求治。告其饭量惊人，日食2斤许，喜食肥肉、辛辣，常一人外出，捡食他人弃物，家人无奈，遂锁于屋。若供食稍慢，则大声吵闹。视其形丰色晦，表情痴呆，目转欠灵，退缩不愿多言，舌胖苔白厚，脉沉滑，二便均少。因见其他求医购药者不断向自己投来异样目光，章某遂拽姐衣角，催其离去。我却自认为胸中已有成竹，肯定系阳明腑实之症：燥屎不去，必火化上逆，胃中热甚，焉能不消谷善饥？故不复详询，遂书大承气汤加代赭石、胆南星、大贝母、竹黄、黄连等。未预料服药一剂，腹泻数行，翌日进二剂，竟倾囊吐出，不再吵扰进食，反畏缩墙角，四肢发凉，气弱力乏，颤抖难立。其姐速告我，自知药不对症，乃细询病因。其姐告：因家境较贫，小章自幼病多，智力亦受影响，成绩差，小学留级两次，自卑较甚。6年级时，因怕考不取中学，弃学离家，找回后被长其十岁之

兄猛打一顿，后遂不愿和人接触，胆小畏缩，生活懒散，情感淡漠，思维贫乏，一年后益甚，且食欲亢进，食后即睡，形体虚肥，除外出觅食，从不上街。另畏寒亦剧，未届深秋，即欲穿棉。被西医诊为单纯型精神分裂症，但服西药未见显效。余结合初诊舌、脉，知非真实证，乃心、脾、肾虚也。前贤“中虚求食”之论，与此颇合。故改用上海周康主任所拟壮阳汤进退，予附片、干姜各7g，仙茅、淫羊藿、陈皮、巴戟天各10g，党参、黄芪、白术、白芍各15g，熟地黄、茯苓、制首乌各20g。药尽3剂，吐泻止，四肢温，能站立行走，后去仙茅、巴戟天，易姜南星、白芥子各10g，又5剂，神情渐振，食欲颇减，不畏熟人，并能交谈数句，回答不过于离奇。限于经济，未再治疗。

四、过于“夺食”，医嘱欠详，狂证衰竭而亡

罗女，58岁，1982年患精神分裂症，经予治愈。1998年10月，其夫回原籍（远地）探亲，因病未按时而归，其焦虑太过，常难安眠。复因与其小女婿怄气，急怒伤肝，病又大发。终日喋喋不休，谩骂不已，甚则外跑，彻夜少眠。其子女邀我往诊，见其目光灼灼，唇如涂朱，两额红赤，舌瘦紫，苔黄少津，按脉弦滑而劲。子女言其大便干少，但纳谷颇旺，力气逾常数倍。故认证为肝火引动胃火，逆上扰心。遂予大承气汤加礞石、煅磁石、青龙齿、柏子仁、酸枣仁、北沙参、夜交藤等，并按《内经》“夺其食则已”之言，嘱子女适当控制饮食，尤勿进辛辣之品。3日后复去其家，子女高兴告：药后腹泻数行，加之控制饮食，并配服安定2片，每日能睡七八个小时，现正睡着，我未敢打扰而返。谁知又过四日，其邻居告我，其夫昨日返回，见其昏睡沉沉，呼之少应，表情淡漠，冷汗阵出，疑病有变，即送医院抢救。后终因低血糖过久，衰竭不治。其夫告曰：“其子女听您说应控制饮食，遂不主动予食，加之被其久扰，多日亦未安卧，劳困不堪，见其神疲嗜睡，误认病已好转，他们亦稍事休息，忽略经常询视，致酿此祸端。”我闻之，亦深感愧疚，如当时医嘱能详尽一些，预告遇嗜睡应防休克，想不会遭如此惨变！为医者一言一行，均与患者性命攸关，能不慎乎！

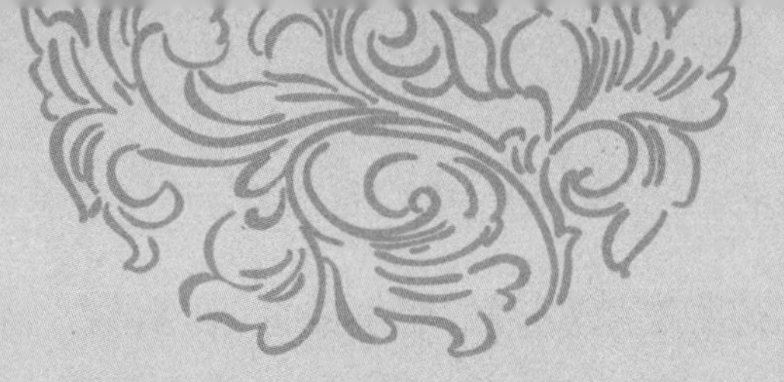

“高者抑之”运用管见

“高者抑之”出自《素问·至真要大论》，是针对向上冲逆之证所采用的一种治疗原则。一般多选取具有潜阳、降逆、泻下、渗湿、清热、收敛等功效的药物，也就是具有沉、降作用的药物（如金、石、贝介等质重之品，苦寒下泄的清解之味，纳肾敛肝的滋补药物及可降气平冲的植物性药物中的果实、种子及根、茎等）组合成方，遵“逆其病而治之”的原则，广泛治疗因肺气、胃气、肝气、肾气之逆冒，甚至化火上炎所导致的多种疾病。诸如咳喘、呕吐、呃逆、头痛、眩晕等以及外科（含皮肤科）、妇科、五官科的部分病变。该法在对中风、厥证、痛证、血证、热证五大急症的抢救治疗中，亦有着颇为实用的价值。前贤和今贤均留有不少运用该法的佳案。余不揣浅陋，略举临证案例数则，简介运用此法的体会。

一、湿热头汗，清胆和胃同行

汗证为临床常见病之一，常见自汗与盗汗；按汗的颜色分黄汗、红汗、绿汗、黑汗等；若按出汗的部位分，则又有全身汗与局部汗之异。在局部汗证中，头汗又最为多见。

案1　范男，40岁，2012年11月26日初诊。

患者自幼营养较佳，发育颇快，10岁即近90斤，但却时现“蒸笼头”。18岁工作后，又常与友赴宴酗酒，致稍动或嗜辛则头汗如雨，热气腾腾，而颈下却常干爽无汗，曾转请中西医数人诊治，均嫌效慢未坚持。伴晨起口干苦，却饮不多，每天少于500ml，溲偏黄。从1999年起胃脘常胀，嗳逆，入冬加甚，某院诊为胃溃疡，用胶体果胶铋与雷米替丁，便转黑却效不显。2003年春节后进肉食过多，喝了一大杯滚茶，致大量呕血并昏迷，抢救过程中，被检查出幽门螺旋杆菌(++)，改用克拉霉素加奥美拉唑，10天后出院尚好。却又患日光性皮炎，一皮肤科专家予雷公藤制剂，致头汗又甚，嗳逆胃胀，遂请笔者诊治。察舌淡紫，齿印偏多，苔根黄浊，脉缓大，轻度脂肪肝。症虽复杂，却总因湿热蕴久，致脾虚气滞，予生赭石、茵陈蒿、太子参、白术、白芍、瘪桃干各15g，炒枯芩、旋覆花、姜半夏、枳壳、竹茹各10g，焦山栀、熟大黄各7g，浮小麦、糯稻根各30g。7剂。

复诊：头汗颇减，不吃辣物时已无汗。快走或身感发热时，头汗也未出，嗳逆胃胀亦松。加太子参、白术各10g。7剂后改丸药缓图，连服丸药3kg，且戒酒、锻炼，诸症基本向愈。

按：患者之汗源于营养过剩而化生湿热上攻于头。《伤寒论》236条曰："阳明病……但头汗出，身无汗，齐颈而还，小便不利……茵陈蒿汤主之。"另，由于范男27岁即患胃溃疡，30岁因呕血抢救，又较长期服用抗生素，气虚在所难免，致不仅头汗难愈，且脘胀嗳逆亦日甚一日。近数年又服用雷公藤制剂(该药对胃肠道刺激较大)，加重了胃溃疡，亦加重了气虚，故湿热更纠缠难化。笔者以茵陈蒿汤清化阳明湿热，同时宗叶桂"胃宜降则和"之理，配旋覆代赭汤降胃肠逆气，再佐以糯稻根、浮小麦、瘪桃干清化收敛止汗，收效尚满意。

二、痰火眩晕，镇肝化痰并举

前贤对眩晕病因病机论述极早，《素问·至真要大论》即有"诸风掉眩，皆属于肝"，主张从肝风论治；而《灵枢·口问》及《灵枢·海论》等篇则以"上气不足"与"髓海不足"等立论，倡从虚治眩，且此二论一直被沿用至今。

案2　陶男，73岁。2010年9月2日初诊。

患者任火车司机近40年。15年前血压渐高，因无明显症状，不愿服药，直至2007年春，头额胀痛，始服降压药。近2个月感眩晕、胸闷、气急、太息，今年8月8日因眩晕、胸闷、休克，住某三甲医院接受治疗。查

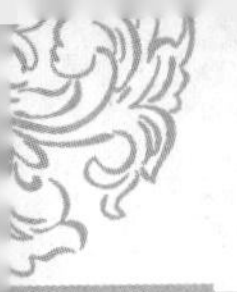

心脏彩超示：升主动脉轻度硬化并增宽，左房增大，主动脉亦轻度反流，左室舒张功能下降。颈部血管超声显示：双颈动脉轻度硬化。经头颅CT检查示：双侧基底节区及侧脑室旁腔隙性梗死，脑萎缩。20天后出院，虽气急、太息较缓，但仍眩晕胸闷，伴汗多烦躁，目赤额胀，口中干苦（嗜食大蒜十余载），易饥却不欲纳，且有热淋症状（前列腺增生12年）。舌红中裂，舌下静脉粗紫如蚓，脉弦硬。此肝火胃热，与痰瘀纠结作祟：生石决明、生牡蛎（两味打碎先煎半小时）、桑寄生、川牛膝各20g，钩藤（后下）、天花粉、夜交藤各15g，天麻、地龙、枳实、菊花、焦山栀各10g，白蔻、熟大黄（二味后下）各7g，茯神、益母草各30g。7剂。

9月9日二诊：随大便之日行（干溏夹杂），胸闷渐畅，眩晕颇松，但仍额胀目赤，双手时颤，烦躁寐难，舌红苔黄脉弦。续予养血潜镇，理气滋阴，佐活血消脂（高162cm，重约65kg）：生龙骨、生牡蛎（打，先下）、赤芍、白芍、郁金各20g，丹参、山楂、柏子仁、白蒺藜各15g，菊花、瓜蒌皮、姜半夏、麦冬、枳实、地龙各10g，薤白、五味子各7g，茯神30g。7剂。后以此方加减五十余剂，眩晕渐平。

按：《儒门事亲·眩晕》曰："夫头风眩……服清下辛凉之药。"《丹溪心法》更云："头眩，痰挟气虚并火，治痰为主，挟补气药及降火药。"本案即以天麻钩藤饮去温补之杜仲，以熟军易黄芩，增牡蛎、花粉、地龙、枳实清降化痰，佐菊花、白蔻柔肝芳化，一防清降太过，老人一时难承受；二防胃气过受损，更难纳谷。笔者认为治老人之疾，应遵"治慢性病当有方有守"之旨，宁可再剂，不可重剂，故用药较多，全面照顾，且不敢量过大，故五十余剂后症方平稳。

三、实热鼻衄，清热潜镇则止

虽张介宾言："而血动之由，惟火惟气耳。"然鼻衄验之临床，因火所致却十之八九，故《内经》曰："阳络伤，则血上溢。"治疗不外清肺热、泻胃热及降肝火三途。由于肝乃藏血之脏，秉阳刚之质，又具生发之性，肝之经脉正过鼻旁，进入鼻咽部，故凡鼻衄如注，其色鲜红，用他法少效者，

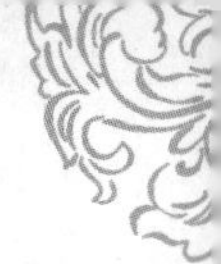

若遵"高者抑之",改清热镇肝法,常可"柳暗花明"。

案3 陈女,23岁,2007年10月8日初诊。

患者年少即嗜辛,并喜抠鼻。12岁天癸即至,但40~70天方一次,痛剧,待排出大量血块始缓。18岁读大学,常攻读至子夜,成绩虽佳却因体丰(高170cm,重75kg)、痤疮迭发,求职屡屡受挫,月汛常愆期至百日方有点滴,而几乎每月皆鼻衄,如出外或攻读过久,亦会鼻衄。由于不断为求职奔波,并未认真求治。这次下决心报考研究生,才去西医耳鼻喉科检查。未发现病变,且用药少效,转请笔者治疗。察舌红苔薄黄,脉弦滑,症似倒经,投生代赭石、白茅根、生地黄、牡丹皮、炒白芍各30g,玉竹、茜草、川牛膝、藕节各20g,炒侧柏炭、月季花、焦栀子、生甘草各10g,柴胡5g。7剂。

10月13日二诊:药后烦平眠安,按理月汛应将至,去茅根、藕节、侧柏炭,加丹参、益母草各30g,香附、水蛭各10g。7剂。21日电告:经至药可否续服?回复如无不适感可续服。

10月24日三诊:此次经行紫块颇多,腹痛大减,但带多黄稠,要求成药施治。予二诊方加海螵蛸20g,薏苡仁30g,10剂为丸。后又略加减予10剂为丸,月经遂基本按期而至,鼻衄未再复发,尤喜减重7斤。

按: 倒经临床颇多,与内科鼻衄施治大体相通。本案看似无奇,但笔者所用为1964年在蚌埠医学院实习时带教恩师朱希亨之方。朱老当时已50余岁,20世纪30年代后期即为著名妇科专家朱小南学生,乃建国初期最早一批女中医。为支援安徽,朱老于50年代末由沪来蚌埠,其日诊患者约80人,2/3为女性。她所创以代赭石、牡丹皮、山栀子、生地黄、白芍、川牛膝、茅根组成的治倒经方,对肝郁化火型效颇佳。她还常让患者以藕食疗(生藕最好),指出藕节不仅可止血,还可治胸痹心痛(她认为藕节形圆而孔多,颇似心脏,且《本草纲目拾遗》言其可"和血脉,散瘀血,生新血",故悟出能疗胸痹)。本案在大量寒凉品中配入辛温的月季花,不仅仅为了反佐,且取该药可疏肝活血,使鼻衄止后不致留瘀。该药还有一些和胃作用,可防苦寒之品碍食。《泉州本草》曰其"泻肺火",说明其不至于过温升散,使肝阳上亢而于鼻衄不利。虽古贤谓"红(即血)见黑(指

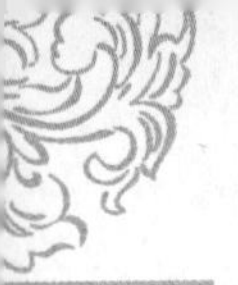

治血症当用炭剂)止，”又戏称“关公(红脸)怕张飞(黑脸)”，而笔者认为炭剂一般可在血出过多又一时难查其源时用，乃“急则治标”的权宜之计，待血出较缓，一定要佐适量活血药，否则会有留瘀之弊。另，笔者用血府逐瘀汤时，常以月季花代桔梗，其与牛膝相配，对血运的升降斡旋较好，而仅入气分的桔梗难以办到。丸方中加入海螵蛸(乌贼骨)，其与茜草组成了《内经》十三方中的四乌鲗骨一藘茹(即茜草)丸(又名乌贼骨丸)，但笔者认为海螵蛸与茜草之量当视症而定，勿泥于非 4∶1 不可。另，原方以雀卵和丸、鲍鱼汁送服，故可主治血虚精亏气伤而致的血枯经闭，胸胁胀满，不思饮食，发病时常可闻腥臊气味，鼻流清涕，唾血，四肢清冷，视物眩晕，时时二便出血等症。现今已无成药，制丸时已难觅雀卵。故笔者仅在血枯经闭与血分病中用之，通常不将其作为补方用了。读者若用古方，亦应考虑与时俱进。另，现今常见的子宫内膜异位症，异位的子宫内膜有时可至鼻腔，也会现鼻衄，其与倒经的鼻衄症同而因异，施治不可固守朱氏之方。

四、虚寒哮喘，敛肺纳肾可安

哮喘之治，当首辨寒、热，次辨虚、实，然亦必结合病程之久暂，新喘多责之肺，久者穷必及肾矣。前贤创方不下千首，但概其大要，纳肾、降肺者，约占十之六七。其中不乏遵“高者抑之”而用金、石、贝、介类为主，配合下气平喘植物性药组成的佳方，如麻杏石甘汤、越婢加半夏汤、射干麻黄汤及小青龙加石膏汤等主方中之用石膏；《普济本事方》紫金丹之用白砒；《医说》引黛蛤散之用海蛤壳；《景岳全书·古方八阵·引王隐君方》礞石滚痰丸之用礞石；《医学入门》卷七小萝皂丸之用海粉(现用海蛤壳研末)、白矾、瓜蒌。俟哮喘缓解后当益肾健脾，方选《医方集解》河车大造丸、《景岳全书》左归丸，均用了龟甲等时取佳效。

案 4　吴女，47 岁，温州苍南县人。2009 年 9 月 20 日初诊。

患者幼则易患咳嗽，27 岁结婚住装潢不久之新房，且吹风扇，遂致哮喘大发，急住院抢救。出院后一周用氨茶碱，病尚平稳，但若劳累或眠少

(不足8小时)或闻化妆品、印刷品、油漆、烟等异味,则喘闷气急,症不过重时服中药可缓,若严重则需住院。刻诊:面皖消瘦(高165cm,重49kg),畏寒纳少,咳嗽气急,痰白黏难咳,夜卧欠宁,便溏溲少,易汗神疲,舌淡胖,苔白黄浊,脉细滑无力。予小青龙汤、玉屏风散合三子养亲丸加厚朴、杏仁5剂。

9月26日二诊:畏寒减,神略振,他症如前。以胸闷气急为苦,当加降肺纳肾,缘久喘肾必虚也。投鹅管石(打,先下)、熟地黄、山萸肉、炒白术、炙百部、炙冬花、紫苏子各15g,茯苓、太子参、补骨脂各30g,厚朴、姜半夏、炒白芍各10g,桂枝、五味子、炙甘草各7g。5剂。

9月30日三诊:随痰略畅,气急渐平,闷减纳增,便正卧宁。以党参20g易太子参,陈皮易厚朴,告可续服10剂。

笔者返回芜湖后半个月,电告又续服15剂,一切均可,要求做丸药,遂以原方15剂加蛤蚧一对做丸,后每年春末与冬初均做药丸一料,哮喘迄今未大发,未再住院了。

按:吴女初诊,由于笔者忽视了哮喘"久病穷必及肾",仅从肺治,故效微。复诊加入了可壮阳补肾、温肺平喘的鹅管石及熟地黄、山萸肉、补骨脂等,使亏馁的肾气得纳,逆上的肺气遂平,哮喘即缓矣。鹅管石虽出自《本草纲目》,但对该药的应用,以清末孟河四大家(马培之、丁甘仁、巢崇山、费伯雄)中的费氏最为著名。在其著作《医醇賸义》中就自创鹅梨汤[煅研鹅管石、炙麻黄各五分,桑叶、橘红、半夏各一钱,当归、紫苏子各一钱五分,贝母、茯苓各二钱,杏仁三钱,瓜蒌仁四钱,梨汁两大匙(冲),姜汁两小匙(冲)]治风痰入肺,久经吼咳者。然鹅管石虽价廉且不难觅,但知此药者不多,药店有备者甚少,若缺,可用紫石英代之。不过两药皆属质重的金石贝介类药,且甘温无毒,量最好不少于15g,且打碎先煎为好。鹅梨汤中的鹅管石量恐过轻了,乃因费氏祖籍常州,所治者多为苏南之人,体质较为单薄之故。另,为何治风寒哮喘名方小青龙汤中的辛温药,笔者仅用了桂枝、半夏,盖邹澍《本草疏证》所言桂枝六大功效中,降逆乃其一功也;姜半夏化痰降气之效亦非他药所可比,而瘦弱者,麻黄、细辛、干姜难以耐受也。

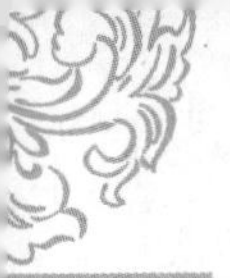

五、忧郁嗳逆，降胃柔肝得平

呃逆古称“哕”，系因胃气冲逆，出于咽喉所致，张介宾将其高度概括为寒呃、热呃和虚脱之呃三大类，并云“察其因而治其气，治无不愈”。即对寒、热之实呃，当降胃气，平冲逆，辅以温中或清胃；而虚脱呃必须峻补脾、胃、肾之阴阳，参以纳气归肾。然该病之病因病机还与七情关系极大，故在治胃、脾、肾的同时，应适当加入治肝之品。

案5　朱男，55岁，2002年3月10日初诊。

患者19岁即为建筑工且饮酒，10年后去异地打工，常借酒排解孤独，且易过量而醉。后胃脘渐不适，常嗳逆，饥饿时更剧，矢气亦少。20天前胃部检查：慢性浅表性胃炎伴胃窦多处片状隆起灶，呈息肉性增生。刻诊舌偏红，苔略黄浊，脉缓弦，血压略高。笔者遵前贤治呃之理，予旋覆代赭汤合自拟复方四逆散加刀豆子、柿蒂等。7剂。

3月18日复诊：嗳逆随矢气之频转而渐缓。但患者要求以消息肉为主（因他从网上得知，息肉能转癌），故去代赭石、刀豆子、姜半夏易石见穿、蒲公英、薏仁各30g，木贼草、香附各15g。7剂。

三诊：不仅嗳逆复甚，且胃胀纳呆，舌转红，苔黄干，脉弦滑。知苦寒药伤胃阳，燥肝阴也。改代赭石、生白术、生白芍、炒萝卜子、预知子各15g，枳壳、姜半夏、麦冬、郁金、竹茹、刀豆子、杏仁各10g，厚朴、生甘草、绿梅花各7g，九香虫、柴胡各5g。7剂。诸症颇松，以10剂量为丸收功。

按：患者首诊效颇佳，但复诊却要求消息肉，笔者也以为嗳逆已缓，以几味消息肉药易重镇降逆之品，也不致会有大问题。现代医学多认为消化系统息肉病因复杂，与慢性炎症反应、动物性饮食过量导致胆汁排出过多刺激黏膜增生有关。有的中医认为它系痰所生，有的认为乃瘀所致，且有不少治息肉的单方验方。笔者当时为迎合患者，故配合了一个平和且简便“廉验”之方（因有文章介绍，薏苡仁、香附、木贼草同用可消息肉，而石见穿、蒲公英防治胃、食管癌颇佳），讵料症又加剧。笔者参考前贤医论启发：“要开中药，就必须按照中医的理论进行指导，对于现代仪器检查的

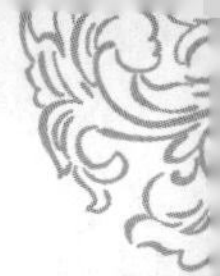

结果，虽可作为参考，但应该明白的是，两者之间并非等同，抗细菌病毒，就用清热解毒药物，病毒……也有属于寒性的，一定要辨证论治，切不可武断地认为是热毒作祟，妄用苦寒药，否则轻则伤脾阳，重则伤肾阳，甚至祸不旋踵。”故在三诊时调整思路加入较多的降胃药：如杏仁、炒萝卜子、预知子、厚朴，笔者认为：肝柔则木气可降，戊土之逆亦随平矣，故辅以白芍、麦冬、柴胡、绿梅花滋阴柔肝，嗳逆复又得缓。

六、“疱疹”颈痛，清降湿热立消

带状疱疹乃病毒感染的皮肤病，虽大多数发于胸、背、两胁等处，但亦有少数发于头面部，以治此病的常用方龙胆泻肝汤清除湿热，有效有不效，如能结合患者的其他症状，加入金、石、贝、介类重镇之品，仿“高者抑之”法，或可“柳暗花明”。

案6 邢男，58岁。1996年5月21日初诊。

患者系某大学副教授、系主任，因想在退休前升为正教授，10年前虽患高血压，亦未正规治疗，仍为著书立说，攻读不懈。未久患腔隙性脑梗死住院抢救，出院服尼群地平，血压维持在140/80mmHg。前年体检，空腹血糖达20mmol/L，经服二甲双胍渐正常，却左臂时麻。但5天前，左臂由下向上起疱疹，时感灼痛。初未介意，后疼痛向上延伸，且发低热，遂去校医院，被诊为带状疱疹。此时痛已较剧，仅服用校医所开西药不效，疱疹已达颈部，无奈去一大医院皮肤科，医生觉其乃病毒感染，仅服西药效差，当配中药共图，即查书开了三剂龙胆泻肝汤，疱疹未见明显消退，故转余治。视其面赤，且喜酒嗜辛，苔黄浊，舌边尖俱红，脉弦滑，重按力不足，且溲黄便艰，烦躁寐难，知其肝经虽有湿热，然心火因攻伐太过，逆上难降，心肾已不交矣。所喜胃纳尚旺，遂予珍珠母、龟甲（二味打，先下）、生地黄、马齿苋、蒲公英、车前子、金银花、赤芍各20g，泽泻、牡丹皮、生甘草、延胡索、板蓝根各15g，焦栀子、龙胆草各10g，柴胡7g，7剂后症显缓。后略加减服5剂，配天王补心丹两瓶，渐愈。

按：珍珠母属贝类药，龟甲乃介类药。《中国医学大辞典》曰珍珠母

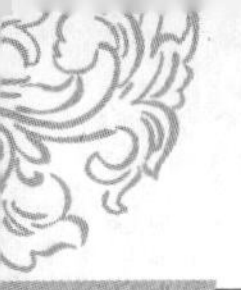

"滋肝阴，清肝火"，《饮片新参》更言其"潜阳"。龟甲除入肺、肝、肾外，《本草衍义》还曰其"补心"，朱震亨（丹溪）更言其"补阴，主阴血不足，去瘀血"。邢男显系湿热为患，然因用脑太过，心阴受损，使湿热为上亢之肝阳所迫而难以下泄，肾心之水火也无法相济，仅用龙胆泻肝汤恐有顾此失彼之嫌。故余用珍珠母、龟甲配龙胆泻肝汤，且加金银花、马齿苋、板蓝根、蒲公英清热解毒，赤芍、延胡索活血通络定痛，获效也自在情理之中了。

七、脑劳脱发，益肾补血重生

经云：肾气实，发长齿更；肾气衰，发堕齿槁。故老人发由黑转白或发枯渐脱，均为生理现象，但青壮年脱发却与过食辛热、炙煿厚味或情志化火关系密切。然唐容川还曰："瘀血在上焦，或发脱不生。"故瘀血致脱发亦极为多见。青壮年患脱发，当宗实证以治或虚实并调。

案7　李男，27岁。1999年10月12日初诊。

患者本科毕业已4年，尚未找到较满意的固定工作，相交3年的女友因母亲干预而将与其分手，故常焦虑眠难，不仅白发渐萌，且落发日甚一日。自知西医无速治之法，故找中医皮肤科治疗，虽所服之药多为补血益气之剂，却效不太显，转请余治。知前医药虽对症，但恐引药入肾之品用得太少。忆及在蚌埠医学院实习时，有近30年临证经验的带教老师李正道，对脱发者喜用磁石、怀牛膝、马料豆，故余在原方中加煅磁石、马料豆、鸡血藤、怀牛膝各30g，侧柏叶10g，柴胡7g。10剂后果然落发渐少。复诊时余又加桑椹子15g，因患者将返家过春节，遂用10剂加工成膏。正月十五后，余第三次见其时，落发处已有毳发长出。

按：脱发一病，西医多认为与局部毛囊的病理变化有关，而中医则认为"发为血之余"，而"肝藏血"，故主要责之为肝血不足，因此补肝血，佐益脾气（《内经》曰"中焦受气取汁，变化而赤，谓之血"）又为最常用之法，但却时效时不效。对不效者，除应考虑患者的饮食、七情及有无瘀血之外，还须适当参用重镇益肾之品。而《名医别录》即言磁石："养肾脏，强肾气，益精。"马料豆学名野料豆，形状似肾而紧实，《本草纲目拾遗》曰

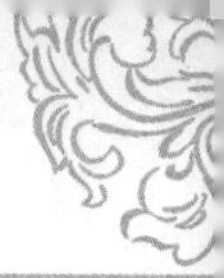

其“壮筋骨,止盗汗,补肾活血,明目益精”。《上海常用中草药》更强调其“平肝……又有强壮作用”。两药与补肾活血的怀牛膝均重镇下行。鸡血藤补血活血兼顾。侧柏叶,《中药大辞典》载:以其浸 60% 酒精中 7 天,滤后外搽秃处;而《本草衍义补遗》言其为“补阴之要药”,故笔者常将其加入治落发的内服方中,亦时取佳效。另,人民军医出版社推出的《任之堂跟诊日记》中,介绍了秦伯未推荐宋代陈言创制的神应养真丹(四物汤、天麻、羌活、木瓜、菟丝子)治秃发,笔者试治一糖尿病致脱发者,确效。

八、“亚甲炎”清肝通幽速效

亚急性甲状腺炎(简称“亚甲炎”)是由病毒感染诱发的一种甲状腺自身免疫性炎症,每于流感或感冒后 1~2 周发病。多见于中年女性,多发于冬春两季。典型的亚甲炎,全病程要经历甲亢期、甲减期、恢复期三个阶段,表现为颈前区肿胀不适及咽痛、发烧等主症,然一般情况下其症状表现为多样化,且缺乏特异性,因此易被误诊为“上呼吸道感染”“咽炎”或“甲状腺功能亢进”,延误了治疗。

案 8 杨女,32 岁。2011 年 4 月 19 日初诊。

患者嗜食辛辣十数载,且因老公车祸致伤,近数载家事繁冗。一个月前右甲状腺肿痛,行彩超检查示左侧甲状腺 42mm × 14mm × 15mm,右侧 52mm × 15mm × 25mm,峡部厚 3mm,右侧腺体形态显大,包膜完整,内部回声增粗,可见多发性片状低回声区域,左侧腺体回声大致正常。彩色多普勒血流图示腺体内血流信号大致正常,诊为右侧甲状腺声像图改变,考虑为亚甲状腺炎。服吲哚美辛片半个月后甲状腺痛消,但一周前左甲状腺又肿痛。16 号傍晚因痛甚彻夜不寐,但续服前药却无效,西医改服醋酸泼尼松片,痛虽渐减,但 22 小时后复痛,故请笔者诊治。

刻诊:面萎黄,性躁急,纳不多,口干苦,渴欲饮冷,大便艰行,月汛超前,有紫块,量不多。伴盗汗眠少,咳痰黄稠,晨时呕吐,舌偏红,舌下静脉较粗,脉弦滑。诊为肝经郁热与肺胃痰火纠缠作祟,予消瘰丸合自拟复方四逆散:玄参、生牡蛎、茯神各 30g,生白芍、郁金、大贝母、酸枣仁、杏仁各

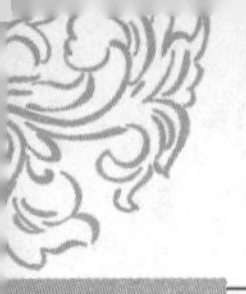

15g，枳实、丹皮、香附、延胡索、僵蚕、猫爪草各10g，柴胡、生甘草、生大黄各7g。6剂后随大便较畅，左甲状腺稍软小于前，但仍口渴喜冷，痛剧寐难。遂去杏仁、酸枣仁、延胡索、香附，加生石膏30g，麦冬、姜半夏各10g。又服6剂后，随着痛、渴症状显著好转，渐寐安纳振。后以上方增损做丸1kg；服后不仅症状悉除，且B超显示双侧甲状腺体基本恢复正常。

按：杨女已被确诊为亚甲炎，并表现为一派炎炎热证。然初诊时虑其晨时呕吐，故未敢过用清镇降逆之品，故只获小效。复诊删去辛温之药，而加用竹叶石膏汤，以生石膏配合生牡蛎、生大黄、姜半夏重坠肺胃之痰火；柴胡配白芍、郁金、牡丹皮、枳实，可疏泄肝经郁热。师祖章次公认为柴胡之功用有三：一祛瘀，二解热，三泄下（见《新中医》1981第4期：缪正来《章次公的学术经验及其"医案"》）。在大量清镇降逆之品中，少量柴胡还引领诸药上达病患之局部，有利加速痊愈。（原文参见《中医函授通讯》1989年第1期）

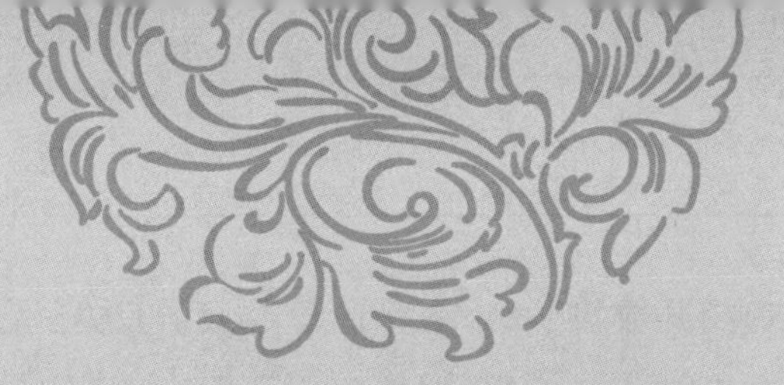

“下者举之”临证窥识

“下者举之”也出自《素问·至真要大论》,是针对中气下陷之证采用的一种治疗原则。临证每选用具有升清、举陷、补中、益气、发散、温阳、收敛、固脱等功效的药物组合成方,遵“逆其病而治之”的原则,广泛治疗因脾气、肺气、肾气、胃气下陷,冲、任、督、带脉气衰微而导致的诸如泄泻、痢疾、淋证、癃闭、疝气、遗尿、便血、尿血、各种内脏下垂及妇科崩漏、带下、滑胎、阴挺、不孕等疾患,故亦极有实用价值。

一、升脾益气起胃缓

“胃缓”一词出自《内经》,与现今胃下垂(在站立时胃下降达盆腔,胃小弯切迹低于髂嵴连线以下者)颇相似,多见于身材较高且瘦并有慢性胃肠疾患者,或生育多的妇女及卧床少动者。轻者症不明显,重者常胃胀、嗳逆、厌食、腹坠,胀重感以立位或劳累较甚,卧则可减或消。可伴其他内脏下垂、肌肉松弛、舌淡、脉弱等症,偶可发生胃扩张或胃扭转。胃下垂以胃小弯切迹低于髂嵴连线以下1~5cm为轻度,6~10cm为中度,11cm以上为重度,除重度多用手术外,其他均可用补益升提之中药治疗。

案1　杨女,63岁。2004年1月28日初诊。

患者患慢性萎缩性胃炎已近20载(胆囊因结石而摘除已7年),致消瘦、腹胀、便少、口酸、痰黏难出,反复感冒,矢气难出,味极臭。前医用消炎和胃,降气通便,但迭治乏效,求治笔者。因其高164cm,仅47kg,故疑为胃下垂,建议影像学检查。报告单示:钡剂通过食管顺利,胃呈无力型,角切迹位于髂嵴连线下6.5cm,胃腔扩大,壁软,黏膜纤细,无中断,未见龛

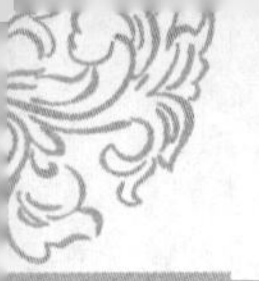

影及充缺征象，幽门开放自然，十二指肠球部充盈良好，无变形，降部内侧显示布袋样影，约1.0cm×1.0cm，确诊为胃下垂中度与十二指肠憩室。刻诊：舌偏红，苔白浊，脉细滑。改予补中益气汤辅降逆疏肝，佐以消导：生白术30g，黄芪、党参、石斛各20g，预知子、郁金、鸡内金各15g，姜半夏、陈皮、升麻、柴胡、枳壳、当归、桔梗、大贝母、炙甘草各10g。7剂。并嘱饭后勿立即散步，最好卧床半小时。

2月1日复诊：药后尚适，去郁金、大贝母，加白术、党参各10g，鸡屎藤15g，5剂。

三诊至七诊均以二诊方出入，后纳颇增，形渐丰，脉亦扬起。遂以10剂研粉，每日服30g，分早、中、晚三次，温开水送下。两个月后，觉腹胀明显减轻，后体重渐增至49.5kg。

按：首届国医大师徐景藩为当代最擅治消化道系统疾病的专家之一。他曾指出："现在某些医生在辨证治疗时，将胃下垂与脾胃气虚甚至中气下陷之间画上等号。一遇胃下垂患者，动辄用补中益气汤、丸，这是不够恰当的。单纯从病机上探讨，胃下垂固然有气虚可能性，但多数患者临床上却又有气滞，尤以女性为多。"（《名家教你读医案》第3辑第16讲）故笔者在本案中虽以补中益气汤为主，但还配以预知子、鸡屎藤、郁金、枳壳等疏肝理气，且可防壅补中药致气滞产生的不良反应。另，针灸对本病亦有极好的治疗作用。

二、益气举脾治便秘

便秘似属小恙，然常可引发多种疾病的发生或加重，甚至死亡。对此病之治，古今名贤所创大法甚多。造成便秘的原因越来越多，如盲目服用各类减肥药的女士，初即腹泻，久则便秘。甚至为成骨感美女而日只食2根黄瓜，未久自觉已成"西施"或"貂蝉"，但终至神经性厌食，便秘也就在所难免。笔者退休后被友请至温州市苍南、平阳两县看病，此类患者见之多矣，调治亦十分困难；更有部分耄耋老者，因患多病，杂药乱投，致消化功能严重紊乱，时秘时泻，施治更为棘手。因此，对该病的治疗亦当与

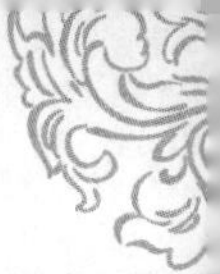

时俱进。

案2 李女，38岁。2012年4月22日初诊。

患者大学尚未毕业即患甲状腺功能亢进症，在求职同时亦忙于治病。3年后甲亢虽得控制，可能因长期服药加之每日面对电脑近10小时渐致便秘。生育史：顺产1次、人流2次，过程中均出血较多，近6~7日才一更衣。有时入厕努挣40分钟，汗出淋漓方排出，深为所苦。经中西医迭治，服药虽暂缓，停药便仍结。2年前因职业受挫变动心情抑郁，眠亦欠佳，憔悴颇速。为彻底治好顽疾，于1年前离职就诊我处。视其发已微白，面㿠睑肿，皱纹较多，纳谷稍多则胀，且畏寒颇甚。身高虽164cm，重仅48kg。言其患便秘后，性情明显躁急，也极易疲惫。察舌尚可，但苔黄白夹杂偏厚，舌下静脉紫粗，月经越来越少，且夹紫块，诊脉细滑。索视过去处方，几乎皆有大黄、枳实等攻实消痞之品。为何效难持久？恐脾虚不能运药也。故予：生白术、黄芪各40g，生白芍、香附各15g，月季花、生山楂、柴胡、肉苁蓉、当归、枳壳各10g，生晒参、升麻、炙甘草各7g，生姜3片、红枣5个。7剂后，不仅大便隔日即行，且神振纳旺。后即以此方出入10剂为膏，膏尽则几近常人。

按：河南中医学院（现河南中医药大学）朱光认为：便秘表现虽有多种，前人对其又有各种分类方法，但基本病机乃是大肠传导失常。由于大肠传导涉及环境与动力两个因素，故可将便秘分为更符合现代临床思维的两种类型，即环境干燥与动力障碍。而造成肠道干燥的原因不外乎是：①素体阳盛或肠道积热；②素体阴虚或阴亏血少。导致动力障碍的原因，则可归咎于：①郁怒忧思，气机郁滞；②气虚阳衰，传导无力（见2014年5月23日《中国中医药报》）。李女之秘显系因动力障碍，加之便秘迭治不愈，气机之郁滞在所难免。另因甲亢过用寒凉清降，又使气虚阳衰传导无力，故投仲景四逆散疏肝养血，调畅胃肠。而重用生白术乃近代名医魏龙骧的经验，对脾之气阳为苦寒药所戕伤致便秘者，他每投白术60~120g，以使清升而浊降。另用参、芪辅大剂白术以升清运脾。而《本草纲目》云：“升麻引阳明清气上行，柴胡引少阳清气上行，此乃禀赋素弱、元气虚馁及劳役饥饱、生冷内伤，脾胃引经最要药也。”另考虑患女大、小产3胎皆出

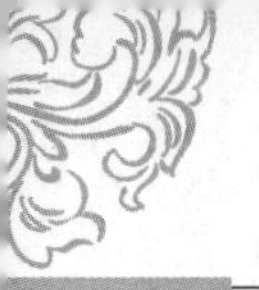

血过多，故佐当归、白芍、肉苁蓉养血润燥，使水足舟自行；香附、月季花为血分中气药而为使。虽方中未用芒硝、大黄，亦取得彰彰之效。此即贾美华《菁菁园诊余笔谈·治便秘十二法》中的益气通幽法、养血润肠法与温通开秘法的合用之方。亦即“下者举之”治秘之法。

然白术毕竟是健脾止泻要药，在笔者所查及的二十余本相关书籍中，均未言及该药可通便，但《本草正义》曰其“又最富脂膏，故虽苦温能燥，而亦滋津液，且以气胜者，流行迅利，本能致津液通气也”；《本草汇言》更明言“脾虚不健，术能补之，胃虚不纳，术能助之，是故劳力内伤，四肢困倦，饮食不纳，此中气不足之证也……用白术总能治之”。今贤王幸福指出在《伤寒论》太阳病类似证第174条桂枝附子汤证中，仲景即提出“若其人大便硬，小便自利者，去桂枝加白术汤主之”，认为仲景当是历史上最早主张因病伤津致脾虚便秘，可用大剂白术的临床家。此说亦很有道理（王幸福《杏林薪传》），因白术确为“下者举之”的要药之一。故笔者认为，若重用白术治便秘，一定要具有脾虚不运，清阳不升之主症，或是用芒硝、大黄治疗无效的便秘，才可考虑投以重剂，使“下者举之”。

三、补气固肾涩遗尿

遗尿有广狭两义。如在睡眠中小便自遗，醒后方知，此为狭义遗尿，也称尿床，多见于禀赋不足之儿童。对其治疗，《灵枢·本输》篇早已明言“虚则遗溺，遗溺则补之”。而广义的遗尿是指各种原因（如高热、中风等）造成昏迷，致其尿出而不知，当以治原发病为主，病愈则遗尿自止。一般治狭义遗尿多宗“下者举之”治则，用温肾补气之品，临床也确有疗效。

案3 李女，3岁。2011年12月30日初诊。

患儿出生50天时，其母在哺乳期因过服清热解毒中药及阿莫西林等，致其1年后常易汗、感冒，咳久则喘，伴遗尿、纳呆、消瘦（现不足30斤），曾经中西医迭治，仅缓一时。刻诊见其面皖、指冷、便溏、神萎、舌淡，指纹淡滞略青。予熟附片、酒炒熟地黄、山萸肉、煨益智仁、桑螵蛸、补骨

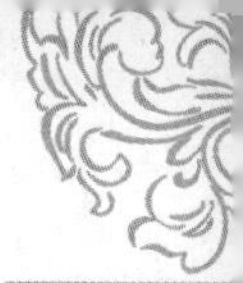

脂、炒乌药各10g,怀山药、芡实、炒白术、炒白芍、党参各15g,黄芪、金樱子各20g,防风、五味子、炙甘草各7g。5剂。

2012年1月6日复诊:纳略旺,便渐正,咳喘稍缓,却遗尿依旧。当加重补肾升提:去熟附片、防风、党参,加白参、鹿角胶各7g。5剂。

2012年1月11日三诊:近5日,夜遗尿仅1次(过去几乎夜夜遗尿),尿由白昼10次减为5次,面渐华润,尤喜增重1斤。鉴于服药过难,父母要求改膏剂缓图。原方加覆盆子10g,7剂,熬膏2kg。服完后随访遗尿已愈。

按:《素问·咳论》曰:“膀胱咳状,咳而遗尿。”李孩即此病也。此症虽见于下(即膀胱),而病因实在于上(即肺)。如肺气因久咳而虚陷,则遗尿必难免。但笔者初诊用六味地黄汤中的三补之品(即熟地黄补肾、山萸肉补肝、山药补脾)配合缩泉丸及温肾固涩之品,然效欠满意。知小儿长期体馁,肺气已陷而难升,故复诊不仅以白参易党参,加强升举下陷肺气之力,且伍以血肉有情之品的鹿角胶(《神农本草经》曰其可“补中益气”,《名医别录》言治“多汗”,而《医学入门》更明言其“主咳嗽”),故未尽10剂,虚馁之症明显改观,遗尿亦明显改善,充分证明“中医并非慢郎中”。

四、升举调营消臀疮

《黄帝内经》病机十九条曰:“诸痛痒疮,皆属于心。”而心者,属五行中之火,又主血,故古贤治疮疡之疾,多习用清解凉血之剂,虽多数有效,亦鲜有不效的。此时不可过于胶柱鼓瑟,必须重新认真辨证,调整方药。

案4 周男,29岁。2011年12月13日初诊。

患者初中阶段经常踢球,但大汗后未能及时更衣,遂致双臀及大腿起淡红色粟粒状丘疹,瘙痒颇甚,但抓破很少滋水蔓延,冬秋起白屑,而夏天时有水疱。发作以春秋为剧。因学习、工作过忙,故未服过中西药,仅自购过皮康王、达克宁膏剂外涂,暂缓后则停用,经十几年皮损已渐泛化,且痒亦甚。因女友颇感厌恶,出于无奈前来求诊。询其除便较干外,似无其

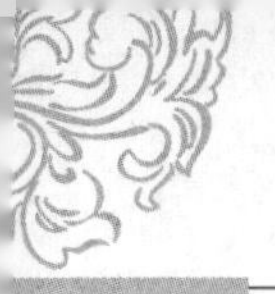

他症状，唯舌偏红，苔薄黄，脉偏缓弱。遂予养血润燥、祛风止痒的《重订严氏济生方》中当归饮子加白鲜皮、地肤子、白蒺藜、路路通。7剂后却似效非效。遂询问知其幼时稍动则易出汗，汗后则扁桃体肿大。另，感寒时腿痒加甚。故改用黄芪30g，生白术20g，白芍、生地黄、徐长卿、白蒺藜、生首乌、白僵蚕、白鲜皮、地肤子各15g，蝉蜕、炙甘草各10g，防风、升麻、桂枝各7g。又服7剂，诸症大缓。去白僵蚕加乌梢蛇10g，以10剂量研末，蜜丸收功。

按：此案先墨守治疮疡必用清凉之成法，故问诊欠详，而药方已就，焉望取效。复诊时，询知其自幼即易汗，受风则易感，乃营阴欠丰且卫阳不足，故改投桂枝汤合玉屏风散，桂枝、升麻、蝉蜕、防风辅以较大剂黄芪、白术升举调营，而徐长卿、白蒺藜、白僵蚕等既可祛风止痒，且可升可降，配合黄芪、白术等共收"下者举之"之效。生首乌、白鲜皮、地肤子可养血凉血，直接止痒。笔者1978年在芜湖某县医院工作时，会诊过一例阑尾手术后，因体弱伤口久难愈合的16岁农村少年，予十全大补汤合金银花、连翘、神曲、谷芽、麦芽等，未10天即随体力的恢复而疮口愈合出院（见《名家教你读医案》第5辑第2讲）。故对"诸痛痒疮，皆属于心"一语，不可拘泥于仅用清心火、凉血热之品，而用桂枝玉屏风散通过补心气、调营卫，以收根治疮疡之目的，此亦完全符合"诸痛痒疮，皆属于心"之经旨。但前者属正治，后者乃变治，为医者若用"常法"治病不效时，一定要考虑怎样通过"变法"去求效。

五、补脾升摄止崩漏

崩漏乃妇科最常见的重急之症，《素问·阴阳别论》曰："阴虚阳搏谓之崩。"言简意赅地阐述了本病的病机。妇科大家罗元恺认为本病的主要矛盾在于阴虚，阳亢只是其表象。另，妇科大家何子淮进一步指出，一般青春期崩漏，多属虚证（中虚气陷或肾气不足），壮年体实者以瘀证、热证居多；更年期多见虚、热相兼者（见《名家教你读医案》第5辑第12讲）。而第二届国医大师成都中医药大学刘敏如教授认为，肾为崩漏之

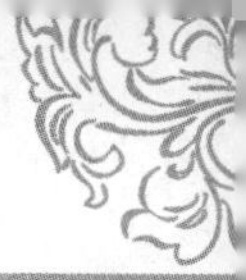

本,病变主要在于冲任失于制约,故治本之法当治肾调固冲任,并贯穿于治疗的始终(见《我们在香港做中医——医案辑》)。学者可参考之。

案5 李女,43岁。2009年4月16日初诊,温州平阳人。

患者12岁则行经,持续30余载均期长量多且夹紫块,伴腰酸乳胀,渐致长期失眠健忘,面赤烦躁,畏寒肢麻,眩晕耳鸣。此次6号行经,至今未尽。言30年间曾请上海、杭州、温州及县内老中医十数人诊治,大多只取效一时。余察其舌红淡胖有齿印,苔白微黄,脉沉细滑。遂予知柏六味合仙鹤草、炒茜草、乌贼骨、炒藕节、焦栀子、白芍等。5剂后告血量渐少,却仍未尽,和前医所开药效亦相近。并出示近数年中医处方,大多为知柏四物汤、两地汤、一贯煎等。自知药不对症,乃详询有无他症。言:平时胃纳颇馨,但如略食生冷或感寒则胃胀,服笔者药后且腹胀便溏且夹完谷。再察其苔,已全转白。乃知其为中虚难运,脾不统血。改投白参、炮姜、柴胡、炙甘草各7g,炒苍术、炒白芍、陈艾叶、制香附、焦山楂、炒川芎各10g,木香、葛根、茯神、炒白术、黄芪各15g,仙鹤草、炒藕节各30g,红枣5个。又5剂,血全止,脘胀、便溏亦安。告其下次行经前仍可配该方7剂预服。7月中旬其电告:6月底经行6天即净,除乳、腹微胀外,已无明显不适。因天热汗多,服水剂不便,要求配丸药。遂以桂枝、桔梗易苍术、柴胡,仍宗"下者举之"意立方,做丸1kg。9月笔者去温州,其告近两次月经均未超一周,已基本正常。

按:李女初诊时,舌已现脾虚湿盛之象,但却未引起我重视(因该地紧临东海,南接福建,受湿热气候影响,半数人均舌大有印),且因其未带以前药方,故仅依据其面赤、烦躁、苔黄、脉滑,认证为血热,盲从"血得寒则凝"立方,致药不效。复诊时认真参阅了各地医家所开之方,见基本均从热治,遂疑"诊治有误"。又思及其面赤可能是脾虚阴火上乘,而《柳选四家医案》明言"土厚则虚火自敛",故大胆改用理中汤升运脾之气阳,用黄芪、苍术、葛根、川芎(生用则活血祛瘀,炒后则和血收敛)、柴胡辅助理中汤升举健运,再以艾叶、香附、焦楂、藕节、仙鹤草祛瘀止血,终获血止又不留瘀之效。

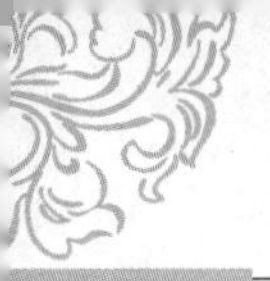

六、升提强督治截瘫

截瘫乃因脊髓损伤或病变引起受累平面以下的双侧肢体瘫痪，多见双下肢瘫痪。若截瘫平面较高，双上肢亦受累。此病外伤所致最多，另肿瘤、结核、炎症及椎间盘突出也会导致。受累部位的运动及感觉可完全或部分消失，常合并二便功能障碍。《灵枢》称其为"体惰"，《证治汇补》将外伤性截瘫归入"血瘀痿"，《临证指南医案》指出本病属"肝、肾、脾、胃四经之病"，亦有医家认为本病多虚中夹实，治之不易。

案 6　尤男，55 岁，温州苍南县人。2009 年 1 月 5 日初诊。

患者 2008 年 10 月 17 日帮人卸货时，被近 3 米高的一捆无纺布砸中头部，致颈痛肢麻，乏力难动。被家人急抬至苍南某医院，翌日转温州某医院，急予甘露醇、醋酸泼尼松龙针剂等脱水消肿，颈椎 MRI 检查示：C1—C7 椎体附件多发骨折破坏，颈椎退行性病变，两下肺少许感染灶伴两侧少量脱水。11 月 1 日予全身麻醉后行颈髓损伤伴不全瘫颈椎前路 C4 椎体切除钛网重建、颈前路钢板内固定术、C5/6 单间隙减压 Ca~8e 植入术。术后予营养神经、抗感染消肿剂及功能锻炼。12 月 13 日戴颈托被亲戚架扶出院。

刻诊：患者由 2 人架扶来诊，诉下肢酸麻，感觉减退，二便较难，颈及上肢亦不适。握力尚可。舌淡紫，苔白浊。所喜纳旺，且无高血压、高血糖、高脂血症。予黄芪 50g，鸡血藤 30g，白术、白芍、桑枝、大血藤各 20g，酒乌梢蛇、威灵仙、白参、丹参、川芎、川牛膝各 15g，木瓜、当归、远志、桂枝、五加皮各 10g。6 剂。

1 月 16 日电告：虽感腿力较加，但上肢麻痛，腰背也冷，便仍欠畅。拟加升提强督之品：去丹参、桑枝、远志、大血藤，加鹿角片、制龟甲、三七（3 味打碎先煎）各 10g，巴戟天、肉苁蓉各 15g，精制马钱子粉 1g（分 3 次吞）。

2 月 28 日电告：上方断续服 10 剂，下肢沉重麻木疼痛渐松，腰背冷亦减，已可拄拐行走，但上肢酸痛，握力未见明显好转，便仍未畅。去乌梢

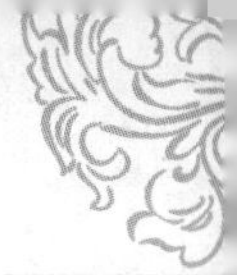

蛇，加金钱白花蛇1条（分三次研吞）。

3月24日再次去苍南，患者喜告连服22剂后，已可拄拐上五楼，在抬高臀部的情况下，已能下蹲，弯腰手离地只有5厘米（以前离地近约一尺），二便较畅，颈痛好转，双臀酸痛较轻，但右手还不能做精细动作，吃饭、写字全靠左手。服药时二日一更衣。后以上方略损益做蜜丸，连续服丸5kg，加之坚持锻炼，2014年已能重操旧业。

按：清初名医李用粹虽将截瘫归入“血瘀痿”，且该病与痿证有着共同的主症——下肢软弱无力，肌肉萎缩，但痿证“肺热叶焦，发为痿躄”的病机与“治痿独取阳明”的治则，并不完全适用于外伤性截瘫。因该病大多突然发生，且患者突发前大多体健无疾，属于跌扑损伤范畴，通常不用八纲辨证法。自1973年春，笔者按照北京积水潭医院拟制马钱子粉配合壮督之品，治疗过一例淮南市电工因不慎由电线杆跌落致截瘫而获效后，我市南陵县一中医仿照我的治法，治愈了一位由屋顶上跌落的轻度截瘫患者，故对尤姓患者我仍宗此法，果获效机。然治此病的关键药物是马钱子。这是味治疗重症肌无力的要药，马钱子向为医家所畏用，以其有剧毒（含番木鳖碱，又名士的宁），如因误用或过量，或炮制不得法，可引起呼吸麻痹而死。然恩师朱良春曰：马钱子是中药里的一个“异数”：其味极苦，却大能开胃进食；其性至寒，却大能宣通经脉，振颓起废。他认为不论截瘫、偏瘫（一侧上下肢瘫痪）、单瘫（四肢之一瘫痪）或全瘫（四肢皆不用），该药配化瘀通络药都可对部分人有效。1976年秋，朱老曾拟定“龙马起废丹”（制马钱子0.15g，鹿角片0.4g，乌梢蛇、炙土鳖虫各1g，地龙、露蜂房各1.5g。如法制片，每片0.25g。每日分3次服），对截瘫、二便失控、损伤部位疼痛者有效。

马钱子的炮制至关重要。诚如张锡纯所说：“然制之有法，则有毒者，可至无毒。”朱老先将药水浸去毛，晒干，置麻油中炸。火小则中心呈白色，服后易吐；火大则发黑而炭化失效。在炮制过程中，可取一枚用刀切开，以里面呈紫红色最为合度。此乃老恩师数十年的临证总结，值得我们实践之。

笔者在治疗中发现，以马钱子配金钱白花蛇，比配伍其他虫药效果

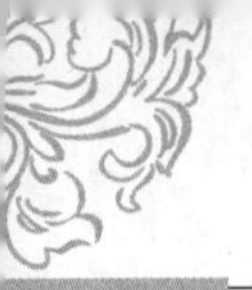

好。只是白花蛇价昂，且毒性亦较大，有的患者年轻体壮，1 天 1 条，分 3 次研粉吞服，亦感胃中嘈杂、神疲、眩晕。该药甘、咸、温。《开宝本草》言其“主中风湿痹不仁，筋脉拘急，口面㖞斜，半身不遂，骨节疼痛……脚弱不能久立”，其他不少本草书也都言及该药有极好的祛风通络、透筋骨、治瘫痪作用。读者不妨从小量试用之。另，治此病最好配入人参、黄芪、鹿角制品（鹿角片、鹿角胶、鹿角霜皆可，当然鹿茸则更好），否则不可谓之升举督脉。人参以生晒参（即白参）较平和，如明显为虚寒或老年体衰者，红参甚至别直参均可用之。

七、升阳化湿止带下

带下乃妇科常见病、多发病，以脾虚肝郁、湿浊下注致带脉失约者为多见，投健脾化湿可获佳效。然对带下较甚，尤其是肾脾阳虚者，仅用此法有时则如石投水，若能加入升举肾脾阳气之药，则带下往往可很快得收。

案 7　吴女，45 岁，宁国市人。1987 年 4 月 7 日初诊。

患者 16 岁行经，23 岁结婚，翌年得女，后人工流产 4 胎，大产、小产后均未很好休息，仍下地劳作，渐至腰酸胃胀，带下亦绵绵难止。前医询其喜食辛辣，且常牙周发炎，带色偏黄，即予银翘四妙散合鸡冠花、椿根皮、乌贼骨、车前子、土茯苓、六一散等，非但未止，而腰酸坠更甚，故转余治。察舌虽偏红，却有齿印，苔虽黄浊，却滑。因年幼曾有甲肝病史，用西药及退黄的中草药合治而愈。并言草药极苦，连服 20 剂，后因泛恶欲吐才停药。故知其体乃寒凉太过，脾胃之阳受戕，非湿热，乃寒湿带下。仍用四妙散加鹿角霜、桂枝、白芷、熟地黄、山萸肉、姜半夏各 10g，怀山药、鸡屎藤各 15g，升麻、柴胡各 5g。7 剂。并嘱戒辛辣炙烤之物。复诊症大缓，后略加减，续进 5 剂渐瘥。

按：此病前医将牙周炎之因误为湿热上犯，故将患者断为湿热带下，遵此思路用药却未效。笔者复诊时，详询知其年少时因肝炎过服苦寒药，且妊娠 5 次均未休养，肾阳岂能不亏？故仍用四妙散（将川牛膝改为怀牛

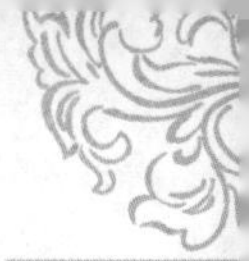

膝)加鹿角霜以升举督脉阳气兼可止带。鹿角霜为血肉有情之品,《医学入门》言其“治五劳七伤,羸瘦,补肾益气,固精壮阳”;而叶桂更曰:“鹿茸自督脉以煦提,非比姜、附,但走气分之刚暴。驱邪益虚,却在营分。”而鹿角霜系鹿茸老化成角熬胶所存之骨渣,故亦具鹿茸之功,仅略薄也。(参见《名家教你读医案》第1辑第16讲),合以六味地黄丸中的三味补药,使肾脾之阳气得以补益,并在升提药柴胡、升麻、白芷的协助下,达到了“下者举之”的目的。考虑白带确系湿浊所化生,化湿止带的四妙散亦不可不用。

八、升补脾气止久泄

慢性非特异性溃疡性结肠炎为病变多位于结直肠的炎性肠病,成因复杂或不明。主症为腹泻、腹痛及黏液血便,多伴里急后重,反复发作而难愈,与中医之“久泄”“久痢”“休息痢”颇相似。对此病的治疗,以《医宗必读》的治泻九法(淡渗、升提、清凉、疏利、甘缓、酸收、燥脾、温肾、固涩)最为全面,其中升提一法即是宗“下者举之”确立的。

案8 郑男,61岁,2012年9月19日初诊。

患者1991年即常在便后出现鲜红或紫暗之血,自以为痔疮,而去某肛肠医院手术,却仍时有出血,于2011年至某医院做肠镜,诊为过敏性肠炎,服西药如旧。此后因症并不很严重未继续治疗,仍每日酗酒半斤(两餐)。直至2011年因退休而从事了一份体劳较甚的工作,致大便由两天3次增为每天3次,多先排淡红血水,后排溏便,伴有明显里急后重,严重时排尿同时欲大便。确诊为溃疡性结肠炎(直肠乙状结肠型),病理切片示:黏膜慢性炎伴糜烂并见少量炎性渗出。另,心电图示T波改变。刻诊:腹时隐痛,痛甚则欲如厕,便后略舒,纳减神疲,入卧前怔忡颇显,舌淡印多,苔白略浊,脉软滑。此脾虚又夹湿滞。予仙桔汤。7剂。

10月4日二诊:药后颇适,又自购5剂,便次减为日2行,血量少,排尿已不欲大便。然国庆节与女儿全家旅游,昨日返家排便4次,腹痛坠甚,便夹完谷与暗红色血,少腹喜以手按熨。舌淡苔白浊厚,脉软缓。告

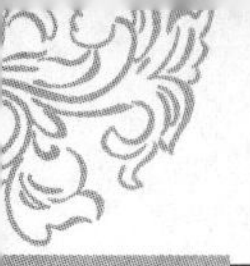

在外进餐食物较冷，且入野厕受风。故予：桔梗、乌梅、炮姜、肉豆蔻、炙甘草各10g，木槿花、葛根、木香、炒白术、炒白芍、焦山楂各15g，黄芪、仙鹤草各30g，槟榔、升麻各5g。7剂。诸症均松，要求以10剂量为丸，服完日仅便1次，且痛坠及便血很少复发，卧前之怔忡也显缓焉。

按：本案初诊用仙桔汤化裁，系老恩师朱良春所创，由仙鹤草30g、桔梗8g、乌梅炭4.5g、木槿花9g、炒白术9g、广木香5g、炒白芍9g、秦艽10g、炒槟榔1.2g、甘草4.5g组成。仙鹤草辛、平、涩，可止血、止泄、强壮、活血。桔梗与柴胡、升麻、葛根同为既可升且能散的四味常用药，朱师受仲景创甘草桔梗汤治肺痈之启迪，妙用桔梗升提肺气且有排脓之功，治泻痢夹有脓血后重者。木槿花最擅泄化肠间湿热；白芍调养湿热所伤之营血；白术补脾助运；木香、槟榔调畅湿热所致之气滞。久痢则下焦气化不固，少用乌梅炭固之；甘草调和诸药。该方主治久痢正虚邪伏，湿热不易廓清者，可寓通于补，消补兼行。笔者用此法治泻痢，效确佳良。然患者后又因食冷感寒复发，因现明显虚寒征象，故余选用由附子理中汤加黄芪、肉豆蔻、当归组成的启峻汤（参见《柳选四家医案·曹仁伯医案》），以升麻、葛根（李东垣曰："凡胃虚伤冷郁遏阳气于脾土者，宜升麻、葛根以升散其火郁。"又曰："人参、黄芪，非升麻引之不能上行。"）易附子、当归，加重"下者举之"之力，故获效颇可。笔者深知饮食习惯难改与长期忌口困难，故笔者不敢妄言患者之疾永不复发，因让其很好地忌嘴是十分不易的，笔者只是想通过此案，证明"下者举之"是治泄的佳法之一。北宋儿科大家钱乙曾创制人参败毒散治痢疾，清初三大名医之一的喻嘉言喜用此方治下痢而有表证者，认为"邪本从表而陷里，现仍使由里而表出，即所以逆流挽舟之法"，也是对"下者举之"的拓展巧用也。

（原文参见《安徽中医学院学报》1989年第3期。）

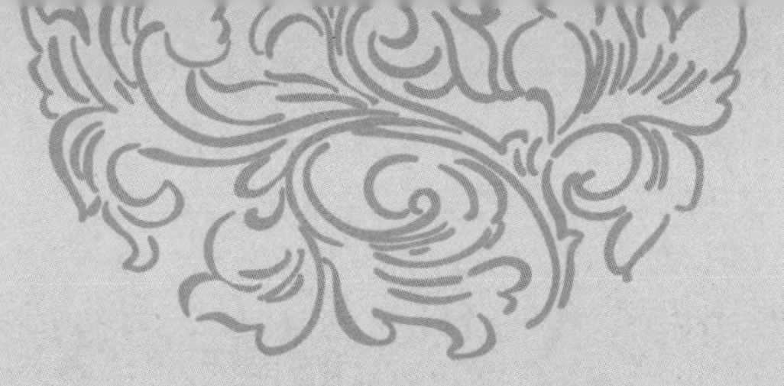

试论张仲景活血化瘀法

痰饮和瘀血既是病理产物，又是致病因素。然张仲景在《金匮要略》中对痰饮的辨治列专篇41条予以系统论述，而对瘀血的辨治，该书《惊悸吐衄下血胸满瘀血病脉证治第十六》中仅有10、11两条，余均散见于他篇和《伤寒论》。为不致使其治瘀学说有鳞爪之嫌，今将两书中的治瘀内容综合论之，并通过后人对其活血化瘀（简称活化）法的发展应用，以展示仲师对创立该学说所作出的伟大贡献。

一、瘀热互结，急投清热活化

热邪灼血为瘀或血因热迫外溢致瘀及瘀久化热等，均可成瘀热互结证。仲师本《内经》“留者攻之”之旨，创立瘀血宜下之法，首开用桃核承气汤（桃仁、芒硝、大黄、桂枝、甘草）治瘀热蓄结下焦的蓄血证之先河，使瘀热随畅泻而解。清代吴瑭又以当归、芍药、牡丹皮易桂枝、甘草，名桃仁承气汤（桃仁、大黄、芒硝、当归、芍药、牡丹皮），更增清热活化之力，遂成苦辛咸寒活化法的代表名方。宋代陈自明、明代王肯堂、清代沈金鳌及晚清俞根初均以仲师方为基础，嬗变出同名五方剂，用治妇人小腹瘀血急痛，谵语如狂或血瘀腑实，发为黄疸等症。对病久瘀入经络之急者，仲师唯恐芒硝、桂枝难逐其邪，而改虻虫、水蛭配桃仁、大黄成抵当汤，猛攻而获速效。若势较缓者，他减虻、蛭量且改汤为丸，改成轻剂缓攻瘀热了。另《金匮要略·妇人产后病脉证治第二十一》篇中，他又以䗪虫（土鳖虫）与桃仁、大黄组成下瘀血汤，疗产后“腹中有干血着脐下”。这种“瘀热在里”“下血乃愈”的治法，颇受后贤赞赏。孙思邈宗抵当汤可治太

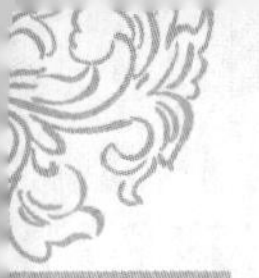

阳病发黄之理，每用芒硝、大黄、桃仁、当归、人参、桂心清热益气下瘀治寒热发黄；金代张从正（子和）治瘀结亦每将活化寓于攻下法中。而今人用桃核承气汤治大面积阴道血肿、瘀热互结之痛经、瘀血闭经、宫外孕、妇科肿瘤、乳腺病、女性周期性精神分裂症，每取佳效。笔者亦赞同血热搏结变生瘀血宜用下法的观点，而桃仁承气汤亦被后世一些医家加减治上述诸多妇科病。另，近贤还有将上六方用治多种心脑血管病、胆汁淤积性肝病、慢性肾衰竭、慢性前列腺炎、糖尿病及肿瘤等，大大拓展了此法的应用范围。

对素嗜醇酒炙煿，湿热灼络致瘀，腹痛寒热成痈者，只要未化脓，仲师即以大黄牡丹汤（大黄、牡丹皮、芒硝、桃仁、冬瓜子）泄热破瘀，消肿散结。实验证实其能增强阑尾蠕动，促进血液循环，故今人将其作为治急性阑尾炎之首选方，或引申治肝、胃脓疡及盆腔炎属实热者。元代朱丹溪习用当归、川芎、桃仁、红花、牡丹皮、大黄、瓦楞子、香附治一切瘀痛，显系得益于此方。

妇人经期感邪患“热入血室”证，仲师予小柴胡汤，虽化瘀力欠足，但他倡用清热活血佐透邪的治法，为后世疗此证打开了法门。如金代李杲创泻血汤治该病，除用柴胡等透邪外，还用了生地黄、防己、蒲黄、丹参、当归、桃仁等凉血化瘀。精神疾病的中医分型中，据笔者经验，女性常见肝郁气滞化火血瘀证，因此常用柴胡、黄芩、桃仁、红花合以清热活血理气药，明显提高了疗效。

二、寒凝血瘀，力主散寒活化

血得温则行，遇寒则凝，过热亦凝，故对寒凝成瘀所致之病，仲师力主散寒活化，具体应用又分三途：

1. 温经汤温阳活血

对女人年五十而下血数十日不止，他认为系“曾经半产，瘀血在少腹不去”，至冲任血虚之老年而发病，故予温经汤（当归、芍药、川芎、桂枝、人参、甘草、吴茱萸、半夏、牡丹皮、阿胶、麦冬、生姜）散寒益气，温经活化，使

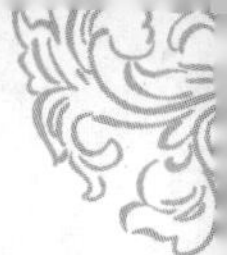

血得温而行，不专逐瘀而瘀去血止，乃治病求本之佳方。《医宗金鉴》曰："瘀血未尽，风寒客于胞中，为带下，为崩中，为经水愆期，为胞寒不孕。"均可投之。如明代傅山生化汤、清代王清任少腹逐瘀汤等治宫寒瘀滞之名方，皆脱胎于此。宋代陈自明《妇人大全良方》以本方去吴茱萸、半夏、阿胶、麦冬、生姜，加牛膝、莪术，名良方温经汤，更增祛瘀之力。笔者师祖章次公对仲师温经汤应用尤独具匠心。《章次公医案选》月经不调门共载 48 案，其中 9 案均以炮姜、肉桂易此方中的麦冬、生姜、桂枝，且佐峻补冲、任、督脉药而效。更有四川彭履祥教授妙用该方治寒疝，还有人拓展治前列腺病，均深得异病同治之妙。

2. 当归四逆汤温经通脉

该方为《伤寒论》厥阴病中治血虚寒逆而厥的要方。清代吴仪洛《成方切用》曰："当归辛温，血中之气药为君；通脉散逆，必先去血中之邪，故以桂枝散太阳血分之风，细辛散少阳血分之寒为辅；未有营卫不和而脉能通者，故以芍药、甘草、大枣调和营卫；通草利九窍、通血脉关节。诸药藉之以破阻滞而厥寒散矣。"已故名医岳美中、李克绍等以该方疗冻疮颇佳。今人还有用治肢端青紫症、雷诺病、血栓闭塞性脉管炎、下肢静脉曲张、风湿性关节炎、中风后遗手足不遂症、恶寒腹痛、慢性荨麻疹、腹部肿瘤（尤其是妇女生殖器官肿瘤）及虚寒性痛经、闭经等。

3. 胶艾汤温补行血

血虚寒凝，冲任损伤之妇女，常见患崩漏、胞阻（乃妊娠胞脉阻滞，血少气不行致腹痛之症）、妊娠出血或流产后血出不净等疾。仲师指出，此均与兼夹瘀血有关，遂创胶艾汤主治之。取生地黄、芍药、当归、川芎补血养血（归、芎又可行血中瘀滞），阿胶养阴填精，艾叶温经止血，甘草调和诸药，清酒同煎助行药势，共收温补行血之功。自北宋《太平惠民和剂局方》减去该方中的阿胶、艾叶、甘草，遂成治一切血病的四物汤后，元代王好古又在《医垒元戎》中，以其为基础方，创立了妊娠六合汤（即再加一药对）这一多种变化之系列方。其中的胶艾六合汤可治妊娠血海虚寒之腹痛或冲任虚损、血漏等，虽比仲师原方仅少甘草，但王氏将变化之诸方统一冠以"妊娠六合"总名，系统且实用，颇为后贤称道。明代王肯

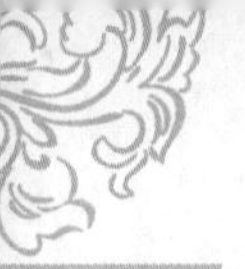

堂《证治准绳》治滑胎的阿胶汤，仅以白术、杜仲、红枣易仲师方中的芍药、甘草，但安胎却更胜一筹。另《古今医鉴》亦有胶艾四物汤，由阿胶（蛤粉炒珠）、艾叶（醋炒）、当归、川芎、白芍、熟地、蒲黄（炒）、黄连、黄芩、生地、栀子、地榆、白术、甘草组成，虽方名和主治（崩漏）与仲师方同，然选用了较多清热凉血药，只适用于寒热错杂之偏热的血瘀者。今贤还有以仲师此方损益治子宫内膜异位症、希恩综合征、不孕症及少女发育迟缓等，甚至合化痰软坚、解毒抗癌药治生殖器肿瘤。此方造福妇女，功莫大焉！

三、气滞络瘀，宜用行气活化

有些肝气失疏，经络瘀滞之患者，可现“常欲人蹈其胸上”之症，仲师名之为“肝着”，创旋覆花汤（新绛、葱白）治之。但后人对新绛难考其详，故遇此症之热象较显者，以茜草代新绛；寒象较著者，以红花代新绛，取效皆佳。清代叶桂凡遇营气痹窒，脉络瘀阻之症，以此方加桃仁、郁金、当归须、泽兰等，组成辛温通络、辛泄通瘀之法，疗效历历可稽。稍后的吴瑭创香附旋覆花汤（生香附、旋覆花（绢包）、苏子霜、茯苓块各三钱，半夏、薏仁各五钱，广皮二钱），专治络气痹阻之胸痛、悬饮，显受仲师之启迪。和吴同期的曹仁伯以旋覆花汤加芦根、枇杷叶组成瘀热汤，治瘀阻化火，刑金致咳，并云：瘀甚增苏子、郁金、三七等，对努挣负重，络伤咳血者极妙。同时期的王清任更以桃红四物汤合升降气机的柴胡、枳壳为基本方，组成血府逐瘀汤和解毒活血汤，前方因还有桔梗、牛膝，故成为今人最喜用的行气活血化瘀名方；后方中还有连翘、葛根，今人有用治感染性疾病及感染性休克，为行气活化法的应用拓展了新途。另郭士魁研究员，遵仲师此法研制的心痛丸、丁桂香丸等药，投放市场，使无数冠心病者带病延年（见《名家教你读医案》第 1 辑）。今人对体内各部位因气滞血瘀导致的痛证，悉本“通则不痛”之理，投以行气活化法，每收良效。（见《名家教你读医案》第 1 辑）

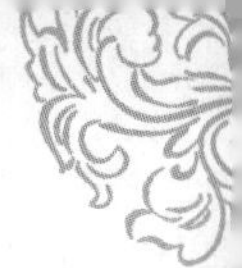

四、气虚血滞，最应益气活化

气虚则无力行血，血滞必痹而不通，痛遂作矣！故对“血痹阴阳俱微……外证身体不仁，如风痹状者，仲师立黄芪桂枝五物汤，取黄芪补元气，率血以运。合桂枝、芍药温阳活血，和营通滞，姜、枣调和营卫，遂开后人益气活化法之滥觞。后李杲以红花、酒黄柏、桂枝各一分，生甘草、苏木各五分，炙甘草一钱，葛根一钱五分，当归身、升麻、黄芪各二钱组成清阳汤，治风中经络，口眼喎斜，筋脉紧急之症；又以黄芪、桂枝合柴胡、羌活、黄芩、连翘、红花、当归、人参、甘草组成托里荣卫汤，治痈疽内痛，不能消散者。尤其是王清任常重用黄芪（30~250g）略配桃仁、红花、川芎、当归、赤芍及虫药（总量仅有黄芪量的数分之一），组成不少益气活化之妙方，如补阳还五汤等，治多种心脑血管疾病及其后遗症，常获佳效。张锡纯将人参、白术合乳香、没药、当归、蜈蚣、炮穿山甲、马钱子制成振颓丸，时起肢痿偏瘫。天津市名中医王季儒教授予自拟通络益气汤（黄芪 18~30g，党参 18~30g（或人参 6~9g），鸡血藤 18~30g，桑寄生 30g，威灵仙 10g，豨莶草 12g，当归 9g，白术 9g，地龙 9g，僵蚕 9g，熟地黄 12g，杭白芍 12g，全蝎 3g，白附子 2g）治中风后遗症颇效。该方虽由补阳还五汤化出，考其源仍得益于仲师。

五、血滞水（湿、痰）阻，理当利水（祛湿、消痰）活化

前哲曰“血不利则为水”“水阻则血不行”，故仲师对水、湿、痰所化生之瘀，悉予祛邪活化。如他曾创制逐水消胀的大黄甘遂汤（为防两药过峻，还佐以阿胶），攻逐“妇人少腹满如敦状，小便微难……为水与血俱结在血室”之病。北宋《圣济总录》治疝气的甘遂丸，《证治准绳》治臌胀之调营饮，皆本此方立意。他还拟当归芍药散治胎动腹痛，但茯苓、泽泻、白术皆利尿，亦可看作活化利水要方。今人常用该方治肾性水肿、肝性水肿及女性内分泌紊乱所致水肿（多为特发性水肿），亦有引申其治女性更年

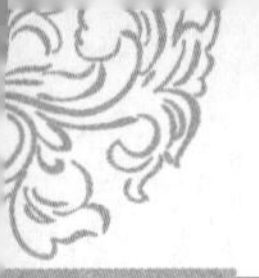

期综合征、卵巢功能低下及单纯性肥胖症等。另《金匮要略·妇人妊娠病脉证并治第二十》篇的桂枝茯苓丸（桂枝、茯苓、桃仁、芍药、牡丹皮），原为消癥而设，但桂枝亦擅利水（《本草再新》曰其可“消肿利湿”，《本经疏证》言桂枝“用之之道有六……曰利水……”），故今贤则宗本方瘀水并治之理，引申其疗臌胀、肾积水或输卵管积水、女性特发性水肿、风湿性心脏病所致水肿。当代名中医彭坚更将该方巧妙化裁，治妇科多种增生性疾病（如卵巢囊肿导致的盆腔积液），极大范围地拓展了该方的应用。仲师的瓜蒌瞿麦丸（瓜蒌根、瞿麦、茯苓、山药、附子）原为“小便不利者，有水气，其人苦渴”而设，除瞿麦可利水活血外，天花粉亦能活血利水（《名医别录》曰“通月水”；《医林纂要探源》言“治热淋，小便短数”），故今人将本方用治多种泌尿系统疾患导致的尿频、淋沥、小便涩痛，甚至肾衰，值得研探。

以瓜蒌、薤白为主组成的系列方，乃仲师创用治胸痹的痰瘀并治方，均重用苦辛温通的薤白合瓜蒌与他药（半夏、枳实、桂枝、白酒等），共收散结涤痰、化瘀生新之效。实验证明，化痰药与活血药并用，可使冠状动脉血流量增加，消溶血栓，预防和减少梗死，较纯用化痰通阳或活血化瘀药效好，故今人将此系列方广泛用治各种类型冠心病（属中医胸痹、心痛范畴）等危重病。国医大师周仲瑛以此类方化裁治高脂血症。仲师所创痰瘀同治之法，于后人功莫大焉！今贤浙江绍兴董汉良倡“痰瘀相关（即痰瘀同源、痰瘀同病、痰瘀同治）学说”以来，仲师的利水（祛湿、消痰）活化法得到越来越广泛的应用。

仲师在《金匮要略·痰饮咳嗽病脉证并治第十二》篇中又创己椒苈黄丸，治“腹满，口舌干燥，此肠间有水气”。考《本草再新》言防己可“破血”，而《本草纲目》曰葶苈子“通月经”，且《神农本草经》即言大黄“下瘀血，血痹，寒热……破癥瘕积聚”；《日华子本草》更明言“泄壅滞……利大小便”。另椒目一药，《唐本草》曰“主水，腹胀满，利小便”；《本草蒙筌》说“定痰喘”，故该方实乃典型的水湿痰瘀并治之方。今人不仅用其治阳水、喘息性慢性支气管炎伴感染，还有以其合真武汤、生脉散抢救晚期肺源性心脏病者。

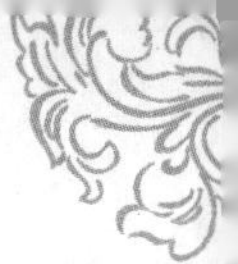

六、瘀结成积，妙创消癥活化

血瘀久不去，逐渐成癥积，《内经》中肥气、伏梁等皆此类病也。疟母亦癥积之一，因久病正虚，且进展缓慢，故仲景妙拟鳖甲煎丸，取鼠妇、䗪虫、蜣螂、蜂房等虫药蠕行入络，合鳖甲、牡丹皮、瞿麦、射干、大黄、凌霄花等咸苦酸寒之品，消癥磨积，逐瘀化滞，略佐人参、阿胶益虚扶正，且助他药祛邪。为使峻药久服不伤正，遂制成丸药以缓图之。清代名医叶桂对痰瘀相关学说卓有发挥。叶氏将众多疑难、幽深、久耽之疾称为络病，首先创立了“久病入络”学说，认为久病入络，须考虑痰瘀互阻之证，在治疗上，将痰瘀同治法广泛地应用于积聚、癥瘕等多种难治病证。在用药上，善用虫类药物，如虻虫、鳖甲、地龙、蜂房、牡蛎、蜣螂虫、水蛭等类以其血肉之质、动跃攻冲之性，疏经剔络，追拔沉混气血之邪，荡涤痼结之凝痰败瘀。故取土鳖虫等虫药飞走诸灵，合当归须、桃仁、红花、川芎、郁金等活血化瘀，今人也常宗此法治各种肿瘤。另，李东垣宗仲景此法，在《医学发明》中立复元活血汤（桃仁、大黄、当归、柴胡、红花、甘草、炮穿山甲、天花粉）治因跌仆损伤，瘀血留积胁下，致痛不可忍者，实为骨伤科要方。辽宁中医药大学在抗震救灾中用此方治挤压综合征取得满意疗效，今贤更有用此法治卵巢囊肿等妇科肿瘤，可收缓消渐化之功。

七、正虚兼瘀，巧设扶正活化

病久正损者，多血流欠畅，故久病必多致瘀。但祛瘀则伤正，补虚恐恋邪，故仲师巧设扶正活化之法，对“五劳虚极羸瘦，腹满不能饮食……内有干血，肌肤甲错，两目黯黑”者，妙用大黄䗪虫丸以“缓中补虚”。取桃仁、杏仁润以濡其干，大黄、干漆通以去其闭，更用虻虫、水蛭、䗪虫、蛴螬等虫药以逐其瘀，仅用地黄、芍药、甘草以养其正，虑药峻与久病之体难合，遂制丸缓图，并佐酒饮服以行药势，面面俱到，用心良苦。张锡纯治虚劳夹瘀，予补气养血药合三棱、莪术组成十全育真汤，盖取法仲师也。国

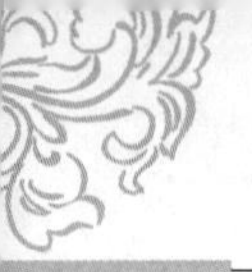

医大师朱良春，用土鳖虫、炮穿山甲、鸡内金合三七、郁金、姜黄，佐以人参须、紫河车共末，以虎杖、石见穿、糯稻根、蒲公英煎浓汁泛成复肝丸，用治慢性肝炎、早期肝硬化，疗效显著。

对“虚劳诸不足，风气百疾”（丹波元简曰“风气盖是两疾”，《新唐书》张文仲曰“风状百二十四、气状八十”，足见风与气致虚症之多也），因不可独补其虚，亦不可着意去风气，故仲师又特创薯蓣丸，方中以大剂山药、甘草，合人参、白术、芍药、地黄、阿胶补虚，用柴胡、桔梗、防风、大豆黄卷祛风调气；尤妙者，少佐当归、川芎、桂枝活血化瘀。张锡纯曰：“补药剂中以为佐使，将有瘀者，瘀可徐消；既无瘀者，亦可借其流通之力，以行补药之滞，而补药之力愈大也。”其深知仲师组方之真谛。首届国医大师郭子光遵古贤“上下交损，宜治其中”之训，以此方巧妙加减，治再生障碍性贫血，获效颇佳（参见《名家教你读医案》第2辑第7讲）。另，笔者亲见我省名老中医胡翘武用该方治长期不明原因的顽咳，数剂则愈，缘咳久络伤气耗也。已故肾病专家邹云翔治“肾劳”，每以补肾救本与活血和络药（桃仁、红花、当归尾、牛膝等）组合，常使晚期尿毒症者转危为安。

结语

由于时代的局限，仲师的活化法有待尽善尽美，如补虚活化法中，他长于将补气、养血、温阳之品与活化药相合，却短于滋阴活化。有鉴于此，金代刘完素遂创二丹丸，取活血化瘀的丹参（重用）、丹砂（《医学入门》曰朱砂“破癥瘕，下死胎”）与大剂麦冬、天冬、熟地黄等滋阴药相合，略佐益气安神药，用治心阴不足使心血瘀缓而致的心悸、不寐、健忘者，匡补了仲师学说之不足。今人每宗刘氏立法之旨，以其方进退，配适量清热解毒药，用于病毒性心肌炎显效。另，名老中医祝谌予治糖尿病最喜将山药与黄芪，生地黄与熟地黄，丹参与葛根，玄参与苍术四组“药对”合用，亦是妙用了滋阴活化法（参见《名家教你读医案》第4辑）。

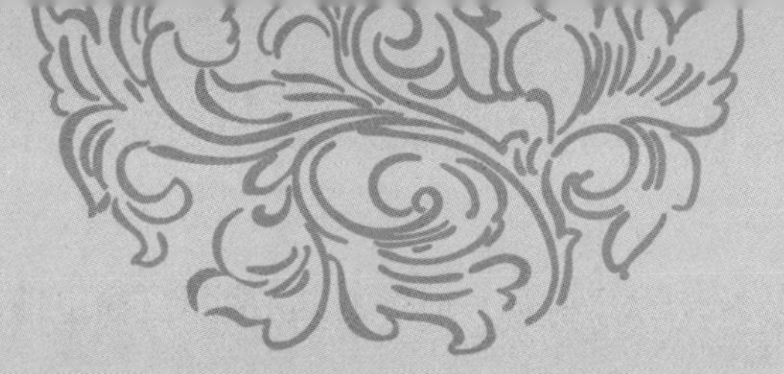

药得奇效话“瞑眩”

“瞑眩”原指昏糊眩晕之意，语出《尚书·说命》“药不瞑眩，厥疾弗瘳”，其意是指患者服药后，若不产生昏糊眩晕的反应，则药物对顽症痼疾就很难奏效，现在即泛指服药后没有一定的药物反应，治疗效果则欠满意。

历代医家对“瞑眩”现象均较重视，如东汉张仲景在《伤寒论》《金匮要略》中对此记载颇多，如《伤寒论》46条曰：“太阳病，脉浮紧，无汗，发热，身疼痛，八九日不解，表证仍在，此当发其汗。服药已微除，其人发烦目瞑，剧者必衄，衄乃解。所以然者，阳气重故也。”此处之发烦、目瞑，正是“瞑眩”之表现。在《金匮要略》白术附子汤方后云：“一服觉身痹，半日许再服，三服都尽，其人如冒状，勿怪，即是术、附并走皮中，逐水气，未得除故也”。乌头桂枝汤方后亦有“其知者，如醉状，得吐者，为中病”的记载，此处之“如冒状”“如醉状”即是“瞑眩”。再如《伤寒论》154条、104条服柴胡剂后“必蒸蒸而振，却发热汗出而解”之“身振”，可看作眩晕，身瞤瞑眩致行走不稳；至于“发热汗出而解”，乃指机体得到药力帮助后，“上焦得通，津液得下，胃气因和”的抗邪结果。此种“身振”“发热汗出”并非病态，而是用药奏效之佳兆，即广义“瞑眩”反应。另《金匮要略》防己黄芪汤方后言“服后当如虫行皮中……差”，而在桂枝去芍药加麻黄细辛附子汤方后更明指“当汗出，如虫行皮中即愈”，都是药力奏效，推动阳气运行，驱逐湿邪的广义的药后“瞑眩”现象。

“瞑眩”产生之因颇复杂，清代莫文泉认为是“病被药攻，拒之使然”（《研经言》），周慎斋称作“邪寻出路”所致（转引周学海《读医随笔》）。仲师也有“阳气重故也”和“术、附并走皮中，逐水气，未得除”之论述。

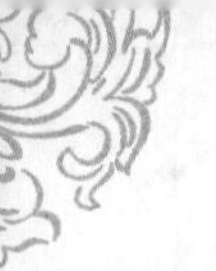

笔者结合临证体会，认为“瞑眩”现象是药与证符，剂量恰到好处，且机体正气未衰，有足够的抗邪能力，机体对药物又十分敏感等多种因素造成的，如没有这种药与证相互作用后机体产生的积极反应，那么药物治病（尤其是顽证痼疾）的效果，一般则较有“瞑眩”者为差。不仅仲师常用“即解”“即愈”“差”等，来强调有“瞑眩”现象之患者，药治疗效的卓越，不少名贤还通过各自验案证实了这点。如北宋许叔微治李信道伏阳肢冷，与破阳丹，不半时烦躁狂越。许曰：“此换阳也。”逾时，果汗出而定。清代赵晴初治某伤寒失下，与四物承气加减，片晌，腹中剧痛欲死，口噤目瞪，不省人事，至天明下黑粪累累而解（周学海《读医随笔》）。现代名医岳美中在总结前贤和自己大量的临证经验后，颇有见解地指出“深痼之疾，服药中病即瞑眩，瞑眩越剧，奏效越宏”并作诗赞曰“瞑眩力能瘳厥疾，催锋陷阵仗雄师”（《岳美中医话集》）。为进一步论证岳美中的言之有据，特摘录一例验案以佐之：

娄女，34 岁，1988 年 4 月 29 初诊。

患者少时家贫，常下水田劳作。22 岁婚后，和夫摆鸭摊为生。因长期低头制鸭，并操刀卖鸭，渐感颈部酸胀，肩臂不适，上肢时麻木沉重，被诊为神经根型颈椎病，牵引推拿后略缓，但无暇坚持，故转请余治。刻诊除上述症状外，尤苦于头部似裹，如有物压，双眼上睑重坠，沉困难睁，几乎无法持刀、镊卖鸭、制鸭。刻诊尚伴形体较丰，脘闷纳少，太息泛恶，便溏恶寒。脉偏沉缓，舌淡紫胖，齿印颇显，苔白黄腻。辨证为中气不足，湿瘀交困，予补中益气汤合活血通络之品，加苍术、厚朴，迭进十剂未效。细思其长期与水打交道，冬日亦常下冷水，恐非大剂辛温燥湿配升运脾阳佐活血通络而难效，遂仿李杲升阳举经汤意，投生黄芪、鸡血藤各 30g，白术、苍术、葛根、党参各 15g，羌活、藁本、川芎、防风、干姜、桂枝、白附子、白僵蚕各 10g，细辛 5g。3 剂。甫服 1 剂，即觉有股气自胸阵阵上腾，颜面先热后痒，头反昏沉加甚，小憩片刻即舒。2 剂药后，面痒加甚，并出红疹，但头昏沉转轻，头部如物压之感渐减。3 剂后，随红疹转多，搔抓出淡黄血水，不仅头更轻松，眼睑亦可上抬。后用上方略损益，曾用生麻黄易细辛，白芷代防风，全蝎换僵蚕等，但大法不变。每次药后，均随气之升腾而面出红疹，出后即感脘畅神振，头昏沉、眼难睁遂减，颈、肩、上肢亦颇舒适，但因无法不下冷水，且日日低头操刀，月余后诸症始趋稳定。后改制药丸两公斤，症方大缓。

综上观之，“瞑眩”虽为一种正气抗邪，有利愈病的积极反应，但因广义的“瞑眩”能有多种表现，除前所述的“发烦”“目瞑”“衄”“如冒状”“如醉状”“呕吐”“蒸蒸而振”“发热汗出”“如虫行皮中”“烦躁狂越”“口噤目瞪，不省人事”等，秦德平、胡剑北指出：在用半夏泻心汤合旋覆代赭汤治行胃次全切除术后发生剧吐患者时，发生“胸脘似有大量气体下压，肠鸣音亢进”；用软散消瘿、疏肝理气法治一甲状腺腺瘤时，发生“肿块局部似有虫钻样疼痛”等广义“瞑眩”现象。有些“瞑眩”现象似和药物中毒现象难以截然区别，特别是有些药物本身又有一定毒性，服后中毒反应和“瞑眩”更易混同。如附子、乌头均含有毒的乌头碱、次乌头碱等多种生物碱，用量稍不当或未能久煎，常致患者有舌麻、头晕等中毒反应。故曾任上海中医学院院长的金寿山教授认为在服白术附子汤或乌头桂枝汤时，若发生“如冒状”“如醉状”“呕吐”，已是药物中毒现象，不可拘于属“瞑眩”中病。连非常重视“瞑眩”现象的岳美中，也在其医话集《用药当知毒药的利害》一文中指出“附子用小量则兴奋，大量则麻醉。《伤寒论》方中，附子最大量用至三枚，也不过一两，如桂枝附子汤、去桂加白术汤等，但方后注谓，‘三服都尽，其人如冒状’，说明已有昏晕反应，正是治疗限制，所以临床使用附子一般以不超过一两为妥”。故临证对药后反应，须严密观察，除了把它和心理反应相区别外，更重要的是要把它和药物的不良反应相区别。

笔者根据三十余年的观察，认为“瞑眩”与药物的不良反应之区别有如下数点：一是服无毒药物发生的反应，虽较剧，亦可看作为“瞑眩”；而服用药书上注明有毒的药，虽反应较轻，亦应视为中毒。二是药后原来的症状减轻或消失，虽有反应，多为“瞑眩”；若原症不减，甚至反加重，应考虑中毒。三是“瞑眩”反应即使剧烈，但较少有四大生命体征（血压、呼吸、脉搏、体温）同时发生改变的；而中毒反应常会发生四大生命体征同时改变的严重情况。四是若二者难以当即明辨，可暂停药观察，服药反应很

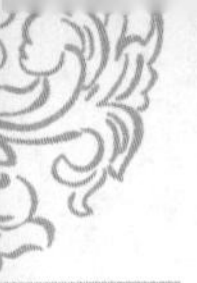

快消失的为“瞑眩”;若反应消失较慢,或不消失甚至持续加重则为中毒,应立即抢救,否则会发生医疗事故。

1978年10月,芜湖县四人聚会饮酒,将饮,一人说岳父处有三七酒,饮当有益健康,遂取其酌。后三人相继昏倒,口吐涎沫,呼吸困难,另一仅饮不足一钱者急电告县医院。医急至其家,饮最多者已死,将另三人与酒瓶急送医院。经中药师鉴定,酒瓶中三枚棕黑色圆锥形药,非三七,乃草乌也(后据死者岳父告之,他每至冬天,筋骨疼痛,隔日饮此酒钱许,以驱寒定痛,药已泡近月),遂按乌头碱急性中毒用大剂阿托品抢救。所憾,一人也因中毒较重,翌日发生阿-斯综合征而亡;一人虽脱险,住院二旬始愈。故临床在用毒药治病时,应学习仲师应用毒药的配伍经验及煎药与服药的方法(张仲景用乌头或附子等毒药时,常根据中药配伍七情和合中的相畏、相杀理论,将其与可制约或杀其毒性的蜂蜜、熟地黄、生姜、甘草等相合;或是将药久煎,或是“不差,明日更服,不可一日再服”)。这样,则既可达到“瞑眩”目的,亦可避免产生中毒的不良后果。(原文载于《江西中医药》1990年第3期)

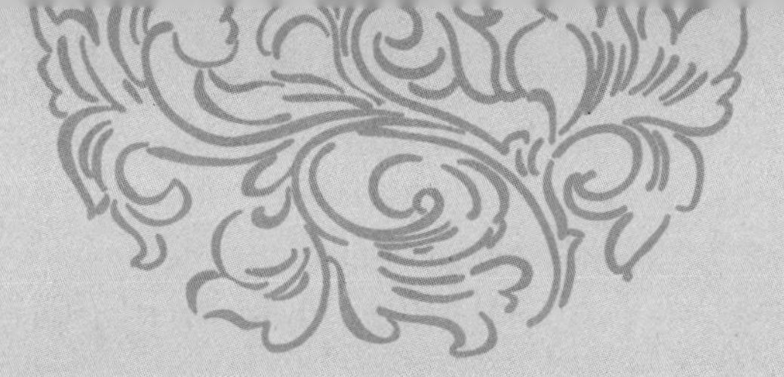

反药治好"王半盂"痰证

拜读《中国中医药报》2014 年 2 月 4 日所刊《虽言十八反，医者当明辨》一文后，勾起了笔者对探索中药十八反的一些难忘回忆。

1968 年笔者由安徽中医学院中医系毕业后，被分配至皖东南部郎溪县毕桥公社医院。郎溪县虽不大，却因有一些知名老中医的长期坚守，中医事业颇为兴旺。某日，看胡翘武行医，见其将乌头与半夏、瓜蒌同投一方，连用 20 余剂治愈 1 例因风痰阻络导致中风而肢体麻木不遂的老者，引起了我极大兴趣。

因其以乌头（或附子）与半夏合用的资料最多，故搜集了二十几份两药同用的案例加以分析，笔者深谙"纸上得来终觉浅，绝知此事要躬行"的道理，遂亲身试验将制川乌与姜半夏、全瓜蒌共煎顿服，除微觉脘嘈外，未见任何不适反应。遂产生研究十八反之念。

1990 年，笔者参加了在承德召开的"首届大黄国际学术研讨会"，有幸与古稀之年的高晓山研究员探讨。他坦言因其所从事的为中药理论与实验方面研究，故对十八反能否及如何应用于临床试验不多，但从所收集的资料和不少中医界道友的交流中认定，十八反中所谓的"反药"是完全可以同用的，有时还可互相激发药性而提高疗效。不过在同用过程中，少数患者亦有发生较剧烈反应的。这主要与医者对患者体质、病史了解不足，与药物的剂量过大或炮制欠佳亦有密切关系。另，对剂型之异及反药入药部位之异亦不容忽视。至于十八反中的有些毒性药，单用有时也可能导致明显不适，不应将其与所谓服反药中毒混淆。

他最后强调，十八反的探讨仅局限于文献与实验，还望今后医者通

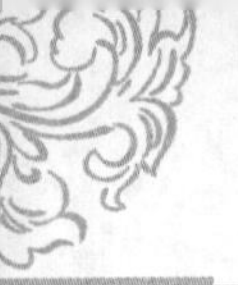

过不断积累的实例，为十八反中三组反药如何应用于临床给出最有力的论证。

1995 年，笔者的学生为一退休干部治肺心病时，因患者畏寒痰多，故方中开了附子与半夏，未料患者去世，其家属得知用了反药，即欲上告。后将学术界对应用十八反药物探讨的文章拿与家属，才化解了矛盾。故笔者奉劝年轻中医，应记取高晓山之言，如患者症状可用他药治愈的，尽量不要用反药，非用不可，则当根据患者年龄、体质及季节，药物由小量递增，宁可再剂，不可过剂。在医患关系颇为紧张的今天，首当考虑用药安全。但对按常规用药无效或因痰因瘀所致疑难杂症，或时间较久的癥瘕积聚等，可通过反药同用而取效。下举一例以证之。

1978 年 9 月，一年近半百女患者右膝腘窝处生一包块，初无感觉，半月后如小鸽蛋大，胀肿较甚，艰于行走，西医一时难确诊，劝其手术。患者恐惧，转求治于笔者。视诊其不红、不热、不硬，局限发展也不快，且其形体丰壮，舌胖印多，苔白浊厚，疑为阴疽类病，即投王洪绪阳和汤合新制八白汤，7 剂未见进退。进一步询知，其喜食甘肥。端午节前后，连食粽子达半月，平日极喜咳白黏痰，同事戏称其“王半盂”，故知前方化痰力不够，温散力亦嫌单薄，遂大胆予制川乌 15g（先煎半小时），白茯苓 30g，法半夏、桂枝、白芥子、白蒺藜、白僵蚕、白术、白芍、牛膝各 15g，生麻黄、白芷、干姜各 10g，生甘草 7g。7 剂。

复诊告：服药期间，日泻 2~3 次，似痰沫状，触之肿块缩小近 1/3，要求续予该方，却又告知近 2 日眩晕、汗多，测血压 160/100mmHg。故去麻黄、乌头，易熟附子 10g，生牡蛎 30g，杜仲、麻黄根、桑寄生各 15g，桂枝减量为 10g，牛膝加至 30g，并以此方加减，连服 28 剂而肿消。

后劝其戒甘肥之物，痰渐少吐，体趋苗条，“王半盂”雅号也逐渐被人淡忘。

由此可知，正确运用十八反可治病也。

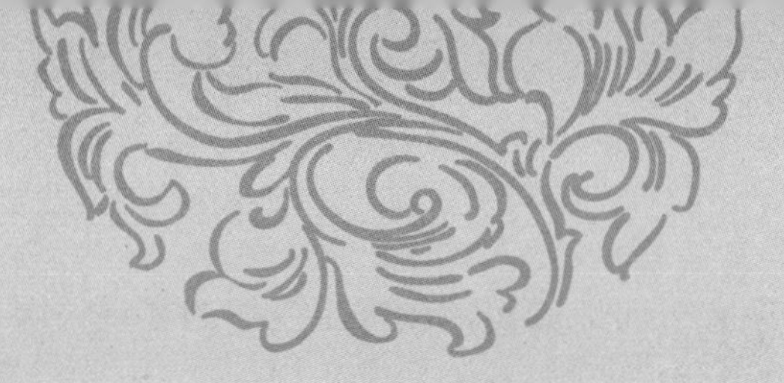

“三因论”病因分类法之质疑

在漫长的中医发展史中，历代前贤对疾病原因的分类可谓精彩纷呈，仁智各具。如《素问·调经论》将病因概括分为阴、阳两类；张仲景在《金匮要略》中则提出“千般疢难，不越三条”；而金代张子和又主张全部病因应分为四类、四因。《医学启源》曰：“外有风寒暑湿，属天之四令，无形也。内有饥饱劳逸，亦人之四令，有形也。”清代程钟龄在《医学心悟·医门八法》中又提出“两因论”：“论病之源，以内伤、外感四字括之。”而在给病因进行分类的所有医家中，对后世病因学说影响最大的乃宋人陈无择，他在《三因极一病证方论》中指出：“六淫天之常气，冒之则先自经络流入，内合于脏腑，为外所因；七情人之常性，动之则先自脏腑郁发，外形于肢体，为内所因；其如饮食饥饱，叫呼伤气，尽神度量，疲极筋力，阴阳违逆，乃至虎狼毒虫，金疮踒折，疰忤附着，畏压溺等，有悖常理，为不内外因。”这种“内因、外因、不内外因”的“三因论”学说，由于较能执简驭繁，渐被后人公认而沿用至今。

然而，我们知道，任何疾病的发生，至少都是由正（指人体的抗病能力）、邪（外界的致病诱因）两方面因素共同起作用所造成的，是一个由外部致病诱因刺激人体，并使人体产生一系列病理反应的过程。而陈氏三因论的病因分类命名法，则没有全面包括人体正气和外来诱因在发病中的相互关系。为进一步提高防治疾病的水平，后学者可继续研讨发展与完善之。

一、名为“外因病”，与实并不符

在“三因论”中，因风、寒、暑、湿、燥、火六淫之邪诱发的病证，被统称为“外因病”，这里单纯强调发病的体外诱因，却忽视了病程中起重要作

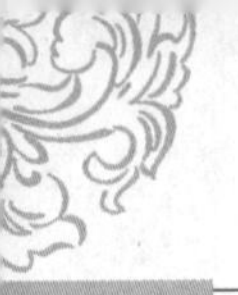

用的体内因素，没有全面地如实地反映出发病的客观情况，在理论上欠严谨，对指导临床亦不利。

《素问·百病始生》篇曰："风雨寒热不得虚，邪不能独伤人。卒然逢疾风暴雨而不病者，盖无虚……此必因虚邪之风，与其身形，两虚相得，乃客其形。"这就明确指出，只有在正虚的前提下，六淫才能成为致病因素。由于"人之生也，有刚有柔，有弱有强，有短有长，有阴有阳"（《灵枢·寿夭刚柔》），这种体质的特异性，对六淫被人感受后能否成为致病因素有很大关系，即感受同样强度的六淫之邪，不仅有"勇者气行则已，怯者则着而为病"之别，且还有一些病者，由于"皮肤的厚薄，肌肉之坚脆"不同，病变也有轻重之异。另需注意的是：由于禀赋之异，其脏腑组织对六淫中的某些诱因有明显易感性，而对另几种诱因的反应却不明显，而使有易感性的那种诱因成为了致病因素。如《灵枢·五变》曾曰："肉不坚，腠理疏，则善病风……小骨肉弱者，善病寒热。"即是指此而言的。临床上还常会发现：素体阳虚或阴盛之人，对六淫中寒湿二邪颇为敏感，虽触之较轻，亦易发生胀满、呕吐或洞泄寒中；而对六淫中的风、暑、燥、火等邪，即使感受得很重，有时却反安然无恙。另外，即使在同一季节，体质不同的人感受了六淫中相同的诱因而发病，他们却"或病此，或病彼""同时得病，其病各异"（《灵枢·五变》），使同一诱因明显成为不同的致病因素。如薛雪论述人体感湿后的不同机转时就指出："湿热病，属阳明太阴经居多。中气实则病在阳明，中气虚则病在太阴。"先贤有言大风六气伤人，因人而化，均证明了正气的盛衰在整个发病过程中的重要性。故而六淫只能作为发病的诱因，绝不是外因病的唯一因素。外因病的发病因素并不仅存在于体外，在六淫证的发病机制中，正气和外邪具有同等重要的意义，有时前者甚至更重要一些。故陈氏将六淫作为诱因而导致的疾病一概强调成"外因病"，是与发病机制显然不符的。

二、诱因既在外，难称"内因病"

在"三因论"中，由喜、怒、忧、思、悲、恐、惊七情变化而引起的疾患，陈氏概称为“内因病”。在这里，陈氏只看到情感变化的发展是在体内进行的，而却未曾看到，这种变化是通过人的感官接触外界时，被某种现象刺激后产生的。也就是说，陈氏没有认识到，七情之变已经是病变，被人感官感知的外界事物，才是真正的诱因。它们能使人的七情出现剧烈变化，从而导致情感疾患的发生。

实践告诉我们：人的感情不可能与生俱来，而是萌发于后天的生活经历中，当外界刺激为人的感官接受后，才能产生感情的变化，虽然《素问·阴阳应象大论》说“人有五脏化五气，以生喜、怒、悲、忧、恐”，但人的感官如不能感知外界刺激的话，也是不会有喜、怒、悲、忧、恐的情感变化的。一般情感疾患的发病率以青、中、壮年为高，正是因他们感受外界刺激的机会和程度较儿童或老人要多和重。由上可见，情感病的诱因是来自体外的。

实际上，祖国医学早已认识到其中的真谛，如《灵枢·癫狂》说“狂始生，先自悲也……得之忧饥”“得之大恐”“得之有所大喜”。后贤还进一步认识到：在正常情况下，七情是精神活动的外在表现，对健康并无妨碍，只有在外来因素引起的情感变化过于剧烈，而导致脏腑功能失常后，才会发生情感疾患。甚至连陈氏本人也无法否认这一点，如《三因极一病证方论·癫痫叙论》中说：“夫癫痫病，皆由惊动，使脏气不平，郁而生涎，闭塞诸经，厥而乃成。或在母胎中受惊，或少小感风寒暑湿，或饮食不节，逆于脏气。”在这里他已如实指出：外来诱因的刺激是产生情感疾患的首要条件了。

近来，有些人“谈癌色变”，是因这些人通过视觉、听觉了解到：癌症是目前尚难治疗的恶性病变。但如患者没有通过视觉、听觉而感知这一外来刺激，常可带病延年。笔者曾遇一农村妇女，患有恶性淋巴瘤，由于家务繁冗，使其无法顾及病况，加之保密性医疗制度执行得很好，也使她根本不知道自己患了不治之症。在间断配服少量中药的治疗下，竟出乎意料地活了八年。而另一名中年妇女，系小学教师，其爱人系部队一副师级干部，不幸罹患肺癌后，虽经多方治疗，包括服用多种进口药，仍未能治愈，使她产生了“癌症必死”的看法。当她略感不适经检查被疑为胃癌，

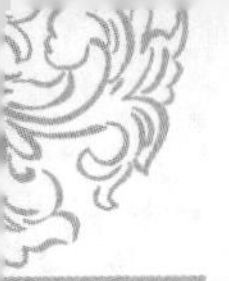

当即昏厥于地。后情感发生极大变化，疑虑、忧郁、恐惧，终致拒绝服药而数月即去世。可见任何疾病病程中所发生的情感变化，也大多由外来刺激作诱因而触发的。

情志病和六淫引起的疾患，虽诱因均来自体外，但两者有明显不同：即六淫证在发生时，人体的正气一般较虚；而情志病的发生，并非都有脏气虚损的前提。一些能耐受住六淫侵袭的体魄健壮之人，却常在外界突如其来的刺激下，引起较大的七情之变而发病，甚至导致"……血之与气，并走于上，则为大厥……气……不返则死"的意想不到的悲惨结局。对很多情志病的治疗，改变患者的外界生活环境(即减少外来的刺激)，加以开导劝慰，常能收到药物难以达到的效果。笔者曾遇一例因女儿受她辱骂后自杀，遂患精神分裂症的中年妇女，在药物治疗乏效后，劝其迁居外地，使其看不到女儿的住房和遗物，并让其多看喜剧片，断续配服疏肝解郁化痰之品，症遂减轻。而用此种方法治六淫证，是很难获效的。由此看来，七情疾患的外来诱因较六淫证的外来诱因对疾病的影响，往往还更重要些。

21 世纪后，心理医生明显增多，他(她)们治疗七情疾病的效果远胜于对六淫病的治疗，其主要原因，是他(她)们了解到了患者所受的七情外来诱因后，可通过自己的语言使患者对诱因所产生的负面不良刺激被逐渐淡化，不致造成过大伤害，而病得到减轻甚至痊愈。但心理医生即使巧舌如簧，也难以使六淫证的外来诱因所产生的不良刺激被淡化掉，大多数情况下，只能靠药物去治疗。此即通常所说的"不是心病必用药，心病方可心药医"之谓也。心理医生的语言，正是治疗心病的"心药"。引发这些心病的诱因既在外，故难称为内因病了。真正的内因病，是很难被心理医生治愈的。这种内因病，笔者认为当指与生俱来的一些先天性疾病。

综上所述，情感疾患既是以外来刺激为主要诱因的疾患，其发病的轻重程度与诱因刺激的强弱关系极大，除掉诱因的刺激，病变常会明显好转。外在事物对情感疾患的影响，较之对六淫证的影响要大得多，故陈氏将情感疾患称为单纯"内因病"。这是忽略了作为诱因的外来刺激对情感疾患发病的重大影响，显然是有待完善的。

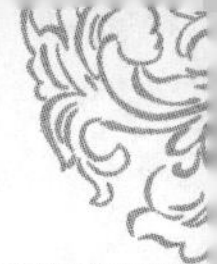

三、“不内外因病”，令人难理解

致病因素中的饮食劳倦、房事不节、金刃虫兽、跌仆损伤等，在陈氏“三因论”中被划归同一类，称之为“不内外因”。但细考“内”“外”二字，原是用以描述一物体本身和它所处空间位置关系的概念之一，用在这里是指致病因素相对于人体的位置而言。不言而喻，任何一种致病因素，在人体的内、外两个位置中，都只能居于其中的一个位置，即如不在内，则必然在外，反之亦然。至于那个既不在内，也不在外的位置，是绝对没有的，因为它们不能存在于超空间之中！形式逻辑的排中律告诉我们：对于互相矛盾的论断，只能肯定或否定，不能模棱两可，绝没有第三种可能。可见，“不内外因”的提法是我个人有不同见解。请看：跌仆、金刃、虫兽所伤，分明是由来自体外的物理性损害所造成的，称他们为“外因病”才理所当然，这比称六淫证为“外因病”还更贴切些。而饮食劳倦、房室不节所致之病，乃是患者缺乏卫生知识或意志薄弱所造成的，按理依靠主观努力是完全可以防止的，比起情志疾患来，这类病症的病因倒更多发自于体内。故“不内外因”的含义是很难令人理解的。如果说，为了和“内因、外因”区别才创出这一名词，也是不能成立的。因为金刃、跌仆、虫兽所伤的疾病，多是开放性创伤；饮食劳倦、房室不节导致的病证，乃是体内某脏器功能的失常，二者之间，在病因和病机方面都极少有共同之处，也没有混为一谈的道理。

结语

如前所述，任何疾病（除金刃、跌仆、虫兽伤外）的发生，都很少是一方面因素所造成的。如果在论及病因时只单纯强调一个方面，就会造成认识上和理论上的谬误，而科学则要求我们尽可能地精确。近代贵州省名老中医徐健飞说得好：人体之虚是发病的内因，外受病邪是发病的外因，外因必须通过内因起作用。如果人体虽有虚处，但不遭受虚邪贼风，

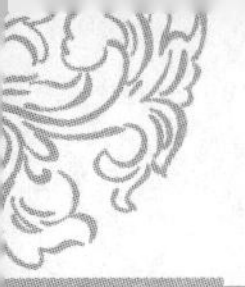

也不过是体虚而已。所以，万病大别，不过外感和内伤两类。至于病因，后世多宗陈无择之三因论。照此三因分论，孤立而不结合，实在未说清发病的因缘。（参见《医林拔萃——贵州名老中医学术思想及医疗经验选编》第439页）故笔者认为，因“三因论”分类命名法的不足，故而有给病因重新进行分类命名的必要。对这项工作，很多近贤都纷纷予以尝试，笔者在此亦略妄作刍议：在分类命名时能否既考虑发病诱因来自人体内、外的何处，也兼顾各种疾病在病情上的某些共同点。即将以六淫之邪、疫疠、瘴气等为诱因，症状从表入里，自上而下进行传变的疾病统称为“外感病”；将由七情之变、饮食劳倦、房室不节等为诱因，初起即见里证的疾患，统称为“内伤病”；将由金刃、跌仆、虫兽等物理性损伤所导致的单一外因所引起的病证（创伤性疾患）称之为“外伤病”。这里借用了感、伤于何种邪物所引发而导致疾病的概念，在措辞上避免使用显得突出强调病因一方面的“因”字。对这种分类命名法的必要性和正确性，请同仁们不吝教诲。

［原文被安徽省芜湖市1985年《芜湖市中医药资料汇编》（由市卫生局、中医学会编印）收录］

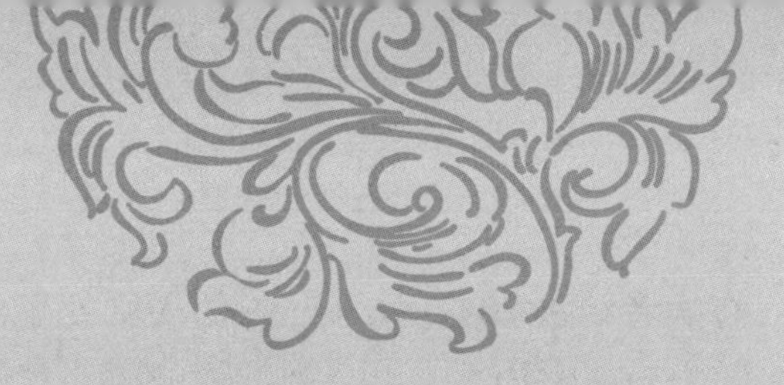

告别亚健康 逍遥活百年
——亚健康的成因、危害与防治

亚健康是当代医学的新名词,在我国已经受到广泛关注。有报道称约有 70% 的白领处于亚健康状态,而且不少明显的猝死均与此有关。但何为亚健康?中老年人是否会亚健康?亚健康有哪些危害?怎样防治亚健康?你又了解多少呢?

一、亚健康的定义

亚健康是指机体无器质性病变,但已有一些生理功能发生较明显的改变的非正常状态。简言之,即机体已处于一种既非健康又非患病的所谓中间状态,又称“慢性疲劳状态”,乃健康与疾病的临界点。国外称之为“第三状态”,国内特有的医学术语则命名为“亚健康状态”。它有如下几个典型特征:

1. 属于功能性改变。即虽有不少体征改变或自觉不适之症,但现代医学各项检查却均正常。

2. 生活质量偏差,较长期处于低健康的水平。

3. 常有失眠、健忘、眩晕、头痛、纳少、肢麻、二便不调、浑身酸痛、精神萎靡或焦虑烦躁,常感冒恶寒或时发低热,工作效率下降,不愿与人交往。还可见在临界线上徘徊的“四高”(高血糖、高脂血症、高血压、高黏血症)现象。

世界卫生组织的一项全球性调查表明:按现代西医学的标准,真正健

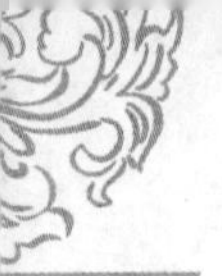

康者仅约占 5%，有病者约占 20%，而约 75% 的人则处于亚健康状态，且这类人群在许多国家和地区均呈上升之势。有些人自认为体无大碍，忽视了进一步的诊治。

二、亚健康的危害

《中医药与亚健康》杂志的主编曹东义强调：疾病的诊断绝不能仅以现代检测手段为唯一标准，越来越多的猝死悲剧，已千真万确地证实“亚健康”者虽与医生所说的“疾病”有段距离，但他们如不注意自己的健康，随时会面临死亡。在理论上与死亡不靠边的亚健康状态，有时与死亡却近在咫尺，这应引起我们高度警惕。

年近八旬的中医临床家马有度教授，通过五十余年经验总结，结合一些政府部门组织的调查认为：亚健康的形成，最主要原因是对健康甚至生命的过度透支，而从事脑力劳动的更是亚健康状态的高危人群，他们最易出现一多（疲劳多）四少（即活力、反应能力、适应能力与免疫能力减退）的情况。近期中国医师协会等多家单位所做的一项联合调查表明，互联网技术、律师、媒体、医疗等是为最易透支健康的行业。如《海南日报》记者甘远志，因近 20 年不是奔波于采访之途就是忙于电脑前撰稿，39 岁便英年早期，北京医院的郑建国博士，忙看病，忙科研，40 岁倒在电脑前，永远离开了刚从美国归来的妻子和 3 岁的女儿；国家一级演员高秀敏在连续忙于排练、演出之时，46 岁亦突然告别了人世。他（她）们在生前均未查出明显的器质性病变，是因忽视了对亚健康状态的治疗而酿成了悲剧。

虽然报道的猝死者多为中壮年（上海、无锡、深圳等地对 1 197 名中年人健康调查表明：约 66% 的人入睡困难；约 62% 的人腰酸背痛；约 57% 的人记忆力减退；约 48% 的人烦躁焦虑……这些都可归于亚健康群体）。而对于部分“三缺乏”（缺乏自我保健意识、缺乏自我保健常识、缺乏自我保健措施）的老年朋友，由于体弱，抵抗力下降，更应准确分清自己的哪些情况属于亚健康，而哪些情况已经是疾病了。

简单来说，各类筋骨伤病、骨质疏松、高血压、高脂血症、高血糖、动脉

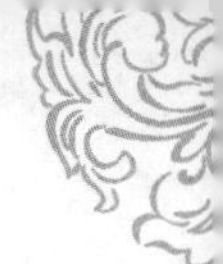

粥样硬化、心绞痛、心肌梗死、脑血栓形成或脑出血，以及男性前列腺增生、女性绝经后突然月经复至等，都属于疾病，必须及时进行正规治疗。而思维功能下降，心理和社会适应能力降低，皮肤干燥、失去光泽或皱纹增多、老年斑、黄褐斑、白发、脱发、行动较为迟缓等，可能属于亚健康，应根据具体情况区别对待。

三、中医帮您远离亚健康

中医是怎样防治亚健康的呢？在预防方面，中医在千年前的经典医著《黄帝内经》中即提出"不治已病治未病"的学术思想。历史上十大名医之一的元代朱丹溪曾大声疾呼"与其治疗于有疾之后，不若摄养于无疾之先"；清代著名思想家邵应节更作防病诗："爽口物多须作疾，快心事过必为殃。与其病后能求药，不若病前能自防。"至于如何预防，一方面依靠国家采取改善环境、研制疫苗、发动群众讲究卫生等措施，更重要的是亚健康者必须提高自己养生保健的水平，力争将西医所倡的健康四大基石（即合理膳食、适量运动、戒烟限酒、心理平衡）作为生活的准则。世界卫生组织的研究表明，只要认真做到这十六个字，高血压病可减少约55%，脑卒中可减少约75%，糖尿病可减少约1/2，癌症可减少约1/3，寿命能延长约10年。有真病者尚可带病延年，亚健康者岂不能乐享天年？

在治疗方面，亚健康者出现最多的症状则为睡眠障碍，而失眠又是五种睡眠障碍（失眠、嗜睡、梦游、夜惊与梦魇）中最为多见的一种症状。当代著名的精神病专家徐声汉教授在所著《失眠患者必读》中指出：在当今高速发展的现代社会里，随着生活节奏的不断加快，社会竞争愈演愈烈，失眠的发生率逐渐增高。2019年对河北省18岁人群失眠患病情况进行调查，结果显示：1. 本次共调查21 376人，男9 839人，女11 537人；平均年龄50.84 ± 16.28岁；失眠患病人数3 108人，患病率为14.5%。其中男性1 016人，女性2 092人。（数据来源《中国睡眠研究会第十一届全国学术年会论文汇编》2019年）

故如能将失眠较快治愈，不仅可使亚健康者的其他症状亦随之明显

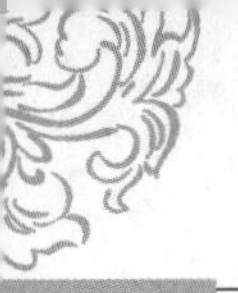

好转，为其回归至健康人群做好准备，且可使一些有可能步入亚健康的人群远离亚健康。笔者4年前在温州苍南县曾遇一46岁的女教师，因一年前其父与弟弟均因肿瘤去世，使进入更年期的她焦虑万分，总因怀疑自己亦将患肿瘤而终日惴惴不安，彻夜难眠近一年，赴杭州、上海多次，均因未能坚持诊疗而乏效。2008年笔者曾10次去该地坐诊，得知其所有检查均正常时，结合其腹胀、纳少、烦躁、神疲，月经过多，知其已处于严重的亚健康状态，而又应以解决焦虑性失眠为首要之务，经过连续10次的诊治，随睡眠渐趋正常，其他症状均迎刃而解。目前笔者在苍南所治患者有近半是以失眠为主诉的。

笔者恩师国医大师朱良春虽已97岁，却耳聪目明，仍可应诊（整理者注：朱良春先生于2015年逝世。）。他认为取油松节、鸡血藤、牛角腮、仙鹤草各30g，煎汁久服，不仅能解决失眠之苦，还能增加红细胞、白细胞及血小板计数；若加红枣5枚，更能提高免疫功能，预防感冒，能让你远离亚健康，何乐而不为呢？如配合脚踏豆麦以按摩（把赤小豆、淮小麦文火炒热，于睡前赤脚踩踏），刺激足底部腧穴，疏通全身气血，温肾悦脾，暖肝温胃，调整气机，多能入寐，法简效宏。专治亚健康的曹东义教授，总结其近40年的临床经验认为，亚健康是种五脏相关的疾病，而五脏俱病却有轻重之别，亚健康者素体偏虚，又以神志症状为多，颇似中医的郁证，故应以调补肾脾配疏肝理气和血为要，主张偏肾阴虚者用六味地黄丸，偏脾虚者用归脾丸，适当配以逍遥丸，亦颇有简便廉验之效。亚健康者不妨试之。

卷二　方药发微

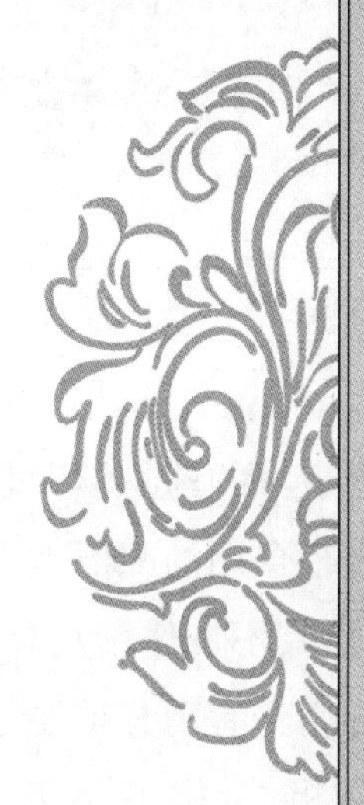

"乌头或附子反半夏"析疑

张仲景用黄芩清热之初探

对张仲景运用细辛组方的学习札记

试论张仲景对牡蛎的运用

张仲景运用厚朴的经验发微

桂枝芍药知母汤应用体会

温脾汤运用鳞爪

资生丸运用发微

全真一气汤运用举要

滋水清肝饮应用辨义

复方四逆散运用摭拾

新制八白汤应用掇英

附马芪鹿二藤汤治痹证偶得

清肺益肾汤止小儿遗尿

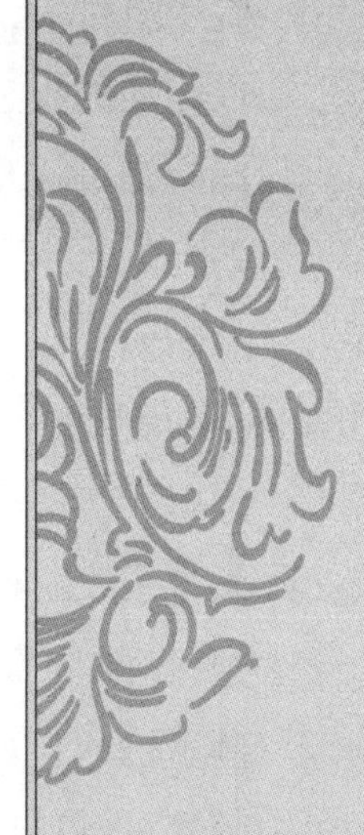

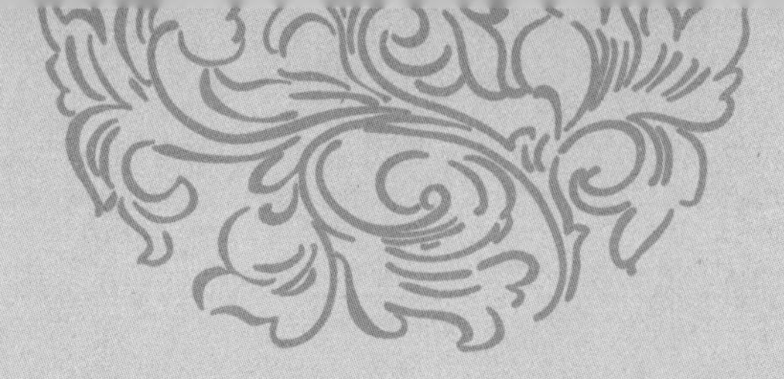

“乌头或附子反半夏”析疑

在我国最早的药物学专著《神农本草经》中，就提出了如何将两味以上的药物进行合用的配伍理论。其配伍的目的是使药物更好地发挥各自的疗效，制止其不良作用及对于较复杂的证候，可予以全面照顾。故配伍理论对指导用药有十分重要之意义。该书对如何进行配伍，列出了相须、相使、相畏、相杀、相恶、相反的六种方法，成为后世组方配伍药物时，必须遵守的准则。其中的“相反”属于配伍中的禁忌。古贤将配伍中出现“相反”情况的药物总结出十八种，称为“中药十八反”。记载十八反具体药物的古典医籍不下数十种，所列相反药物也各有出入，但都认为：“凡属相反的药物不宜合用，否则会发生剧烈的毒性反应。”中华人民共和国成立后出版的《中医学概论》《中药临床应用》等书，甚至在全国高等医学院校教材中，也都提出了同一看法。虽然近来期刊上关于“相反”药物可以同用的报道日益增多，但很多同道对十八反药物的同用问题仍心存疑虑。为进一步促进中药药性理论研究的开展，并为某些沉疴痼疾挖掘新的有效治疗方药，对十八反中相反药物同用问题，有必要认真做一深入细致的研究工作。由于不论哪本书所论十八反的内容中，均有乌头（或附子）反半夏，且二药又是最常用的中药，故笔者不揣浅陋，就此二药是否“相反”略陈管见。

东汉时期，张仲景就已开二药同用于一方中之先河。在《金匮要略》中，除创制了治腹痛呕吐的附子粳米汤外（此方系附子和半夏同用），还创制了治寒气厥逆的“赤丸”（此方系乌头和半夏同用）。后世医家根据仲师之意，将二药同用以治“寒疝”和腹痛呕吐证者不乏其人。如陈修园创制的“疝症统治方”，即由二陈汤合五苓散加小茴香、木通、川楝子组成；

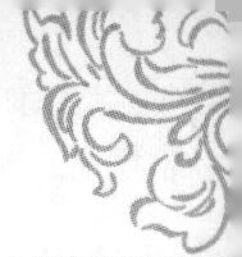

加减法中则云：外寒重者，加干姜、附子（注意，此处在加附子的同时，未云去半夏）。在其所著《南雅堂医案》中，就载有此类验案。《清代名医医话精华》中，亦载有许珊林用理中汤加生附子、半夏、吴茱萸，治何世全寒疝一案；《柳选四家医案·继志堂医案》中，也载有曹仁伯用大建中汤加附子、半夏、桔饼，治“中阳虚弱，厥阴寒疝潜逆，腹痛筋急，便坚呕吐”一案。至于二药同用治腹痛的验案则更多，仅《王旭高临证医案》脘腹痛门二十二案中就有四案是附子和半夏同用的。

随着医学的发展，很多医家还认为此二药同用有“相反相成”之功，将其合用治多种疑难杂症。如许叔微治中风（《普济本事方》“星附散”），张石顽治哮喘（《张氏医通》“冷哮丸”），林珮琴治遗精（《类证治裁》“鹿茸大补汤”），张仲华治奔豚气（《柳选四家医案·爱庐医案》），王旭高治噎膈和痰饮（《王旭高临证医案》）《外科正宗》卷一清震汤，傅仁宇治眼科绿风内障（《审视瑶函》“半夏羚羊角散”）。近代名家李继昌治疟疾（《李继昌医案》“恩师牝疟案”），蒲辅周治高血压（《蒲辅周医疗经验》“阳虚水逆案”），叶橘泉治胃积水（《浙江中医药》，1979 年第 3 期 101 页），马龙伯治妇科经闭（《老中医经验汇编》第一集“马龙伯妇科医案选”），徐小圃治儿科麻疹内陷、麻疹并发肺炎及湿温（《近代中医流派经验选集》“徐小圃儿科经验简介”），以及高乐众治痹证（《赤脚医生杂志》，1978 年第 1 期 48 页）等均属其例。亦有合用以治积聚（《证治理汇方》“散聚汤”）、内伤虚劳（《续名医类案》治倪某人“劳倦内伤案”）、癫痫（原上海中医学院附属龙华医院《医案选编》“癫痫案”）及合他药做成膏药外敷治关节麻木疼痛等证（《外科正宗》“追风逐湿膏”），或外敷作麻醉药用者（《喉科紫珍集》“麻药”方）。近贤丁甘仁尤善将二药相合，不仅广泛用治内伤疾病，且大胆用治各类急性时令病，常取桴鼓之效。在《丁甘仁医案》伤寒门十六个治案中，就有五案是二药合用的。

笔者 1968 年在郎溪县亲见我省名老中医胡翘武以乌头、半夏和瓜蒌同投于一方，连用二十余剂，治愈一例因风痰阻络导致肢体麻木不遂有卒发中风之虞的老者。为了进一步验证，遂亲将制川乌、姜半夏、全瓜蒌各 10g 同煎顿服，除微觉脘嘈外，未感任何不适。此后即放胆将此二药广泛

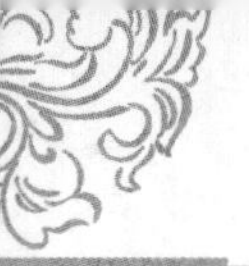

同用以治多种疾病，并取得一些疗效。

本书前文“反药治好‘王半盂’痰证”案即使笔者早年运用反药治愈的真实案例。

个人体会，对风痰客于经络引起肌肉顽麻不仁或酸痛不已者，此二药同用常能增效。此外寒痰挟风留滞脏腑或阻于皮里膜外导致的哮、喘、呕、泻、积、聚等常见之内伤杂证，阳虚痰盛又猝受外寒的时令疾患，阳虚湿浊下注之白带，素体虚胖痰湿客胞的不孕，脾虚痰湿中困的小儿慢惊风，及阳虚之体又患瘿瘤、瘰疬等外科病证，均可以二药同用。

1983 年 11 月，我在学校为市中医学会做了关于十八反的讲座。因学生对此问题十分感兴趣，故阶梯教室两边过道也站满了人。快结束时，学生高峰将由他煎煮半小时的制川乌、姜半夏、全瓜蒌（各 10g）的药汁端给我服下，台下一片掌声。

1990 年 6 月 5 日，我参加了在承德召开的“首届大黄国际学术研讨会”，有幸向古稀之年的高晓山研究员进行了请教（高老于 1980 年 3 月在《中医杂志》上发表《试论中药十八反》的近万字论文，从历史沿革、涵义和意义、几个问题三个方面，探讨了有关十八反的方方面面）。他坦言因其所从事的为中药理论与实验方面研究，故对十八反能否与如何应用于临床试验不多，但从所收集的资料及与不少中医界道友的交流中认定，十八反中所谓的“反药”是完全可以同用的，有时还可互相激发药性而提高疗效。不过在同用过程中，少数患者亦有发生较剧烈反应的，这主要与医者对患者体质、病史（如是否为过敏体质，家人是否为药物易过敏者）了解欠少，与药物的剂量过大或修制欠佳亦有密切关系。另，对剂型之异及取用反药的入药部位之异亦不容忽视。至于十八反中的有些毒性药，单用有时也可能导致明显不适（如乌头、藜芦、甘遂、芫花、大戟等），不应将其与所谓服反药中毒混淆。他最后强调，十八反的探讨，自己（指高老团队）所做的工作仅局限于文献与实验，只能供他人参考，今后还望对此感兴趣的医生，通过不断积累的实例，将十八反中三组反药（即诸参、细辛、芍药与藜芦反；半夏、贝母、瓜蒌、白蔹、白及与乌头反；海藻、大戟、甘遂、芫花与甘草反）如何应用于临床给出最有力的论证。高老的话充分反映

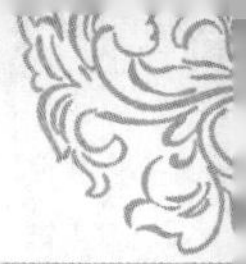

了我国老一辈科学工作者实事求是的治学精神,而他对后学的谆谆告诫,尤需牢记。

青年中医师应记取高晓山研究员之言,如患者症状可用他药治愈的,尽量不要用反药,万一非用不可,则当根据患者年龄、体质及季节,药物由小量递增,宁可再剂,不可过剂。在医患关系颇为紧张的今天,首当考虑用药安全。

有学者认为乌头和附子虽属同根生药物,但二者毕竟有别;它们的化学成分虽相近,但不全然相同。故提出附子不反半夏,而乌头反半夏。笔者对这种说法实难苟同:因附子、乌头、天雄不仅都为同株植物的同一部分(根),所含成分和药理作用基本一致,且对人体的毒性反应并无明显差别,只不过天雄、乌头所含乌头碱比附子略多,祛风止痛之功及毒性反应均大些。故如附子反半夏不能成立,那么乌头、天雄反半夏当然也不能成立。上面所举的治案中,不仅有附子,也有乌头,甚至有天雄和半夏同用的。云南百岁名医李继昌则常喜将天雄和半夏同用,且量常在 30g 以上,而未见偾事者。至于二药同用偶尔出现的一些中毒反应,个人认为不一定为二药同用之咎。因单用乌头或附子时,若炮制未能如法,或用量过大,加上患者特异性体质或身体过弱时,也可产生头目昏眩、不能站立、周身麻木、牙关紧急等毒性反应;有的过敏体质外用也会引起明显毒性反应,何况半夏也有着一定的毒性,炮制不当也有戟喉麻舌之感。故二药同用时,难免有时会发生较强的毒性反应。但这和两药同用时因两药的合用导致人体剧烈的毒性反应,似乎不可同日而语。

综上所述,个人认为制附子、制乌头、制天雄都可与半夏同用,有时还可以相反相成,提高疗效。至于生附子、生川乌或生草乌能否和生半夏在汤剂中同用,笔者无这方面经验,不敢妄言。所谓二药"相反"是否指为生用,值得进一步探讨。虽然《太平惠民和剂局方》青州白丸子方中,乌头、半夏全系生用,但毕竟采取了相当复杂的加工程序,且是丸剂,故用之无碍。另,南通丁明君虽亦善用生半夏合附子治痰厥头痛,但仅是个案报道(《中医杂志》,1965 年第 2 期。故临床若非特殊需要,为防止意外,乌头或附子与半夏三者生用相伍,尤当慎重为宜。

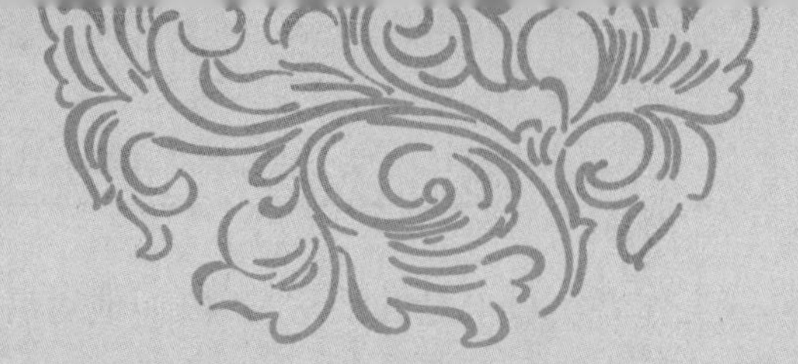

张仲景用黄芩清热之初探

黄芩在《伤寒杂病论》中应用了25次(《伤寒论》16次,《金匮要略》9次),在苦寒药中仅次于大黄(31次),对后人应用该药启悟极大,故作梳理如下:

一、清肺热

黄芩虽为清热之品,却偏清上焦之火。《金匮要略》曰:“脉沉者,泽漆汤主之。”本方用泽漆、黄芩配桂枝、半夏、人参等温清并用,虚实兼顾,对水饮壅于肺经,久蕴化热所致的咳嗽可望获效。故近贤在治肺癌方中常辩证地加用黄芩以清热解毒,既可防止热灼肺络而咳血,更可助抗癌之中药遏抑肿瘤细胞的复制转移。《伤寒论》357条中之麻黄升麻汤,用治“咽喉不利,吐脓血”,方取黄芩助石膏、知母清泄肺胃之火。李东垣受其启迪,故治“肺热如火燎,烦躁引饮,昼甚者,宜一味黄芩以泻肺经气分之火,遂按方用黄芩一两煎服,次日身热尽退,痰嗽皆愈”。罗天益遵其师训,指出:“肺主气,热伤气,黄芩能泻火益气利肺。”(此处之益气,非指其直接补气,乃指其通过清肺热而减少邪热对肺气的伤耗,则等于间接地补气了)。明代李时珍也因痰热壅肺久嗽,经治罔效,后用一味黄芩而获痊愈。这些验证,均获益于仲师对黄芩的妙用。

二、清肝(胆)火

黄芩与疏肝利胆药物相伍,可清肝胆经之火,发越少阳经郁热,这主

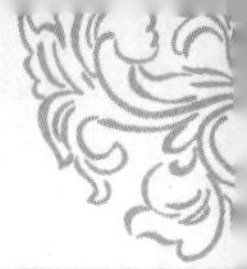

要体现在小柴胡汤及其类方中。在和解剂代表方小柴胡汤中，柴胡气轻擅疏，黄芩味厚擅清，两药相伍，既能疏利肝胆气机，又可清解少阳邪热。清代医家汪讱庵在分析该方方义时说："柴胡味苦微寒，少阳主药以升阳达表为君；黄芩苦寒，以养阴退热为臣。"李时珍也说："盖黄芩苦寒入心，泻热，除脾家湿热，使胃火不流入肺，不致刑金，即所以保肺也。脾虚不宜者，苦寒伤土，损其母也。少阳证虽在半表半里，而心膈痞满，实兼心肺上焦之邪，心烦喜呕，默默不欲食，又兼脾胃中焦之证，故用黄芩以治手足少阳相火，黄芩亦少阳药也。"又说："柴胡乃苦以发之，散火之标也；黄芩乃寒能胜热，折火之本也。"杨士瀛更有"柴胡退热不及黄芩"之语，可见柴胡剂中黄芩清肝火的作用，非其他寒凉药可以替代。当今市场上退热中成药小柴胡冲剂中，黄芩起到清肝（胆）火与清肺热的双重作用。笔者对慢性胆囊炎急性发作或肝胆结石伴发感染，若来不及服用汤剂或畏惧汤剂之苦者，常用小柴胡冲剂或配三金排石冲剂（体壮者可用两小袋），可在较短时间内收热退痛缓之效。

黄疸一证，本为瘀热阻于肝胆，外溢于肌肤，或下渗于膀胱所致。《神农本草经》谓黄芩"主诸热黄疸"。因柴胡可引黄芩入少阳而清其邪热，尤其在大柴胡汤中，不仅用柴胡、黄芩相伍，更增入涤荡瘀热的大黄，则清泄肝胆郁热之功尤其显著。今人常以柴胡、黄芩、大黄三药为主，配合疏泄肝胆，清热退黄的药物，治疗肝炎、胆囊炎、胰腺炎等屡见奇功。治疗急腹症的清胰汤、胆道排石汤，均由大柴胡汤化裁而成。亦有以此三药配合抗肿瘤药治肝、胆、胰腺的恶性肿瘤，每可减轻症状。

2008 年 3 月初，浙江平阳县鳌江镇 23 岁陈某，其舅肝癌去世，母亲宫颈癌手术后离婚。陈某曾患乙肝多年，未认真治疗，亦转为肝癌。其母向其隐瞒病情，领其去上海欲行手术，但医生告知她，其子病已至晚期，不手术也难活三个月，遂返回。当时笔者被苍南县龙港镇一小学郑校长延请治其母食管癌，因两镇仅隔一瓯江，陈母即托郑校长请我"死马当作活马医"地治一下。笔者即与大柴胡汤合已故南京名医邹良材的（泽）兰（马料）豆枫（球）楮（实子）汤加白参、茵陈蒿、白芍、白术、泽泻、垂盆草、二至丸等。未料 6 剂后随二便增多，黄疸、腹胀略见消退，原方去二至丸，

生大黄改熟大黄，并加神曲、麦芽，渐纳增神振。笔者返芜湖后，其母又电话联系4次，以原方加减服40剂。5月底我再次去龙港，其已去一超市干保安，虽明显较前丰腴（增重近7斤），且黄晦脸色亦转淡黄，但肝功能改善不大，甲胎蛋白亦未下降，又续予原方加减，后又电话处方。7月初，其母电话泣告，其子因知自己患了肝癌，拒不服药而去世。但她仍向我表示万分感谢，一是陈某确诊后活了118天；二是没有明显的肝腹水；三是未出现食管胃底静脉曲张的大出血，更未现感染引发的持续高热，而是因肝昏迷较平静地死于自己的怀中。虽中药未能让其复生，但让其不太痛苦地走完他人生的道路，笔者还是略感欣慰的。

三、清肠（胃）热

《神农本草经》曰黄芩“主……肠澼，泄利”，《名医别录》亦曰黄芩疗“胃中热……利小肠”。而《药性论》则言：“能治……肠胃不利”。其实三书均指黄芩可清肠热，故《本草正》就直接言黄芩之“枯者清上焦之火……实者凉下焦之热，能除赤痢……大肠闭结，便血……”仲景对太、少合病兼下利者即创立了以黄芩配白芍为主药的黄芩汤。汪讱庵说：“盖合病而兼下利，是阳邪入里，则所重者在里，故用黄芩以彻其热，而以甘芍大枣和其太阴，使里气和则外证自解。”可见黄芩汤治下利确有显效。后人在此方基础上，又化裁出不少治痢良方，如张洁古的“芍药汤”，即由黄芩汤再加木香、槟榔、黄连、当归、官桂等组成。该方宗“调气则后重可除，行血则便脓自愈”立法，已成为治湿热痢疾的首选之方。笔者治结肠炎常喜用恩师朱良春的仙桔汤，对症状顽固者，则配入芍药汤，取效颇为满意。肠道肿瘤症状尚轻者，笔者亦喜用此方加预知子、藤梨根、白蔹、乌梅、仙鹤草、蜣螂虫、蛇六谷等，常可使患者带病延年。

在大家对健康日益重视的当今，黄芩也成了重要的食疗保健品。如国内伤寒大家刘渡舟的博士生陈明教授，即创制消炎利胆茶：柴胡、黄芩各10g，玉米须、茵陈各30g，蒲公英15g，加水1 200ml，煎去渣，加白糖适量，代茶饮。此茶适应于湿热型胆囊炎、胆结石，厌油腻、恶心、胁痛或有

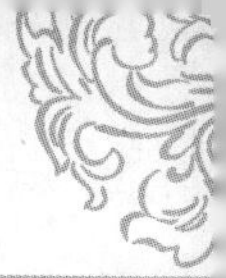

身热。(见《中国中医药报》2014 年 3 月 28 日 5 版)无疑此茶即取黄芩清肝胆的作用而配的。

《伤寒论》34 条曰:“太阳病,桂枝证,医反下之,利遂不止,脉促者,表未解也。喘而汗出者,葛根芩连汤主之。”历代医家均认为此条主治的为协热下利。因肺与大肠相表里,故外感之热被误下引入至肠。方取葛根轻清外发,力争将入里之热托出从表而解;而黄芩既清肺热,更泄肠热,既可减少传肠之肺热,又可直接将已传入肠道之热清泄化净。仲师在此取其一石二鸟之功,真乃妙眼识珠也。黄连虽可增强黄芩之力,但一乃过苦,二乃价昂,故对经济拮据或脾虚较甚者,笔者常加大黄芩之量(15~20g)而弃黄连,并加入地榆 10g,效也颇佳。

岳美中曾治 1 例“协热下利”乙脑患儿,高热 40℃,有汗口渴,面赤唇干,呕吐,苔黄润,便日行 2 次,用白虎汤加味,反趋恶化。因胃蕴暑湿,乃协热下利。白虎汤既犯不顾表邪之误,又犯膏、母凉润之禁,遂投葛根 12g,黄芩 6g,黄连 5g,甘草 3g,1 剂热即减至 39.4℃,2 剂又减至 38.8℃,便转佳,呕恶止,出院。(引自《陈瑞春论伤寒》246 页)

柴胡与葛根虽均为辛凉解表药,但与黄芩相伍配成两个不同的药对,前者则和解少阳经之表热,后者则清泄阳明经之里热。仲景高超绝妙的用药技巧,于兹可见。

四、清脾热

黄芩有“除脾家湿热”之功。脾家,乃泛指有消化系统疾病的患者。这类患者,每自觉胃脘部塞胀不通,此即所谓痞证。《伤寒论》在太阳病的误治变法中,创苦辛通降一法,作为治痞之大法,并根据病机之异创立了半夏、生姜、甘草三泻心汤与黄连汤作为应用此法的代表方剂。方中均取黄芩、黄连清中焦湿热,配干姜、半夏的辛散燥湿,佐参、草益气运脾(甘草泻心汤无人参,黄连汤无甘草),故对急、慢性胃肠炎、消化道溃疡、消化不良等病投之得当,效如桴鼓,现已成为治消化道疾患最常用的治法之一。国医大师周仲瑛对此法的应用尤具匠心,在其所著《苦降辛通法的

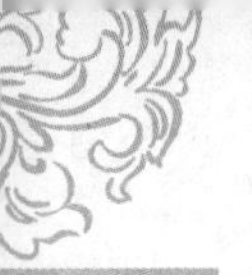

临床应用》文中，从药义分析、辨证要点、临证应用、病案举例、体会五个方面，精辟地阐述了对此法的理解和拓展应用，也充分证实了黄芩清脾热之功效。

2012年元旦前夕下午5点多，我在同仁堂芜湖国医馆已准备下班，此时一六旬男子匆忙走入病室，并随手关了门。他焦急地说，一个月前包皮起疱疹，痒刺热痛，伴小便淋漓灼热，上网急查，与生殖器疱疹极为相似，遂去一治男性病的诊所，亦疑为该病，建议用盐酸大观霉素与阿莫西林，得知盐酸大观霉素极贵，遂来我处。并言自中脘穴上逆至咽喉部有2cm左右宽的线状灼热刺痛感，与包皮处症状相同。今日下唇内起白色疱疹。自述从未有过不洁的性生活史，故绝对不会是性病。诊其舌偏红，舌下静脉如蚓，脉滑，视其眼白微红。笔者疑为白塞综合征（眼－口－生殖器综合征）。询其酗酒并连吃一个月洋葱（认为可防癌），知其乃湿热为患，颇似《金匮要略》上的“狐惑病”，但对此病诊治不多，思及在编著《伤寒论表解——衷中参西论伤寒》一书中，收录已故名医赵锡武曾倡用甘草泻心汤治此症的经验。恰巧身边带有该书，立即翻出，赵老主张生甘草应重用至30g以上，笔者即配以黄芩、滑石、茅根、土茯苓各30g，金银花、赤芍、生地黄各20g，龙胆草、车前子各15g，党参、姜半夏各10g，干姜3g。5剂。5天后复诊，告服药仅1剂，中脘至咽喉的线状灼热感随便溏而明显消减，昨天大便逐渐正常，现已基本无大苦。但告三年前曾做胆囊切除手术，术后常腹泻，视舌转淡而齿印多，黄苔渐退，脉较前缓。遂去车前子、龙胆草，加木香10g，5剂善后。

另，当代名家祝谌予常采摘初秋的黄芩叶，每用一撮沏茶代水频服治疗口疮，此亦是对仲师用黄芩清脾热作用的巧妙发挥。他还根据该药含黄芩苷，将其用治过敏性疾病及消除炎症。（参见《名老中医用药心得》）

五、清血热

《金匮要略》有：“心气不足，吐血，衄血，泻心汤主之。”注释《金匮要

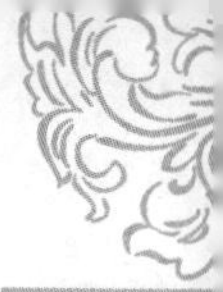

略》的清代名医尤在泾在解释此条时曰："心气不足者，心中之阴气不足也。阴不足则阳独盛，血为热迫，而妄行不止矣。"吴崑（鹤皋）也说："治病必求其本，阳毒上攻出血，则热为本，血为标，能去其热，则血不治而自归经矣。"仲师用黄芩协助大黄、黄连清血热，降心火，而达止血之功。由于方简效捷，故后世皆遵仲师之意，咸取黄芩直折火热，以从本求治而达止血目的。

又《金匮要略·妇人妊娠病脉证并治第二十》篇曰："妇人妊娠，宜常服当归散主之。"方中黄芩、白术相伍，不仅可清血热，且能除湿健脾，使邪去而正无伤。丹溪称黄芩、白术为安胎之圣药。夫芩、术非能安胎者，去其湿热而胎自安耳。"故当归散仅宜于脾弱血热，湿热不化致胎动不安，非泛治一切动胎之方也。后人由此方变通而更多发挥，如王肯堂用本方加生地黄名当归饮，治阳盛血热经水过多，胎动不安；《奇效良方》加山萸肉以清热调经。这些经验虽颇值称道，但均为活学巧用仲师经验的结果。笔者谨记前贤教诲认为：妊娠之后，最虑湿热伤动胎气，故于小量归身、紫苏之中，用白术健脾除湿，黄芩清热，俾湿热除而胎安宁。2005 年初秋，笔者遇一严重的恶阻患者，半月内因剧吐不纳，体重下降近 7 斤，虽仅 23 岁，却少气懒言，行走蹒跚，面晄便难，腰酸欲坠，舌淡脉微，迭治少效。投以当归散（当归用归身，略炒），去川芎，加姜半夏、紫苏梗、川续断、杜仲、菟丝子。5 剂未尽，即呕止能纳也。

六、清虚火

黄芩泻实火人所共知，平虚火则易被忽视。然仲师巧将其与滋阴养血药相伍，组成治伤寒少阴病热化证的黄连阿胶汤，以疗阴虚火旺所致的"心中烦，不得眠"。成无己注曰："阳有余，以苦除之，黄连、黄芩之苦以除热；阴不足，以甘补之，鸡子黄、阿胶之甘以补血；酸，收也，泄也。芍药之酸，收阴气而泄邪热。"虽芩、连苦寒之品易化燥伤阴，然有阿胶、鸡子黄等血肉有情之品滋阴填精以相伍，则仅有清虚火之功而无伤阴津之弊。本方所倡滋阴清热大法，对后世温病学派产生了很大影响。如吴鞠通三

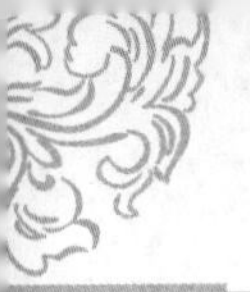

甲复脉汤,大、小定风珠等方的创制,殆源于仲景也。

验案　李男,49岁,编辑。失眠2年,西医按神经衰弱予多种镇静安眠药但效不显,入夜常心烦神乱,辗转难寐,烦甚须立即跑到空旷地大声喊叫方舒。询问病由,素喜深夜工作,疲劳至极则饮浓厚咖啡提神,习惯成自然,致入夜兴奋不寐,昼则头昏萎靡。视舌光红无苔,舌尖宛如草莓之红艳,格外醒目,切脉弦细而数。证属火旺水亏,心肾不交。当下滋肾水,上清心火,令其坎离互济,心肾交通。黄连、白芍各12g,阿胶(烊化)10g,黄芩6g,鸡子黄2枚。3剂后安然入睡,心神烦乱不发,又3剂而愈。

原按:陈士铎《辨证录》云:"夜不能寐者,乃心不交于肾也……心原属火,过于热则火炎于上而不能下交于肾。"李男思虑过度,暗耗心阴,致使心火翕然而动,不能下交于肾;阳用过极,则肾水难以上济于心。又饮咖啡,兴奋精神之余而神难归舍游于外,阳气者,烦劳则张,化而为火,使火愈亢,阴愈亏。观其舌尖赤如草莓,舌光红无苔,脉细数,一派火盛水亏之象,辨为心肾不交之证。治当取连、芩上清心火,阿胶、鸡子黄滋养阴血。芍药既能上协芩、连酸苦为阴以清火;又能酸甘化阴以助阴血;且下通于肾,使水生木也,上通于心,而木生火也。诸药配伍,以奏滋阴降火、交通心肾之效,又体现了《难经》"泻南补北"的精神。

使用本方还需注意:①舌脉特点。舌应红绛,或光绛无苔,甚则舌尖赤如杨梅,脉多细数或弦细数。②煎服方法。阿胶烊化后兑入药汁中,待去渣之药汁稍冷后,再加鸡子黄搅拌均匀后服。(见《刘渡舟临证验案精选》)

评述:刘老按语中不仅对阴虚火旺之失眠的病因、病机解析得入木三分,且对治阴虚火旺失眠的鼻祖之方——黄连阿胶汤之方义与应用的舌脉特点及煎服方法亦予以详细介绍。读者若参阅《名家教你读医案》第1辑第4讲与第6讲及第3辑第9讲的医案,则对如何应用滋阴潜阳法治失眠更能了然于心!

另,肺结核在没有明显咳血、胸痛,却现潮热、盗汗、消瘦等症时,当代名医邵长荣按虚热辨治,喜用黄芩配百部、丹参、功劳叶等,颇效。(参见

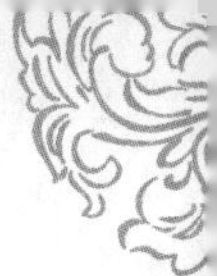

《邵长荣肺科经验集》)

今贤常将以黄芩清虚热组成的不少妙方,移用治一些神经官能症、女性更年期综合征等疑难病,取效亦良。

七、清瘀热

因《神农本草经》言黄芩可“下血闭”,即明言其有活血化瘀之功。故黄芩亦被仲景作为清瘀热的常用药物,如治癥瘕疟母的鳖甲煎丸及治经络营卫气伤内有干血,肌肤甲错,两目黯黑的“五劳虚极羸瘦”之证的大黄䗪虫丸,即用桃仁、红花、䗪虫等活血化瘀药,配以黄芩、牡丹皮、大黄等寒凉药而清其瘀热。正如李士材所云:“劳伤之证,未有无瘀血者也。瘀之日久,则发为热,热涸其液,则干粘于经络之间,愈干愈热,愈热愈干,而新血皆损。”可见瘀热是气郁血滞日久的必然结果,祛瘀当莫忘清热。大黄䗪虫丸及鳖甲煎丸,至今仍用于脑血栓形成、再生障碍性贫血、肝大、脾大及肝、胆、胰腺之肿瘤等病证的治疗,其机制即因于此。今贤赵步长、吴以岭等研制的一些治心脑血管病的中成药中,即有以苦寒清瘀热之品合虫类药共同组方的,笔者认为亦是受到仲师用黄芩合虫药清瘀热的启迪。

八、反佐

仲师在《伤寒论》333条中虽指出“伤寒脉迟”者,若用黄芩汤清其热,可引起“除中”之危证。然《金匮要略》中治脾气虚寒之远血证的黄土汤却用了黄芩。显然,黄芩在该方中的作用和在其他方中所起作用已相去甚远了。尤在泾在《金匮要略心典》中指出:“下血先便后血者,由脾虚气寒,失其统御之权,而血为之不守也。脾去肛门远,故曰远血。黄土温燥入脾,合白术、附子以复健行之气,阿胶、生地黄、甘草,以益脱竭之血;而又虑辛温之品,转为血病之厉,故又以黄芩之苦寒,防其太过,所谓有制之师也。”然此方不仅治远血,《金匮要略浅注》还曰:“其方也主吐

衄,此即金针之度也。余每用此方以干姜易附子,以赤石脂一斤代黄土取效更捷。甚者加干侧柏四两、鲜竹茹六斤”用小量黄芩以取反佐之功,为该药的应用又开拓一法,值得学习应用。

尾语

除上所述,仲景用该药组成的药对还给后学增添了不少巧思,如通过相须与黄连同用,以加强清解燥湿之功;通过相使与柴胡(表里同治和少阳)、大黄(通涩并举整肠道)、葛根(协调升降清肺肠)、阿胶(补泻结合退虚热)等共趱成功;通过相反(不是十八反,而是指将两种药性、功效完全相反的药物进行配伍)与干姜、半夏、生姜、人参、甘草、红枣配伍而达到相成之效。这些均值得我们深究细研,发扬光大。

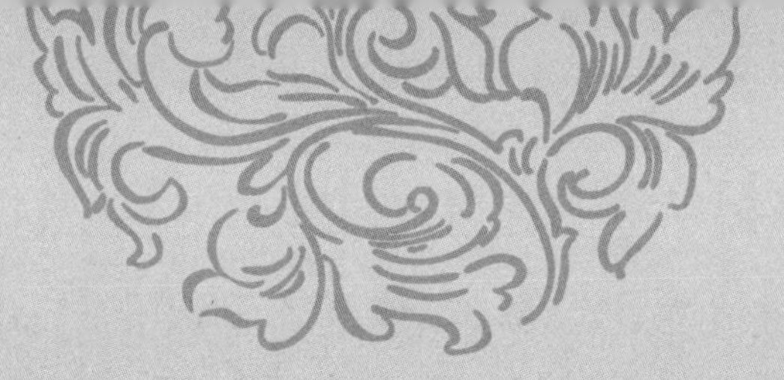

对张仲景运用细辛组方的学习札记

《神农本草经》谓细辛“主咳逆上气，头痛脑动，百节拘挛，风湿痹痛，死肌……利九窍。”然仲景却通过巧妙配伍，有效地扩大了它的运用范围。在《伤寒论》和《金匮要略》中，有10方22处用了细辛（不包括三黄汤和侯氏黑散）。本文试分析应用该药的主要方剂，以图更好地发掘细辛的临证价值。

一、配温肺降逆药化饮平咳喘

1. 入小青龙汤解表化饮以止咳

《伤寒论》40条“伤寒表不解，心下有水气……”和《金匮要略·痰饮咳嗽病脉证并治第十二》篇“咳逆倚息不得卧”，仲师均用小青龙汤主之。方取细辛助麻黄、桂枝散表寒，协干姜、半夏温化痰饮，一味药竟收表里兼顾之伟功。诚如周禹载所说：“而尤妙在用细辛，为少阴经表药，且能走水。人之水气，大抵发源于肾，故少腹满，小便不利，因而作喘，安知少阴不为遗害，乃以细辛搜豁伏邪，走而不留……”故能成治表寒里饮咳喘证的首选方。后贤还将其引申治百日咳及风水证表寒现象较著者。若寒饮郁而化热，出现烦躁，即改用小青龙加石膏汤，或创厚朴麻黄汤施治。两方均选细辛配石膏，一温一寒，互相激发，各奏其功，使蠲饮清热之力更著。

在小青龙汤组方中，仲师还首创细辛、干姜及“治喘咳燥嗽，壮水镇阳”（王好古）、“主益气，咳逆上气……补不足”（《神农本草经》）之五味子同用以止咳平喘之妙法，开后世散、敛并用之先河。如《金匮要略·痰

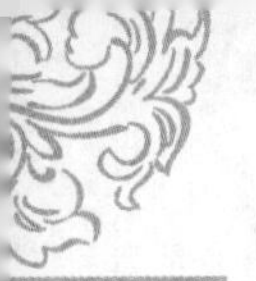

饮咳嗽病脉证并治第十二》篇 37~40 节，分别选用苓甘五味姜辛汤及其加减方。另在真武汤的变法中，亦有“若咳者，加五味子、干姜、细辛”之明训。盖细辛辛温而形细，能开通肺气，疏泄腠理，助肺宣降；干姜温中健脾，散寒化饮；五味子酸收敛肺，正可防辛、姜之过散也。《本草求原》曰：“五味子为咳嗽要药……先贤多疑外感用早，恐其收气太骤，不知仲景伤寒咳喘，小青龙汤亦用之。然必合细辛、干姜以升散风寒，用此以敛之，则升降灵，咳嗽自止。”陈修园更明言：“干姜以司肺之开，五味以司肺之合，细辛以发动其开合活动之机，小青龙汤中当以三味为主，故他药皆可加减，此三味则缺一不可也。”因三药合用其妙无比，故《本事方》中治“肺气虚寒，痰饮咳嗽”的五味子丸，《太平圣惠方》治“气嗽，呼吸短气”的干姜散，均仿此扩充而成。近世还将三药作为固定配伍的药组，用治多种疾病。

伤寒大家刘渡舟教授对小青龙汤的应用积验五十余载。他指出：本方为辛烈发汗之峻剂，用之不当，每有伐阴动阳之弊，反使病加重。强调运用时须注意：①辨气色。患者可见面色黧黑，称为“水色”；或见两目周围有黑圈环绕，称为“水环”；或见头额、鼻柱、两颊、下巴的皮里肉外出现黑斑，称为“水斑”。②辨咳喘。可咳重而喘轻，或喘重而咳轻，或咳喘并重，甚则倚息不能平卧，至夜则加重。③辨痰涎。色白质稀或形如泡沫，落地为水；或吐痰为蛋清状，触舌觉凉。④辨舌象。舌苔多水滑；若阳气受损时，舌淡嫩胖大。⑤辨脉象。多见弦象，因弦主饮病。如表寒里饮，浮弦或浮紧，病久脉多沉。⑥辨兼证。如水寒阻气兼噎；水寒犯胃兼呕；水寒滞下兼小便不利；水寒流溢四肢兼肿；若外寒不解则兼发热、头痛等症。但上六点不必悉具，符合一两点即可用该方。

另在笔者所著《伤寒论表解——衷中参西论伤寒》中，指出该方可治变应性鼻炎及药物过敏等，其实眼病也可用之。

验案　某女，30 岁。1961 年 4 月 12 日初诊。

患者自诉在 16 岁时左眼红肿痛，内生颗粒，几致失明，由中医诊治 10 天，一个月后复原。月经三个月未行，近两日白带较多。5 天前淋雨湿身，次日见咳嗽，咳时牵引两胁及少腹作痛，痰稀薄如水，色白。前日起，

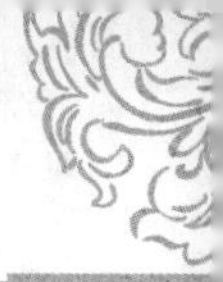

左眼羞明，视物不清，大眦赤脉侵睛，角膜表面失去光泽，混浊而粗糙略痛。眼屎少，泪水在下午五时后转多，次晨又转少。口淡不渴。苔薄白滑，中微黄，脉浮弦。证系风寒外感，水饮内停，诱发眼病宿疾，宜先用小青龙汤治其外，后治宿疾眼病：生麻黄、干姜、细辛、五味子、法半夏、桂枝、芍药各10g，炙甘草9g。1剂。

4月13日二诊：昨天下午2时服头煎，4时服二煎。晚7时见灯光不甚羞明，泪水亦减，夜睡得微汗。今晨觉咳畅痰顺，视物较清，角膜混浊程度亦减，白带止。续予原方1剂。从初诊起，共服3剂，各症除。（见张志民《伤寒论方运用法》）。

前贤虽多谓“目不因火则不病”，故眼病当忌细辛等辛温药，但现代中医眼病大家韦文贵在近60载的临证中，创方五十余首，有三十余方用防风，二十余方用羌活、荆芥，十余方用细辛、白芷（见《名家教你读医案》第6辑）。结合张老病案，足以证明，治眼病与其他科病一样，皆应以辨证论治为首务。

2. 入射干麻黄汤蠲饮降逆以平喘

寒痰壅肺，气道受阻则喘，气触痰动则喉中痰鸣如水鸡声，此乃哮喘典型症状，故仲师在《金匮要略》中创射干麻黄汤以治之。方取细辛佐麻黄与射干相合，辛开苦降，使痰消逆平，且细辛之温可制射干之寒而存其逐瘀之力。再配款冬花、紫菀平逆定喘，半夏、生姜消寒散饮，五味子敛肺，大枣和中，共奏散寒化饮、降逆平喘之功，成为治寒痰喘逆之要方。后世治喘名方由此化出者甚多，如《圣济总录》射干丸。

我省宣城地区已故名老中医承忠委在所著《临证撷萃》中言：因麻黄偏于走外，细辛却既散外而又入内，故治外寒咳喘，细辛亦可代替麻黄；但疗内饮及肾虚之咳喘，麻黄却无法替代细辛。另麻黄一般仅入气分，而辽细辛色暗紫褐，既入气，又可入血。《本经疏证》亦谓其：“凡风气寒气，依于精血津液便溺涕唾以为患者，并能泄而出之，使相离而不相附。”药理证实，与麻黄中的麻黄碱在解痉平喘的同时升高血压不同，细辛浸出液可降压。且细辛直接镇痛作用明显优于麻黄，故对咳喘致胸膺闷痛，伴有发绀者，主张用细辛代替麻黄；对伴发高血压的哮喘，欲用麻黄者，一律改为

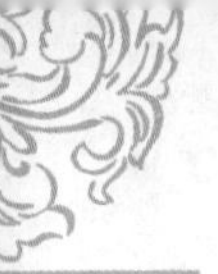

细辛。

承师之言，供读者临证参用之。

二、配助阳解表药治太少两感

《伤寒论》301 条云："少阴病，始得之，反发热，脉沉者，麻黄附子细辛汤主之。"此乃阳虚之体，复为风寒之外邪直中，而成太少两感之证，较一般外感严重得多，施治也不易。若仅发汗则更伤肾阳，纯助阳难免表邪内陷，而仲师寥寥三药，却将发汗、温经两法熔为一炉。对细辛之用尤妙，其通彻表里之功，既能助麻黄解表发汗，又可佐附子温经散寒。难怪钱天来赞曰："三者合用，温散兼施，无损于阳气矣，故为温经散寒之神剂云。"清末俞根初用此方合五皮饮组成麻附五皮饮，且在其名著《通俗伤寒论》中创麻附细辛汤治冬月夹阴伤寒。如冷方南教授在《伤寒"两感症"四例》一文中的第一例，即用附片、乌药各 9g，细辛、炙麻黄、炙甘草各 3g，仅 2 剂即治愈一男子房事汗出猝受风寒致发热轻、恶寒重，小腹急痛拒按，阴茎抽痛之急症(《医论医话荟要》)。今贤更有以此方治暴受风寒之失音者，足见其对后世影响之大。若将此方看作温阳解表之祖方，实不为过。另《金匮要略》水气病篇中有一阳虚阴凝，水饮不消，积留胃中，痞积而坚，如盘如杯之症，其用桂枝去芍药加麻附细辛汤治疗，亦是取细辛通阳散水，配附子温阳祛寒，加麻、桂驱饮由汗而作解，为该方治杂症又拓一新路。恩师朱良春更妙取本方强心利水的作用，引申治肺心病、风心病发作期的咳喘、心悸、腹水等，扩大了本方用途。

长春中医药大学严玉林教授曾随其导师已故吉林名医王海滨治愈患肾炎的一三旬男子。患者数日前涉水贪凉，致发热恶寒，头痛睑肿，腰痛似折，八月竟重裹绒衣，因面身尽肿，由公主岭赶至省城求治。尿检：红细胞满视野，蛋白(+++)，有细胞管型与颗粒管型，拟诊慢性肾炎急性发作。王师投以麻附细辛汤合五皮饮(均为常用量)，三剂肿消症除，唯红细胞尚存。改予六味地黄丸合五子衍宗丸，三周后尿检正常。严玉林教授问王老初诊为何不用真武汤？王告：麻黄得细辛发汗尤强；附子可温少阴之

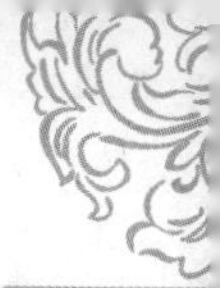

里，补命门真阳；而细辛不仅专走少阴，且助麻黄发表而又无损于阳气；五皮饮利尿，得麻黄宣肺，可收提壶揭盖之效。全方遵“开鬼门、洁净府”之法，较单纯治阳虚水泛的真武汤，当然效高矣。（见《北方医话》724页）

三、配破阴行血药通阳回厥逆

《伤寒论》所论厥证病因极多，然寒厥皆因阳气不能贯通外达于四肢，使“阴阳气不相顺接”所致。仲师对“手足厥寒，脉细欲绝者”，特创当归四逆汤为治。《医方集解》曰：“四逆之名多矣……此则因风寒中血脉而逆，故以当归细辛血中之气药为君……以桂枝散太阳血分之风，细辛散少阴血分之寒为辅……以芍药、甘草、大枣调和营卫，通草利九窍，通血脉关节，诸药藉之以破阻滞，而厥寒散矣。”指明了其与四逆汤所主的阴盛阳虚之厥，四逆散所主的阳郁不伸之厥，判然有别。“若其人内有久寒者”，更加吴茱萸、生姜以增暖肝和胃之功。今贤岳美中、李克绍等以此方治冻疮，还有人用该方略予化裁，治肢端青紫症、雷诺病、拘挛病、血栓闭塞性脉管炎、小儿麻痹后遗症、周围神经炎、风寒湿痹、身痛以及妇科经闭、痛经等，正是取细辛温消寒凝之功。《本草汇言》曰“细辛佐姜、桂能驱脏腑之寒”，一针见血地指出了仲师此方获效的最主要原因。

在《金匮要略·腹满寒疝宿食病脉证治第十》篇中，仲师又创赤丸治“寒气厥逆”，但因叙证过简，医家之看法仁智互见。然以方药测症，可有腹痛、呕逆、心悸等中阳不振，寒饮上逆之象。故黄元御曰：“（此方）茯苓、乌头泄水而驱寒湿，半夏、细辛降浊而下冲气，真朱保护心君而止疼痛也。”分析颇得要旨。若和当归四逆汤治厥相比较，虽均治寒邪阻滞，脉络不通，却一为水寒互结之厥，一为血虚寒阻之厥，由此可见其组方之微妙，临证当细辨而用。

夏暑季节，感受了不正之气或秽浊邪毒可致痧症，分热痧、寒痧、绞肠痧三型。对寒痧，医家每倡用辛温芳化的藿香正气散等主治。但承忠委认为：该方纯入气分，对青紫痧筋粗胀明显者，可根据仲师用细辛将寒邪由里透达于表之理，取其与牡丹皮（量可三倍于细辛）组成药对宣通络

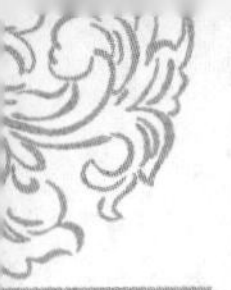

脉，促内里之浊秽由血中外达，较单用藿香正气散为好。而对热痧，不拘于用甘露消毒丹之常法，认为若血分症状明显，此法疗效不佳时，当改用《温病全书》的菖蒲郁金汤（石菖蒲、炒竹叶、炒山栀、牡丹皮、连翘、郁金、木通、灯心草、竹沥、玉枢丹）加赤芍和不超过 3g 的细辛。少量之细辛，不但能疏透秽浊邪毒及防清解凉血药遏邪之弊，且可振胃气，助食欲。因痧症常见昏厥，承忠委故用细辛治，显系受到仲师用该药通阳治厥逆的启迪。

四、配辛通攻下药疗阴结胁痛

仲师不仅在《伤寒论》中创三承气汤治阳结便秘证，还在《金匮要略·腹满寒疝宿食病脉证治第十》篇中创大黄附子汤治阴结便秘证。方以细辛合附子辛通散寒，配大黄宣闭开结，细辛、附子并制大黄苦寒之性而存其走泄之力。徐忠可曰：“附子、细辛与大黄合用，并行而不悖，此即伤寒论大黄附子泻心汤之法也。”本方与麻附细辛汤均用细辛配附子，以增其温阳驱寒作用。所异者，彼方配麻黄侧重外散，属温经解表法；本方伍大黄偏于里下，属温通导便法，同中有异，非对药性了如指掌并有丰富临证经验者，难有如此奇妙之组方。自仲师倡此类寒温并用，苦辛通降之法以治消化系统疾病以来，从者如云。如《痧胀玉衡》细辛大黄丸是宗此法而制成的代表方。他如《备急千金要方》《本事方》中诸温脾汤虽未用细辛，若细析方义，仍未离苦辛温通法，如能很好掌握该法之运用，于临证裨益大焉。

另，虽《本草纲目》曰细辛“便涩者宜用之”，在《长沙药解》更明指细辛能“润大肠而行小便”，但承忠委则认为，细辛之润，非本身有滋润作用，乃是通过散与行的双重作用来宣畅气机，敷布津液的。故对因日久寒结，气滞津郁，大便不畅，甚至秘结难行者，辅以大黄推积荡滞，辛开与苦降并用，始可共收通便之效。其临证常取细辛、大黄各等量（5g 左右），再加火麻仁、郁李仁、当归、白芍、大腹皮等以更增其效。对老人便秘尤妙，气虚明显者，重用黄芪。至于大黄附子汤中之附子，若非寒沉冷痼，可舍

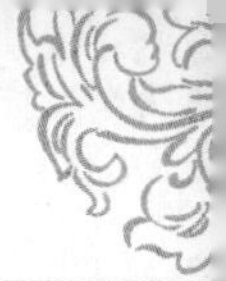

去不用。故大黄、细辛组成的药对不仅可作为温下法的基本方，用治冷秘，还可治多种寒热错杂的胁腹痛，利用细辛辛润宣通之理及直接的麻醉镇痛作用，配合大黄之清热，活血而取效。通过升清降浊，燮理气机组成的辛开苦降一法，实为治消化道疾患的最常用大法之一。

五、配苦降辛开药安蛔止久痢

仲师在《伤寒论》和《金匮要略》中，均创乌梅丸以治蛔厥证。汪讱庵曰："蛔得酸则伏……蛔得苦则安……蛔得寒则动，故以桂、附、姜、椒温其中脏，而以细辛、当归润其肝肾……"细辛在方中既可合川椒温中杀虫（药理试验证实，细辛挥发油对动物初呈兴奋作用，继则麻痹，终致死亡），又能合人参、当归收补养之功，较细辛组成的其他方剂作用明显不同。程郊倩亦云："名曰安蛔，实是安胃，故并主久痢，见阴阳不相顺接，而下利之证皆可以此方括之也。"久痢虚多邪少，即可用乌梅丸主治，则为细辛有一定补益作用做了较好的注脚。《名医别录》曰细辛"安五脏，益肝胆，通精气"，并非无稽之谈，若将其纯粹作为祛邪之品，则为谬矣。

六、今贤对细辛的新用

如前所述，《伤寒杂病论》中，仲师不仅将细辛与辛温药合方治多种疑难杂症，且亦妙将其与寒凉药配伍，治寒热错杂之证，然所治多偏于实证。今贤受仲师将其与寒药同用之启迪，还更进一步潜心精求虚证如何用细辛。如李翰卿用六味地黄汤加细辛治肾阴虚兼风寒头痛，生石膏与细辛同用治内火外寒之风火牙痛（中国百年百名中医临床家丛书《李翰卿》）。《名医论十大名中药》中，介绍了孙朝宗用细辛治部分阴虚证的经验。孙老认为《名医别录》既言细辛"安五脏，益肝胆，通精气"，清医吴仪洛在《本草从新》中更明言其可"温行水气，润肾燥"，即当有补肾之功。他指出"细辛散肺气，人人皆知，不知细辛还可入下焦以激发肾气上达于肺窍，厥功甚伟也"。临证凡逢肺肾阴虚之燥咳、咽喉燥痒及阴虚音

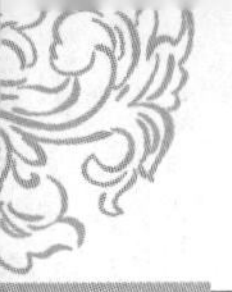

哑、中风失语等症，则宗肺肾同治，俾其肾阴得升，肺气得宣，诸症可疗。

骆常义等总结四川名医龚去非老师用细辛经验指出："业师说，临床应用北细辛历史悠久，从古至今善用者不少，不善用者亦不少，特别是'炎性'观点盛行的当今，北细辛虽属辛温疏散药，但能走表行里，止痛功效尤强，只要配伍得当，可用于全身多种疼痛的治疗，疗效肯定……"并总结了配伍方法：因气虚疼痛者，配黄芪类补气药；因血瘀疼痛者，配丹参类活血药；因阳虚疼痛者，配附子类补阳药。突破了血虚疼痛、阴虚疼痛不宜用细辛的传统戒说。具体应用时，需因症而异，厥阴头痛伍吴茱萸；项背强痛伍白芍（30g）、甘草；牙痛伍黄连；胸部闷痛伍全瓜蒌；两胁疼痛伍柴胡；腹痛伍延胡索；室女痛经伍益母草；腰痛伍杜仲、牛膝；四肢风湿痛伍羌活或防己；下肢慢性肿疡疼痛伍赤芍；晚期癌症性疼痛伍粟壳、延胡索；外伤性疼痛伍三七、桃仁、红花。其对如何应用细辛止痛可谓曲尽周详矣。

尾语

仲景使用细辛的剂量，可分轻重两种情况：若以祛邪为主，治寒饮和血虚厥寒时，都重用至三两，如小青龙汤、当归四逆散及其类方；如治虚实夹杂之患，且阳虚较重，取其通阳又防其发散太过时，即轻用二两，并和附子相伍，遂无大汗之虞，如麻附细辛汤和大黄附子汤等方。然丸剂中细辛用量悬殊，乌梅丸中用六两，而赤丸中仅用一两，因配制成丸剂，每次服用较少，则无深究之必要。但据近贤柯雪帆考证，东汉一两约等于现在 16g，故仲师用细辛可重达 48g，似乎过大。由于该药偏于香燥温散，故宋代陈承在《本草别说》中言其"若单用末，不可过半钱匕，多即气闷塞，不通者死"，而陈修园却曰："细辛，神农列为上品，无毒可以常服，辛香走窜之品，岂能气闷而死？"已故黑龙江中医学院（现黑龙江中医药大学）华廷芳教授为验证药性，临床从小量试加，服用 9g 亦未见不良反应，指出超过 1.5g 毒死人之说不足为凭。他后从《本草纲目》"细辛色紫，其根直。及已色黑，其根曲而有毒，不可入药"之论悟出，此恐系前人将二者误用之咎也。

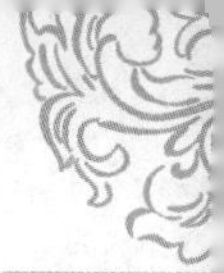

笔者查询相关资料，发现另一种被当做细辛使用的药材出自《本草经集注》，又名獐耳细辛（《本草纲目》）、四叶细辛（《植物名实图考》）、老君须，味苦平有毒。虽功可活血散瘀，主治跌打损伤、疥疮、疖肿、月经闭止。外可煎水洗或研末敷，因毒较大，煎剂内服，勿超过1.5g之量，且切勿当细辛误用。（参见《名家教你读医案》第1辑），笔者1968年随安徽中医学院（现安徽中医药大学）周玉朱教授毕业实习时，见其常将细辛同麻黄并用，年青体壮者，二药之量达30~40g，治慢性鼻炎、慢性支气管炎、关节炎与缩窄性心包炎等，未见有不良反应与日久积蓄中毒现象。因此，笔者认为剂量当据证而定，若胶柱于仲景用量或绝对不能超过1.5g之说，恐欠妥剂。

老中医楼锦英通过长期临床观察发现细辛的中毒反应为头痛、呕吐、出汗、烦躁不安、面赤、呼吸急促、脉数、项强、瞳孔散大、体温升高、血压升高，继之出现牙关紧闭，角弓反张，意识不清，四肢抽搐，最后因呼吸麻痹而死亡。当送医院急救。离院过远且症不过重者，可先用黄连解毒汤、绿豆汤等大剂饮之。故为谨慎起见，超《药典》剂量使用细辛，若无十足经验或把握，应从小剂量渐增，适当加大剂量。（楼锦英《名中医应用细辛真鉴》）

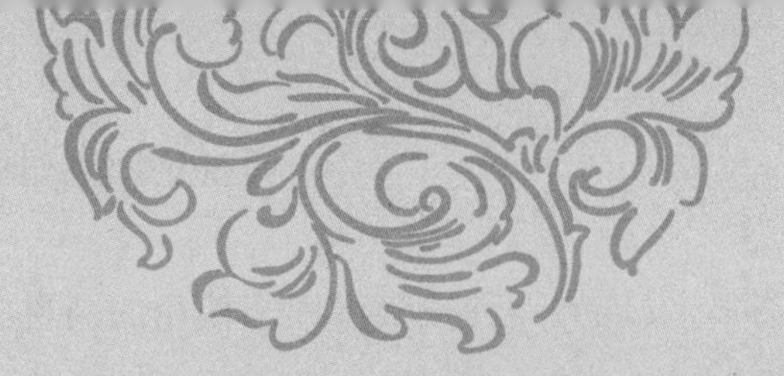

试论张仲景对牡蛎的运用

牡蛎味咸涩，性微寒，归肝、胆、胃三经，《神农本草经》列为上品，谓其“主伤寒寒热，温疟洒洒，惊恚怒气，除拘挛、鼠瘘、女子带下赤白，久服强骨节”。张仲景有效地扩大了对该药的应用范围。现就《伤寒杂病论》中用该药组成的八首方剂试作浅析，不逮之处，明哲正之。

一、配温阳益气药重镇安神，敛汗固脱

伤寒表证的治疗本当遵“其在皮者，汗而发之”之法，然汗为心液，若汗不得法，汗出过多，不仅使心阴丢失，心阳亦将随液外泄，心神失去阳气的温养固护则空虚无主，悸动难宁，甚至大汗亡阳、肢厥神昏致虚脱。此类太阳变证，仲师概称为“火逆证”，采用桂枝合甘草辛甘化阳，补心益气，组成强心阳基本方以治，兼证随证加减。若心神浮越，烦躁不宁者，则治以桂枝甘草龙骨牡蛎汤。该方以牡蛎合桂枝、甘草温通心阳，收敛心气，心气得护则汗液自收。牡蛎伍龙骨能重镇安神，摄纳浮阳，则烦惊自除。且龙骨亦有固涩之性，亦能助牡蛎敛汗，二药相合，组成一绝妙的药对。若汗出太多，心阳亡失致神识失常、烦躁惊狂者，进一步予桂枝去芍药加蜀漆牡蛎龙骨救逆汤。本方在上方基础上加生姜、大枣补益中焦而调和营卫，并重用牡蛎至五两（上方仅用二两）以增强潜镇安神、定惊止狂的作用；以蜀漆（由于多种原因，此药今人已少用，笔者认为可以郁金代之）与牡蛎合用而消痰解郁。上述两证虽皆属误汗耗伤心阳，但证情有轻重之异，故虽同用牡蛎，而剂量与配伍却有较大区别，值得重视。后人在治疗亡阳虚脱证时，常用牡蛎，显系受到仲师治火逆证的

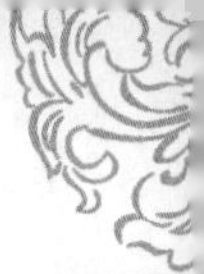

启悟。

廖男，69 岁。反复阵发性胸闷气促 10 年，汗出不止 5 天，于 2009 年 4 月 22 日入院。被诊断为冠心病心绞痛，原发性高血压（2 级，高危）。予左旋氨氯地平、酒石酸美托洛尔、阿司匹林肠溶片、单硝酸异山梨酯，静滴血塞通注射液。治疗 2 日无改善。

4 月 24 日初诊：畏寒尤甚，时至 4 月底，仍着厚衣，阴囊以上部位汗出不止，头汗尤甚，整日如水洗，心悸，口干不渴，舌质淡嫩，边有齿痕，脉沉细无力。断为阳气亏虚，卫外不固。予生黄芪、云茯苓、煅龙骨（先煎）、煅牡蛎（先煎）各 30g，制附片、桂枝、白芍、防风、白术、浮小麦、麻黄根各 10g。5 剂。

4 月 30 日二诊：汗出已止，仍畏寒，舌淡嫩，脉沉细。动甚仍少量汗出。上方加 15g 太子参再进。（见毛以林著《疑难危重症辨证论治 24 讲》）

二、配化饮行水药软坚开结，攻散水饮

《伤寒论》394 条云："大病瘥后，从腰以下有水气者，牡蛎泽泻散主之。"本证是因大病后余邪未尽，下焦湿热壅滞，膀胱气化失常致水饮内蓄，发生小便不利，下肢浮肿沉重等一派水气互结之实证，与病后体虚气弱所致的虚肿迥然有别。《金匮要略·水气病脉证并治第十四》篇云"腰以下肿，当利小便"，故方选牡蛎咸寒入肾，合泽泻下行水道以渗利，导水壅而除湿消肿；牡蛎伍蒌根不仅可涤饮解郁，去水气之结，且能滋阴降热，生津止渴，使水热除而阴无伤；葶苈子、商陆、海藻、蜀漆以逐水开结，润下散热。前人虽不常用蜀漆，仲师却两次用牡蛎伍之。考《神农本草经》虽并未明言蜀漆有化痰之功，然却谓之"味辛，平，主疟及咳逆，寒热，腹中癥坚，痞结……"。可见其确有开结消痰的作用，仲师取牡蛎伍蜀漆治痰气郁结致疟的药对，是值得学习的。今贤有用此方疗肝硬化腹水，殆取其逐水软坚的双重作用。仲师这种取咸寒药相须为用治疗水饮证的独特方法，极为后贤赏识。如清代程钟龄所创消瘰丸，即取牡蛎伍玄参咸寒软

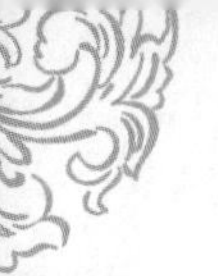

坚，滋阴降火，合贝母散痰开结，配伍灵巧，成为治疗痰核、瘰疬的著名方剂，恐即悟于此耳。

万女，27岁，婚后5年未孕，经来超前，量少色淡，每于经前1周乳房即胀痛，两乳外侧可扪及累累如珠之肿块，经后自消，病已4年，体胖，厌食油腥，头晕多梦，苔厚脉滑。前医予养血疏肝之黑逍遥散10余剂未效。此为湿痰阻于胃经，不可泛从肝治，改投姜半夏、浙贝母、橘红、玄参、白僵蚕、泽兰、白芥子、丝瓜络、路路通各9g，竹茹12g，茯苓、牡蛎各15g。每届经前常服数剂，经治半年，乳核渐消无形。（见《广西中医药》1986年5期）。

另，清医沈金鳌在《杂病源流犀烛》中创海藻溃坚丸，以同为贝类的咸寒软坚、滋阴滑痰的海蛤壳替代牡蛎，且还配入和海藻性味功用与主治均相似的昆布，合贝母、枯矾、半夏、龙胆草、松罗茶、神曲等炼蜜为丸，治瘰疬、马刀、瘿气等病且潮热不食而形瘦者。亦系遵此方义，可谓善学仲师者也。

三、配育阴泻火药平肝潜阳，除热定惊

清代吴仪洛在《本草从新》中称牡蛎“微寒以清热补水，治虚劳烦热”，张仲景在《伤寒杂病论》中取牡蛎组方治多种热性疾病，正是取其咸寒沉降，能导热下行之功。如《金匮要略·百合狐惑阴阳毒病脉证治第三》中云：“百合病渴不差者，栝蒌牡蛎散主之。”该病是一种心肺阴虚内热的病证，日久热邪燔灼津液而渴。取牡蛎咸寒引热下趋，栝蒌根甘寒生津止渴，二药相伍正可使肺胃热除而津回渴愈。又如太阳伤寒误下，致邪热内陷，弥漫全身，表里俱热，虚实互见之证，虽然三阳皆受邪气，而少阳胆气被郁，相火上炎是其关键，治疗重点是泻肝胆之火而重镇安神，仲师创用柴胡加龙骨牡蛎汤。方取小柴胡汤去甘草和解少阳，桂枝宣表通阳使内陷之邪从外解，茯苓甘淡宁心利水，牡蛎咸寒定惊，大黄通里泻热，使热邪由大便清泄。清代柯琴释本方证时指出：“龙骨重能镇惊而平木，蛎其体坚不可破，其性守而不移，不特静可以镇惊，而寒可以除烦热，且咸能

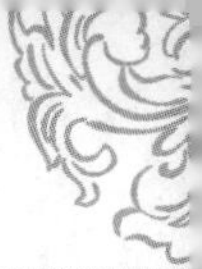

润下，佐茯苓以利水。又能软坚，佐大黄以清胃也。”后人常用本方治相火上炎、神识失常之癫、狂、痫证，均有良效，这显然是与牡蛎泻热镇惊的功用分不开的。吴鞠通仅取牡蛎一味为一甲煎，或将其与滋阴潜阳药相合，组成一甲复脉汤、二甲复脉汤、三甲复脉汤及大定风珠，治温热余邪未尽致心神失守，谵妄难眠等。今人常取牡蛎伍龟甲、龙骨、代赭石、珍珠母、杭白芍、菊花、龙胆草等治阴虚肝阳上亢之证，可看作是对仲师运用此法的开拓和深化。

四、配平调阴阳药固阴涩精

牡蛎虽有收敛之功，可治失神诸证，然若单用效果不佳，故《金匮要略》云：“……男子失精，女子梦交，桂枝加龙骨牡蛎汤主之”。此方为精亏肾虚阴阳双馁而设，方用桂枝汤补虚调阴阳，牡蛎合龙骨潜阳入阴，交通心肾，阳固阴守，则精自难外泄。徐忠可云：“桂枝汤，外证得之能解肌去邪气，内证得之能补虚调阴阳，加龙骨、牡蛎者，以失精梦交为神精间病，非此不足以收敛其浮越也。”仲师用牡蛎治遗泄诸症常与龙骨伍用，使效更增。在仲师用牡蛎的十二首方剂中，与龙骨相合之方就有五首，可见对二药合用的重视。其间的精旨妙义已引起后贤穷探深研并不断发挥，如张锡纯对虚劳所致的各种滑脱常配牡蛎，其著名的十全育真汤即是典型例证。

验案 胡男，34 岁，幼年失怙，稍长入武警部队，3 年后返乡从事装潢，年前劳累过甚，春节时又宴请不断，致入房不足 3 分钟，精即泄出，旋即疲软，心悸汗多。遂去医院，医予肾气丸合五子衍宗丸，如石投水。又自购三鞭丸、玄驹壮阳胶囊，反致阳虽坚挺，触阴即泄，无法同房。求治于笔者，见其面皖肢清，消瘦便溏，舌淡印多，脉沉虚滑。投熟地黄、山萸肉、桂枝各 10g，锁阳、白术、白芍、马料豆、芡实、莲子各 15g，煅龙骨、煅牡蛎、黄芪、太子参、金樱子、桑螵蛸、炒知母、炒黄柏各 30g，春砂仁、炙甘草各 7g，生姜 3 片，红枣 5 个。7 剂。早泄显缓，加制龟甲 15g，又 7 剂，房事复常。汗收神振。

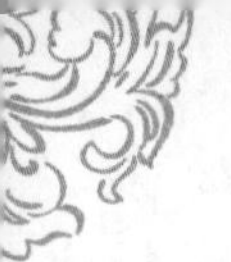

当代名家祝谌予认为桂枝汤本身是调阴阳、和营卫、健脾胃之强壮剂；龙骨、牡蛎为滋阴潜阳之品。故桂枝加龙骨牡蛎汤为益阴阳俱虚之强壮剂。凡肾阴阳俱虚的患者都可适用。①遗精、滑精者加固涩药，如金樱子、刺猬皮、芡实、莲须等。②神经官能症有上热下寒、上实下虚症状，加磁石、石决明；若失眠加女贞子、首乌藤、白蒺藜；心悸加柏子仁、龙眼肉。③前列腺炎加当归、王不留行。④前列腺肥大加琥珀、赤小豆。⑤老年人夜尿频多加补骨脂、覆盆子。对该方的妙用可谓曲尽周详矣。（参见《名医用名方·桂枝加龙骨牡蛎汤》）

五、配养血祛湿药调肝护胎

《金匮要略·妇人妊娠病脉证并治第二十》篇云："妊娠养胎，白术散主之。"此因胃虚寒湿之邪内扰而致胎动不安，牡蛎既可调肝解郁，又能除湿祛邪，合白术健补脾胃，川芎养血燥湿，蜀椒温中散寒，对于肝脾失和，寒湿中阻者可伺机选用而保胎。《金匮要略直解》亦称"牡蛎主因胎为使"。其实牡蛎本身并无安胎之功，且《中药大辞典》更谓"蜀椒辛温，有毒，孕妇慎服"，然此处二药相合，可使水邪蠲除而胎自安，亦即《内经》所谓"有故无殒，亦无殒也"之意。不过只可对妊娠期间遭寒湿为害者作权宜之计而服之，不可作一般通用的保胎方。

六、配温阳消痰药治疗牝疟

仲师治疗疟疾有丰富经验，虽然喜用蜀漆这类抗疟特效药，但主要还是通过《神农本草经》牡蛎条"温疟洒洒"和《名医别录》云治"虚热去来不定"，而将其辨用于不同疟证。这在牡蛎汤及柴胡桂枝干姜汤中得到了充分体现。牡蛎本身有消痰除湿的作用，而祖国医学又认为无痰不成疟，故牡蛎对消除疟邪应有一定的功效，在和其他化痰截疟药配伍后，其治疟作用则更为增强。今贤根据这种相须为用的原理，创制了不少含有牡蛎的治疗疟疾及肝脾肿大的方剂，这无疑是受了仲师应用牡蛎治疟的

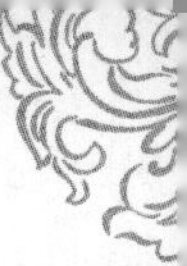

启发。

除上述外,《金匮要略》中治疗风痰诸疾的侯氏黑散及风引汤中均用了牡蛎,无非取其配伍后有祛风、除热、补虚、下痰的作用。此二方现已少用,但若投之得当则效如桴鼓。何任教授曾介绍过他运用侯氏黑散治高血压病和风引汤治疗癫痫病的经验,这对我们正确应用此二方启迪良多。

七、今贤对牡蛎的拓展应用

虽仲师对牡蛎的应用可谓精究深研,然终难免百密一疏。由于该药药源广,药价廉,故仲师后历代医家又对其功效进行"众里寻他千百度"的博求细览,而今贤更在仲师和历代医家用该药的基础上大胆实践创新。现将部分医家的体会、经验转介于下,供道友酌参:

清代新安医家汪昂的《本草备要》谓牡蛎"咸以软坚化痰……化痰敛汗",我省滁州地区名老中医龚士澄将其与龙骨各用 15g,配入辨证所开方中,治夜间及黎明时由于平卧痰涎上泛致咳作不已,不仅奇效,并睡眠亦自美焉。后又用于内伤咳嗽,虚火炎上,咳痰带血,颧红面热,胶痰着于喉间,口干心烦,以生龙骨、生牡蛎各 20g 加于所服方中,疗效亦如人意。更有一些外感咳嗽,表里寒热不清,眠食尚可,唯连连咳嗽久不愈,常方总不见效,用止嗽散随证化裁,加龙骨、牡蛎,居然心想事成,有效无损。(《跛鳖斋医草》)

柴嵩岩老中医善用生牡蛎治各种出血性疾病,常与生地黄同用,药量应 2∶1,并强调应因人、因证、因病、因月经时期之不同而应用有异:无卵泡、不排卵者,一般不宜用生牡蛎等固涩药。若遇不规则出血须用时,应配香附,使固而不滞。对月经周期短者,经血刚净,加用生牡蛎,以期推迟排卵,延长月经周期。淋漓出血者,接近月经期不可用,以防其干扰正常月经周期。(《名老中医用药心得》)

另,济南市中医院主任药师陈家骅在《药物的疗效与剂型》一文中,言及他遇一遗精者,投煅龙骨、煅牡蛎各 30g 的桂枝加龙骨牡蛎汤效颇

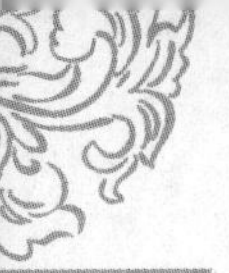

佳，后改汤剂为蜜丸缓图却脘腹胀满。他认为龙骨、牡蛎乃化石、贝壳类，煅后收涩力极强。煎汤服是弃其质而取其用；做蜜丸服则是食其质，其质坚硬难化而碍胃，故食后不舒。指出：辨证用药须注意剂型选择，以利取得更好的疗效。

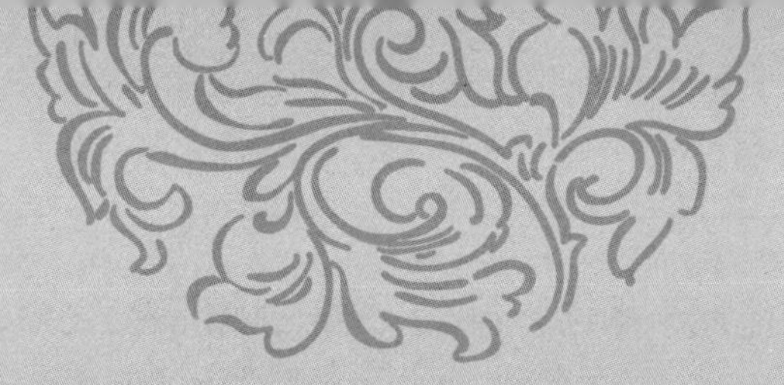

张仲景运用厚朴的经验发微

《神农本草经》虽仅言厚朴“主中风，伤寒，头痛，寒热，惊悸，气血痹，死肌，去三虫”，但通过仲景将其与他药巧妙配伍，却有效地扩大了它的运用范围。为进一步探讨仲景的学术思想，并更好地发掘厚朴的临证价值，试就仲师对厚朴的运用做一浅析，敬请明哲校正。

一、巧配灵变　法度谨严

仲景对厚朴与他药的配伍组方，绝非随手凑合，而是法度谨严，不仅寓奇巧于寻常，且能开无穷之悟境。归纳可为以下八法：

1. 配泻下药泄肠中燥实

燥实积滞于胃肠，不仅阳明腑证多见，内伤杂证亦每有之。此病发作较急，若痞、满、燥、实、坚俱备，常有化火攻心之危。故仲师急用厚朴配大黄、枳实、芒硝，组成大承气汤，峻下以承接一线将绝之气。虽然大黄、芒硝皆为苦寒泻下之峻药，然无厚朴行气除满、宽中消胀为佐，则难以有效地发挥泻下功用，诚如柯琴所云：“夫诸病皆因于气，秽物之不去，由于气之不顺也。故攻积之剂，必用行气之药以主之，亢则害，承乃制，此承气之所由……”当阳明腑证痞满重于闭实，而无燥坚之象时，却改用小承气汤轻下之，用枳实助厚朴宽中行气、消痞除满为主，以大黄攻下为辅。柯琴谓方分大小有二义：“味多、性猛、制大，其服欲令泄下也，因名曰大；味少、性缓、制小，其服欲微和胃气也，故名曰小。”可见随厚朴和他药配伍的不同，方剂的主治功用则大不一样。至于因胃强脾弱、脾不为胃行其津液而致的脾约（太阳阳明病），仲师又创麻子仁丸。方有执在《伤寒论条辨》中

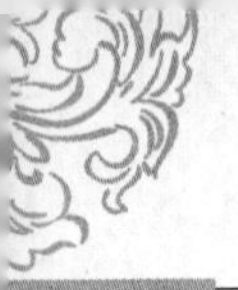

曰："麻子、杏仁能润干燥之坚；枳实、厚朴能导固结之滞，芍药敛液以辅润，大黄推陈以致新，脾虽为约，此之疏矣。"诸药共奏润燥通幽之效，与二承气虽均用了厚朴、大黄、枳实，但峻下、润下功效显异。方中的芍药和麻仁、杏仁皆滋液润燥、缓下导滞，有一定补益作用，故虚体患燥结症，每为首选之剂。后世很多医家根据该方的组方原则，创制了不少将厚朴和补益药共用治燥结症的佳方，如陶节庵的黄龙汤、吴有性的承气养营汤等。故若将麻子仁丸看作攻补兼施以治燥结症的祖方，实不为过也。

今贤受仲师用厚朴治肠病的启迪，将其与附子、炮姜、白术、木香、枳实、黄连、白头翁、黑地榆，组成附子厚朴汤，治溃疡性肠炎 55 例，获效满意。由此可见，厚朴若与不同的药物组方，既可治肠中燥实所致的便秘，亦可治食滞化热所致的泄泻。另有学者用厚朴提取物治疗阿米巴痢疾 46 例，3~9 天后，获愈 43 例，进步 2 例，仅 1 例无效。患者平均 2.7 天大便成形，黏液血便消失；3 天左右症状消失；3.2 天便次正常；4.5 天大便镜检正常。实验结果均无可辩驳地证实自仲景后，厚朴已成治肠病的要药之一。

2. 配解表药治二阳合病

《金匮要略·腹满寒疝宿食病脉证治第十》篇载："病腹满，发热十日，脉浮而数，饮食如故，厚朴七物汤主之。"该证病机为表证未解，而邪复入里，与腹中食滞相合，实际是典型的太阳阳明合病。故仲师用厚朴半斤为君，取其行气化散、辛开发泄（张锡纯云厚朴能"上升外达"）之力，外助桂枝以祛表邪，复伍大黄、枳实，共同平满逐滞以除里实，使"表解则里自和""里通则表自解"，并行不悖，互助成功，而开后世表里两解之先河。

3. 配降逆药平咳喘、支饮

厚朴有明显的降逆平咳喘之效，故仲师不仅在新寒引动宿喘时取桂枝汤解新寒，配厚朴、杏仁宽胸降气、止咳平喘（桂枝亦有降逆平冲作用），标本兼顾而获捷效（《伤寒论》19 条、43 条），且更在《金匮要略》肺痿肺痈咳嗽上气病脉证治第七篇中创制厚朴麻黄汤，专治"咳而脉浮者"。该方将辛温发散之麻黄、细辛、厚朴、半夏、干姜、杏仁与甘寒凉泄之峻药石膏同用，并伍入酸收之五味子和养心阴的小麦，粗看似嫌杂乱，但细析却

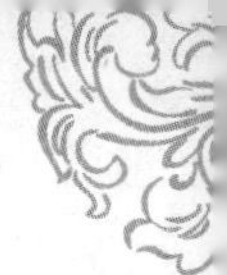

知用药曲尽周详。正如李彣曰：咳者，水寒射肺也。脉浮者，停水而又挟风以鼓之也。麻黄去风散肺逆，与半夏、细辛、干姜、五味子、石膏同用，即前小青龙加石膏，为解表行水之剂也。然土能制水，而地道壅塞，则水亦不行，故用厚朴疏敦阜之土，使脾气健运，而水自下泄矣。杏仁下气去逆，小麦入心经能通火气，以火能生土助脾，而共成决水之功也。又云：脉沉为水，以泽漆为君者，因其功专于消痰行水也，水性阴寒，桂枝行阳气以导之。然所以停水者，以脾土衰不能制水，肺气逆不能通调水道，故用人参、紫参、白前、甘草补脾顺肺，同为制水利水之方也。黄芩苦以泄之，半夏、生姜辛以散之也。故对寒水浸脾射肺、气机上逆引发的痰浊咳喘为对症良剂。后世一些治气逆痰浊犯肺的咳喘妙方（如《太平惠民和剂局方》苏子降气汤）对厚朴的配伍运用，无疑受本方一定影响。另在《金匮要略》痰饮咳嗽病脉证并治第十二篇中，仲师还将厚朴配大黄、枳实组成厚朴大黄汤，用治“支饮胸满者”，为厚朴应用又拓一新路。

4. 配温通药止胸痹疼痛

仲师据《神农本草经》厚朴主“气血痹”，而将其与温通开结、宣痹镇痛要药配伍，组成薤白桂枝汤，主治“胸痹心中痞气，气结在胸，胸满，胁下逆抢心”之证（《金匮要略》胸痹心痛短气病脉证治第九）。该方以桂枝、薤白宣通心阳，枳实下气泄痞，瓜蒌涤痰散结；而厚朴既可助桂枝、薤白宣通心阳，又可促枳实、瓜蒌豁痰散痞，使阳通气行、痰消痞散，胸痹自解。

5. 配和胃药消脘腹胀满

厚朴虽为消胀平满要药，但因辛温且破散之力较甚，只宜于寒湿壅滞中宫而致的实性胀满。而仲师却匠心独运，将其用于热证和虚胀。如《伤寒论》79条：“伤寒下后心烦腹满，卧起不安者，栀子厚朴汤主之。”则是因邪热客于胸中，不应下而下，致热与气结，壅于胸腹之间，而成实热之胀满，故取栀子以快涌其邪，而合厚朴、枳实以泄腹中之满，亦表里两解之法。而对“发汗后，腹胀满者”，却断为系汗出过多，使胃气虚不能敷布诸经所致，改予厚朴生姜甘草半夏人参汤。程郊倩指出：“发汗后阳虚于外，并令阴盛于中。津液为阴气搏结，腹中无阳以化气，遂壅为胀满。”故

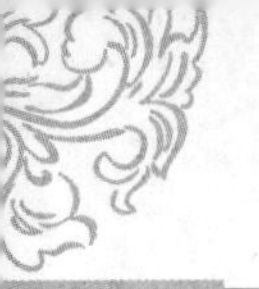

取厚朴宽中除满为君，甘草、人参培补中焦为臣，佐以半夏开结降逆，使用生姜宣通阳气，共奏益胃和脾培其阳，散滞涤饮遣去阴之效。此两方虽皆用厚朴，但一治热实之胀，一治虚寒之胀，泾渭分明，极见仲师配方之妙。另，厚朴生姜甘草半夏人参汤所治系"塞因塞用"之法，对后世启悟极大。如李东垣所创枳实消痞丸即此方以干姜易生姜，并加白术、茯苓、黄连、枳实、麦芽组成。

6. 配化痰药治梅核气

梅核气是由七情郁结、痰凝气滞上逆于咽而形成，故仲师创半夏厚朴汤。此方用半夏、厚朴、生姜辛以散结，苦以降逆；茯苓佐半夏利痰气；紫苏芳香，入肺以宣其郁气。虽《金匮要略》将此方列入妇人杂病篇，主治"妇人咽中如有炙脔"，其实男子如患此证，投本方行气化痰、解郁散结，亦可使气舒涎消而炙脔若失。现湾沚区老中医承忠委在深究了仲师用半夏厚朴汤治梅核气的病机后，根据异病同治之理，巧妙地将该方引申治头痛、哮喘、胃痛、腹泻、便秘、乳痈、闭经及不孕等病，极大地拓展了该方的应用范围(参见《临证撷萃》)。黄煌教授更将该方巧用于治声带麻痹、顽固性失眠、顽固性腹痛及焦虑性神经官能症。另有何任教授的学术继承人金国梁博士对须手术治疗的甲状腺结节者，投该方加炮穿山甲、大贝母、猫爪草、山慈菇等化痰活血软坚之品，使不少患者免受了一刀之苦。

7. 配祛瘀搜痰药治疟母

如疟疾日久不愈，正衰邪恋，反复发作，疟邪假血依痰，结成痞块，居于胁下，即为疟母，证颇难疗。仲师根据《神农本草经》治疟药多有化痰作用，而取厚朴配半夏、射干、干姜、葶苈等化痰，伍鳖甲、桃仁、大黄及鼠妇等虫类药活血逐瘀，创制鳖甲煎丸，用治疟母，颇能丝丝入扣。因病急邪实，故药多峻猛，但恐虚其正，复又制成丸剂缓图。仲师这种心小胆大、行方制圆的治方法则，可师可继。后贤治疟母，效法者良多，如《重订严氏济生方》中的鳖甲饮子：鳖甲、厚朴、槟榔、草果仁、黄芪、白术、白芍、甘草、川芎、橘红)即是明证。

8. 配固涩药治阴吹

仲师还大胆利用相反相成的理论将厚朴和性味功效迥然有异之药共

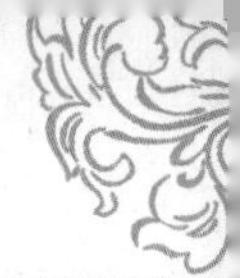

用组方，使相得益彰，更增其效。如《金匮要略·杂疗方第二十三》中将辛温而散的厚朴、陈皮配酸凉敛涩的诃黎勒组成“诃黎勒丸”，主治肾气虚、谷气实的阴吹。取厚朴、陈皮平内实之谷气，用诃黎勒固涩下泄之肾气。（吴仪洛《本草从新》云：“诃黎勒同乌梅、倍子则收敛，同厚朴、陈皮则下气。”）一散一收，并行不悖，实为后世用反佐法组方之滥觞。

二、量变锱铢　组方各异

仲师遣药配方时，对药量极其考究。如厚朴三物汤、厚朴大黄汤、小承气汤三方，尽管药物相同，但因药量的锱铢之异，使方名、方义、功效、主治都发生了重大变化。

在厚朴三物汤中，厚朴重用八两，昂然居君；大黄为其半数，卑然作臣；枳实五枚，悄然为佐使。主治“腹满痛而闭”症。此因气机阻滞，腹部胀满疼痛颇甚，但便秘较轻，故用枳实助厚朴行窜破气为主，而以大黄通便为辅，故方名仅言厚朴而未及大黄、枳实，厚朴重用一尺，大黄增为六两，枳实却减为四枚。厚朴虽仍居君为主，但大黄却因剂量之增一跃而大有与其相平之势，四枚枳实不过助厚朴、大黄除满通便之力而已，故方名为厚朴大黄而不及枳实。两方相比，此意在增加大黄通便之力，使上逆凌肺引起胸满的支饮，通过肺与大肠相表里关系，由大便外泄，饮去则胸满自畅矣。小承气汤中，大黄倍厚朴用四两，厚朴仅二两，枳实更降至三枚，使大黄跃而为君，厚朴屈而为臣，枳实仍为佐使。其主证是肠中腑气积结较甚，但大便并非十分坚硬（故去大承气中的芒硝），且胀满仅局限于下腹而未散逆至全腹，更未影响至中上脘，与厚朴三物汤证相比，满痛明显为轻。故用枳、朴助大黄攻下。若大便畅行则满痛当随之而减。由于本方主治之症与大承气汤证颇似，方义亦相近，唯因症状较轻而功力亦略轻缓，且厚朴并非主药，故方名小承气而不以厚朴命名。三方对比，正如尤在泾所云：“厚朴三物汤与小承气汤同，但承气意在荡实，故君大黄；三物意在行气，故君厚朴。”陈元犀亦曰：“小承气汤是气药为臣，此汤（厚朴大黄汤）是气药为君，其意以气行而水亦行，意深矣”。三物汤、小承气汤与

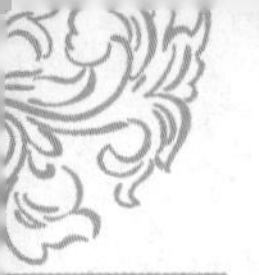

此汤药品俱同，其分量主治不同。二人所言极是。故研究仲景之方时，不重视其对药量的锱铢之求，是无法掌握他组方的奥秘的。日本医者矢数道明曰“汉方之秘不告人者，即在药量”，信不诬焉。

三、剂型用法　因病制宜

仲师组方时，对剂型和用法也非常重视。在用厚朴组成的十四方中，大抵病情较缓、病程较长、须长期服药者，多用丸剂，如脾约麻仁丸、鳖甲煎丸、诃黎勒丸等。反之则用汤剂（共十一方）。而在汤剂的煎法上，厚朴又有同煎、先煎、后煎之异。如在大承气汤、厚朴大黄汤及枳实薤白桂枝汤中厚朴均先下，取其气药先行也；而在厚朴麻黄汤中厚朴却后下，独用其降逆之功（其余七方，厚朴均和他药同下）。在服法上，除按常法每服一升，日三服外，还有“以水七升，煮取四升，分温四服，日三夜一服”，以冀较长久保持药效者（如半夏厚朴汤）；更有“以水五升，煮取二升，分温再服”，希图速效者（厚朴大黄汤）；另有在方后标明“得吐者，止后服”（栀子厚朴汤）和“呕者加半夏五合，下利去大黄，寒多者加生姜至半斤”（厚朴七物汤）等随症加减法。这些均说明仲师用厚朴的制方，既给人们以准绳大法，又示人以灵活变化，其精微奥妙处，值得我们认真研讨。

另外，在仲师用厚朴的十四方中，有八方系厚朴与枳实同用，尤其在行气通便的六方中均是两药共投的。由此可知，厚朴配枳实能相得益彰，增强疗效，后贤将二药列入药对，是不无道理的。

结语

综观仲师用厚朴诸方，大多有气机阻滞、腹胀胸满之症，然其虽以行气除满为主旨，但通过不同的配伍，则可表可里、可气可血、可虚可实、可散可收，不仅能适应疾病的千变万化，且皆获不凡之效。沈孔庭云：“厚朴与陈皮、苍术同用，则除湿满……与人参、白术、麦芽同用，则治虚满……又同半夏、胆星，能燥湿清痰；同甘草、白术，能和中健胃；同枳壳、莱卜子

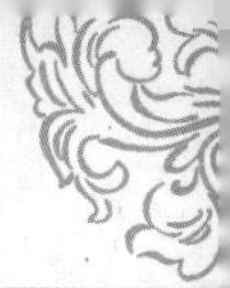

能下气宽肠；同紫苏、前胡能发散风寒；同山楂、枳实能疏气消食；同吴萸、肉桂能行湿燥阴……”虽较全面地总结了仲景以后医家对厚朴的运用，但只不过是仲师对厚朴运用经验的某些延展而已。故在祖国医学史上，最善用厚朴者，张仲景也！我们一定要从仲师对厚朴的应用上，进一步探索他的学术思想，以便更好地造福于人类！

桂枝芍药知母汤应用体会

桂枝芍药知母汤出自《金匮要略·中风历节病脉证并治第五》篇中，由桂枝、芍药、知母、麻黄、白术、附子、防风、生姜、甘草组成。原方用于治“诸肢节疼痛，身体尪羸，脚肿如脱，头眩短气，温温欲吐”等证。后世医家多宗仲景之意，将其加减治疗各类痹症：如唐代孙思邈《备急千金要方》中偏治风痹的小续命汤；清代林珮琴《类证治裁》中偏治湿痹的薏苡仁汤；清代徐大椿《兰台轨范》中通治各类痹证的大活络丹等。另，因该方有表里兼治作用，亦有将其增损为解表温里要方，如《太平惠民和剂局方》五积散。许叔微却在《普济本事方》中将其化裁为排风汤治中风；而在《王旭高医书六种》中王旭高又将其化裁出桂枝黄芪鳖甲汤用治久疟；傅仁宇更在《审视瑶函》中将其化裁为补阳汤和升阳泄阴汤用治眼科视正反斜症。常用狗皮膏亦是用该方去生姜，以官桂易桂枝并配入七十余味中药熬炼制成的。尤在泾进一步阐述本方：“诸肢节疼痛即历节也；身体尪羸，脚肿如脱，形气不足而湿热下甚也；头眩短气，温温欲吐，湿热且从下而上冲矣，与脚气冲心之候颇同……为湿热外伤肢节而复上冲心胃之治法也。”故近代中医名家曹颖甫又用本方改熟附子为生附子，治愈戴姓妇子死腹中，用药大下后，感腹中有块跳动，四肢剧疼，不可屈伸，两足如脱，腋下黄汗，为时已二年的疑难杂症；易华堂用本方治愈一青年男子远行汗出，跌入水中，久之成鹤膝风(类似西医膝关节结核)。由此可见，该方临床应用颇广。现根据异病同治法将个人运用该方体会小结于后。

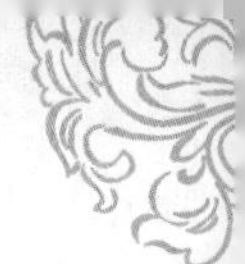

一、麻疹并发肺炎

朴女，3岁。1979年1月7日初诊。

患儿出生后一直人工喂养，体质非常瘦弱。三天前发热、咳嗽、鼻塞喷嚏，前天在大队卫生所注射青霉素、链霉素，并给服退热片。昨日遍体大汗，热稍退，但烦躁，复去求医，遭大雨遂归。今晨小儿面色苍白，咳呛不畅，神萎气急，腹泻肢冷，身上有黯淡不红之疹点，疑为麻疹，故急来我科。察舌淡嫩、苔白干，指纹淡紫，已过命关，抚之肌肤津润而冷。化验：白细胞 $11.8 \times 10^9/L$，中性粒细胞比例77%。听诊心音低钝，140次/min，两肺细湿啰音颇多。透视见两肺有多量云絮状阴影，知已成麻疹并发肺炎。除输液并用链霉素外，予炙麻黄2g，桂枝、知母、附片、五味子各3g，赤芍、前胡、炙甘草、麦冬各5g，云茯苓、山药、潞党参各10g，姜3片。1剂，连煎两次，灌暖瓶内，代茶频饮，留院观察。翌日咳呛渐减，肢暖汗收，疹点色转红艳，仍用西药，续与原方1剂。三诊：神情大振，咳泻均止，已思纳谷，听诊基本正常，减知母、附片、前胡、赤芍，加白术、白芍各5g，香谷芽、地骨皮各10g。携方3剂，欣喜返家。

按：患儿素体较差，复因大汗时突受雨淋，以致疹毒内陷，并发肺炎。《麻疹活人书》云："麻疹之色，最喜通红……故麻鲜红者，毒得尽发而去也；若麻色淡白者，乃心血不足也。"肺炎虽多为阳、热、实证，但因疹色淡白内隐，故予附、桂补心阳，配赤芍以畅血行。麻黄宣肺平喘，前胡、知母、云茯苓、山药、炙甘草止咳润肺生津。生脉散不仅可加强附、桂强心之作用，还能通过大补气阴而托邪外出，五味子又可防止麻、桂等过分发散，故获效较快。

二、气管炎

马女，48岁，农民。1977年12月28日初诊。

患者患慢性支气管炎已近十年，每届冬寒必发。昨日因外出冒风，

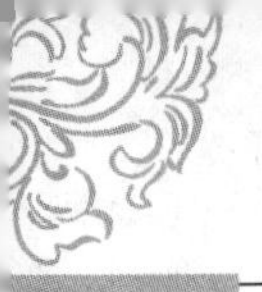

晚间又食肥甘较多，入夜遂感咳闷不已，甚则喉间辘辘有声。观其形体胖壮，痰白稠而易出，颇畏风寒，厌饮便溏，舌淡胖，苔白腻，脉濡滑。听诊两肺湿啰音甚多，知肥人多湿多痰，故宗"病痰饮者，当以温药和之"立法：炙麻黄、附子、炙甘草各5g，白术、白芍、桂枝、厚朴、杏仁、姜半夏、紫苏子、白芥子、炒莱菔子各10g，知母3g。5剂。症遂安，改胃苓二陈汤调理。

按：本方和仲景另一治咳喘名方小青龙汤相比，虽化痰涤饮，敛肺止咳之功稍逊，而健脾强心作用却大得多，且有扶正祛邪兼顾，开不伤气，补不滞气，正治更兼活法，颇能收动静平衡之佳效。但对辨证属肾虚痰多味咸者须合景岳金水六君煎，肾阳虚咳而兼喘者，可配鹅管石、紫石英、沉香、核桃仁、补骨脂等以纳气归肾。

三、肺心病伴心力衰竭

陈男，39岁，工人，1978年4月3日初诊。

患者七岁时因麻疹后过多游泳遂致咳喘，后每年冬春和梅雨季节必发，并日益加重。半年前因气急水肿，伴心电图改变等入院，按肺心病调治半月余缓解出院。此次因过劳复发。检查：颜面水肿，口唇发绀，颈静脉充盈明显，杵状指，桶状胸，呼吸30次/min，心率100次/min，心尖区和三尖瓣区均有Ⅱ级收缩期吹风样杂音，心尖搏动在第五肋间隙乳线外侧，两下肺可闻水泡音。腹部中度膨隆，腹壁静脉怒张，肝肋下4指，剑下3指，质中，肝颈静脉返流征(+)，两下肢中度凹陷性水肿。X线透视见心影增大，心尖圆钝，肺动脉隆鼓，右上肺陈旧性结核。心电图检查：肺心P波(右房肥大)，电轴右偏，重度顺钟向转位，右心室肥大伴劳损。被诊为慢性肺源性心脏病，收住院。由于患者要求服中药，故请我诊治。刻诊：面灰虚浮，纳呆胸闷，腹膨尿少，便溏腿肿，咳吐白泡沫痰，舌淡紫，苔白浊腻，脉沉涩，时歇止。诊为脾肾阳虚，水湿内盛，犯肺凌心。予生白术、防己、大腹皮、生黄芪、葶苈子各15g，附片、桂枝、赤芍、知母、炙甘草各10g，生麻黄7g，生姜皮3g。3剂后咳喘较平，溲畅肿减。复予3剂，痰吐渐少，

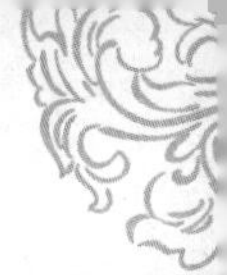

便调纳增，唯腹水退而未尽。加桑白皮、五加皮各20g，陈皮10g，又7剂后腹水、腿肿全消，改济生肾气丸出院缓调。一个月后能从事理发等较轻工作，但肝脏未见明显软缩，心电图改善也欠理想。7月淋暴雨，诸症复萌，自服出院时中药方配少量氨茶碱，十天后又渐趋稳定。

按：患者反复发病已三十余载，正气日馁，邪势益猖，虚实交错，治难措手。刻诊因现明显脾肾阳虚、寒饮犯肺凌心之证，故投本方去防风（恐虚其表）温化寒饮，强心化瘀（用赤芍旨在活血也），合以仲师治“皮水为病，四肢肿，水气在皮肤中”的防己茯苓汤，并佐入较大剂量的葶苈子、大腹皮，益气行水、标本兼顾，使纳增溲畅，喘缓肿减。接方合入五皮饮，更加强肃肺（桑皮）、强心（五加皮）、利尿化痰作用，症遂趋好转。济生肾气丸乃南宋严用和所创补肾温阳、利尿消肿之名方，且峻药缓用，有助于调理。但由于患者经济拮据，难以长服中药，故肝大与心电图短期未能恢复。

四、慢性肠炎

李女，50岁，工人，1977年6月28日初诊。

患者素来畏寒，常泄溏便。梅雨季节冒雨劳作后又食不净之物，遂感发热无汗，身疼纳少，太息脘闷，泛泛欲恶，腹中辘辘，日排完谷不化夹痰沫状大便五六次，舌淡胖，苔白厚浊，脉沉缓。此因脾阳素弱之体，又复为寒湿所伤，以致痰浊内生，下注肠道而成泻。予桂芍知母汤去知母，加姜半夏、潞党参、葛根、云茯苓、厚朴。3剂后汗出热退，纳增泻止，改健脾丸缓收全功。

按：明代李士材在《医宗必读》中曾立治泻九法。笔者用桂芍知母汤加减后，已含淡渗（茯苓）、升提（麻黄、葛根）、疏利（厚朴）、甘缓（党参、甘草）、酸收（白芍）、燥湿（半夏、白术）、温肾（附子、桂枝）七法，故对脾虚复感寒湿致泻者，获效彰彰。因无热象且未至滑脱不尽，故弃清凉与固涩二法。

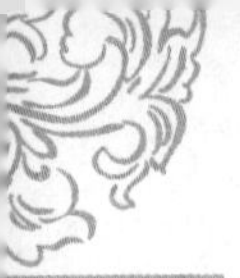

五、深部组织炎

袁女，38 岁，工人。1981 年 2 月 11 日初诊。

患者素体肥壮，喜食甘肥。一周前感右腿弯部酸痛木胀，恃体强未予诊治。五日后局部漫肿，皮色如常，按之痛甚，微觉寒热。西医诊为深部组织炎，予抗感染治疗两日，寒热虽退，他症如前，故转我求治。刻诊：舌淡紫，苔白浊腻，脉滑。询其身懒肢沉，漾漾欲呕，经色紫黯，白带如涕。显系湿瘀与寒痰互阻客于经络，蕴久致酿脓之变。当急予温通消散：生麻黄、熟附子、知母各 7g，桂枝、天花粉、防风、姜半夏、白芥子各 10g，当归、赤芍、白术各 15g，金银花、茯苓各 20g，连服 5 剂，诸症霍然。

按：此症属中医“流注”，病因不外暑湿、湿痰、余毒、瘀血等数种，总由外邪侵入而发。但多数因病发较急，正气尚未过衰，使邪内未能深入脏腑，外不得越于皮毛，而停于营卫之间，阻于肌腠之内，故施治当以温通消散为宜，不可为西医的“炎”字所拘，浪投大剂清热解毒，恐反致正虚而邪恋不去也，总以辨证立法为要。如确系寒湿夹痰瘀为患，投本方加活血化痰，佐适量清解，则可使气血流通，痰消瘀化，肿块炎症即荡然无存矣。

六、慢性荨麻疹

张男，47 岁，农民，1978 年 5 月 16 日初诊。

患者慢性荨麻疹反复发作已六七年，每逢春夏之交乍暖还寒时候，则日夜瘙痒无度。伴见胸闷纳钝，腹痛溲少，便溏日数行，畏寒颇甚，面㿠神疲，舌淡苔白厚腻，唇边齿印较多，脉沉迟涩。服西药及凉血祛风之中药，鲜见效机。遂断为脾虚难化之寒湿为外风诱发而达表致病。予蛇床子、地肤子、朱茯神各 15g，防风、苍术、白术、桂枝、赤芍、厚朴各 10g，生麻黄、附子、蝉衣各 7g，炙甘草 5g。3 剂，讵料服药未尽 2 剂，皮疹骤增，且色较红艳，瘙痒更甚。家属慌来告，欲停药。细询胸闷已减，尿多而便次渐少，乃悟因体内寒湿为温药所趋而外出，嘱原方照服，药尽疹收，他症悉平，改

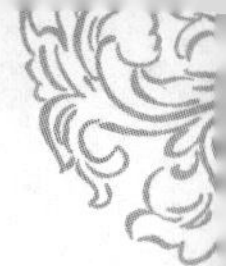

养血祛风3剂善后。

按：荨麻疹为现代医学病名，中医称“风疹”“瘾疹”“风瘾疹”“时疫疙瘩”“逸风”“风疹块”等。西医认为荨麻疹病因复杂，尤其是慢性荨麻疹，不易找到病因，除和各种致敏源有关外，还和个人的敏感性素质及遗传因素等也有关系。中医则强调系禀赋不耐、外淫侵袭、饮食不当、情志所伤、素质虚弱所导致。张某因连续多年在乍暖还寒时节发作，并伴明显寒湿困脾症状，故可用本方祛风散寒健脾，加蝉衣、蛇床子、地肤子、朱茯神等消疹止痒。服后疹增，色红，痒甚，非药不对症，乃正气驱邪外出的“瞑眩”反应现象，为医者切莫心慌而随意改弦更张。另，此方治该病的药理作用，和山东医学院附属医院（现山东大学齐鲁医院）用麻桂各半汤治此症颇有相似之处。

体会

本方属散寒祛湿剂，是以桂枝汤去大枣加麻黄、附子、白术、防风、知母组成。取麻黄、桂枝、防风气雄辛散，通阳驱风，走表以疏畅血行；用附子、白术、生姜辛温燥湿，以散寒、逐水、镇痛；芍药、甘草酸甘化阴，补益气血，既缓上述诸药燥烈之性，又可缓中治挛急。尤妙在独用一味苦寒之知母为反佐。九药相合，则全方虽温而不嫌过燥，祛邪兼可扶正，共收温阳散寒、祛风解表、活血行水、清热镇痛之效。凡偏阳虚之体，又复感风、寒、湿为患，笔者多年经验：痹证、咳喘、呕泻、水肿、风疹等症状的各类病变，均可加减投治，而对风、寒、湿邪未尽且蕴久有化热之势的关节疼痛，尤为首选之方。然由于本方药性较偏温燥，故临床应严格掌握适应指征，若不见畏寒色㿠，神疲气怯，身困肢沉，太息泛恶，舌体淡胖，苔白浊滑，脉沉弦紧等症时，不要贸然轻投。附子最好从小量试投并先煎。

（原文参见《陕西中医》1982年第3期）

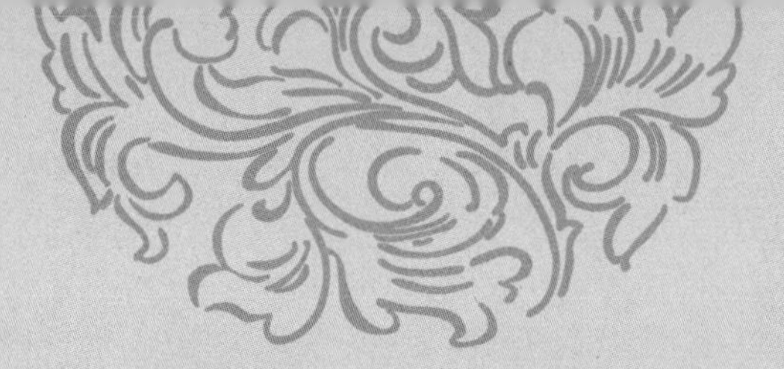

温脾汤运用鳞爪

温脾汤出自初唐名医孙思邈《备急千金要方》，由大黄四两，附子大者一枚，干姜、人参、甘草各二两组成。主治脾胃虚寒，积滞内阻而导致的冷积便秘或久痢赤白不止，腹痛，四肢不温，脉沉弦者。本方可看作是《金匮要略》大黄附子汤去细辛加干姜、人参、甘草而成，亦可看作是四逆汤加人参、大黄，故属温下之剂。本方温补而不壅，攻下而不猛，确系扶正祛邪之良剂，故为后世名医所喜用。师祖章次公即将本方作为治虚寒痢疾的代表方；王旭高不仅用本方治多种消化道疾病，还将其用治高年感冒致呃逆神昏，便泄溏臭和癥癖等大病。近贤有将其用治因脾肾阳虚、寒湿积滞而见腹痛便秘的肝硬化腹水，消化不良及蛔虫等症。也有用本方加芒硝、枳实、半夏、藿香、砂仁、竹茹、当归治愈幽门梗阻伴有胃扩张。更有人从现代医学观点提出：慢性肾炎后期，如因氮质滞留而见消瘦、面色萎黄、腰酸、泛恶等症者，亦可用本方酌加温肾利水药施治。笔者受启迪，也喜用本方，现将运用中的一点不成熟经验介绍于下。

一、休息痢

范男，56岁，农民，1980年3月9日初诊。

患者反复排紫酱色大便已八个月，日数次，入圊难尽，后阴坠胀，脘腹阵痛，温熨略舒，移时复作。纳虽健而面无华，头晕身重，肢麻难眠。由于粪便常规和钡餐透视摄片检查不支持阿米巴痢疾和消化道溃疡，也未查出肠息肉、肠占位性病变等易引起肠出血的常见疾病，一直按慢性菌痢治疗，时辍时甚。近因春节时进油腥较多，诸症复萌。察舌淡紫，苔白浊

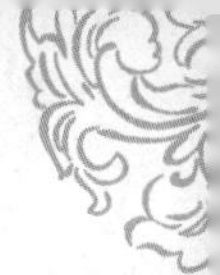

微黄，脉濡软。粪便常规检查结果有白细胞和钩虫卵，潜血强阳性。血红蛋白 5.5g/dl，红细胞 2.3×10^{12}/L。此系脾阳因寒湿久羁而馁顿，已失统血之权，药用：潞党参、葛根、仙鹤草各 15g，木香、槟榔、炙甘草、白术、白芍、罂粟壳各 10g，附片、炮姜各 5g，熟大黄 3g。5 剂。十日后复诊，云药后症减，又自配方 5 剂，刻下便较畅而色紫黑转淡，腹痛大松。唯脘嘈乏力，粪便常规检查白细胞、钩虫卵仍有少许，潜血弱阳性，原方去罂粟壳、葛根，加当归、山药、乌梅各 10g，5 剂后，自觉已无明显苦楚，神振脉起，但仍面黄气怯。粪便常规检查：钩虫卵少许，潜血转阴；血常规检查：血红蛋白 8g/dl，红细胞 3.1×10^{12}/L。要求根治。方案调整为：末次处方加炙黄芪 20g，何首乌 15g，雷丸 10g，减去炮姜、熟大黄、乌梅，10 剂，制成蜜丸，日服 3 次，每次 10g，并配西药人造补血药 500ml，嘱其适当进食鸡蛋、瘦肉等。三个月后复查，大便已无虫卵，血红蛋白 9.8g/dl，红细胞 3.75×10^{12}/L。

按：笔者经验：下痢血色如猪肝色，如紫草，如苋菜汁者，非炮姜不治。前贤曰："痢无止法。"故笔者以炮姜配制大黄，加入调气和血之品，使后重自除，便脓得愈。

二、阴黄

承男，61 岁，农民，1978 年 6 月 23 日初诊。

患者面黄如烟熏，肤黄如土色，溲黄如柏汁。纳不开，右胁胀，漾漾泛恶，嗳逆便艰已近半个月。经当地医生用板蓝根针剂、葡醛内酯等未好转。刻诊：脉濡缓，舌淡紫苔白浊。胆红素浓度 41μmol、谷丙转氨酶 146U/L。当地公社医院诊为肝炎。此明系湿困脾阳，热结肠腑之证。因年高体弱，拟姜附茵陈蒿汤合温脾汤加减以治：六一散（另包）18g，茵陈、薏苡仁、生麦芽各 15g，潞党参、焦栀子、枳壳、板蓝根、厚朴花各 10g，附片、干姜、生大黄各 3g。药尽 5 剂，纳较香，便转易，唯脘闷太息，苔厚淡黄，减六一散，加苍术 10g。复进 7 剂，诸症继减，但便溏软，腹微痛，以熟大黄、木香易生大黄、枳壳。又进 7 剂后，肤渐转华，腑行亦正，嗳逆胁痛全平。唯溲仍黄短，舌仍淡紫。前法参以活血：薏苡仁 30g，六一散（另

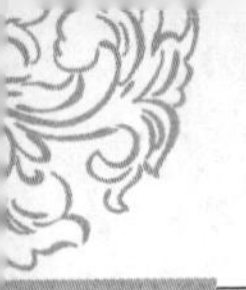

包）18g，茵陈、焦栀子、香附、当归、丹参、苍术、米炒北沙参各 10g，干姜、制大黄各 3g。10 剂后复查：胆红素浓度 13μmol、谷丙转氨酶 58U/L，尿胆红素阴性。原方加山药 15g，复与 5 剂善后。

按：阴黄即阳虚黄疸，《临证指南医案》蒋式玉明指："脾阳不能化湿。胆液为湿所阻，渍于脾，浸淫肌肉，溢于皮肤，色如熏黄。阴主晦，治在脾。"笔者认为只要诊断为阴黄，均可以姜附茵陈蒿汤主治，一以振奋脾阳，一以分消湿热，若少参清解芳化，则效更佳。

三、胃痛

陈女，41 岁，茶农，1980 年 5 月 28 日初诊。

患者素有胃痛、便秘、腹膨史，今春冒雨采茶，脘痛遂无休时，腹膨如孕五月，呕吐便结，纳不进，形日瘦，疑为食道癌而急住我院。经胃肠钡餐透视检查未发现器质性病变，但服药即吐，故拟诊为胃神经官能症，改转中医诊治。观面晦黄，脸浮睑肿，舌淡胖有齿印，苔白滑满布。询其身懒肢困，白带如涕，切脉滞涩，腹虽膨软，但重按则痛，知系脾阳不足，食滞难运，又复感寒湿所致。予平胃旋覆代赭汤合枳实、当归、高良姜。进药一时许，倾囊吐出，脘痛更甚，困顿难支。细忖因腑气不通，浊阴不得下泄反上窜之故，不可以形瘦而不投大黄，当攻补并进。改代赭石 20g，潞党参、山药、扁豆、云茯苓各 15g，白术、生大黄、枳实、紫苏梗、炒莱菔子各 10g，附子、干姜各 5g。2 剂。嘱煎后当茶饮。药后痛渐下趋，腹中喧鸣如雷，满腹胀痛，几不欲生，注射镇静剂稍缓。至暮排出先硬后溏便甚多，臭秽不堪，痛略松。二诊大黄减半服之，又续排溏便不少，苔渐化，呕亦平，但神气极馁，去大黄、干姜、代赭石易半夏、苍术各 10g，5 剂。并予清宁丸 30g，每次用药汁送服 3g，诸恙悉平。后常用生姜、番泻叶各 3g 泡茶，送服香砂养胃丸以保持大便畅通，胃痛遂年余未发。

按：本案因系素体脾虚，又兼寒湿夹滞，阻于肠胃，初诊仅健脾芳化，降逆止呕，故难效。复诊改用温脾法，使宿滞畅行，胃气得降，则呕平痛止。由此可知，《内经》所谓"必伏其所主，则先其所因"确为至理名言。

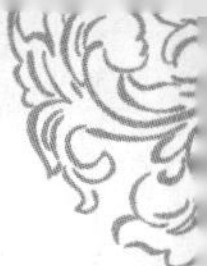

四、便血

洪女，26岁，居民，1981年3月7日会诊。

患者十天前中午，感冒中嘈杂，恶心，呕血约200ml，晚饭后又呕紫血块约200ml，遂急诊入院。西医按胃溃疡处理，略有好转，但五天后又大量呕血，经两次输血，呕血虽止，但大便却如柏油状，始邀中医会诊。观其面萎黄，脸微肿，自汗心悸，耳鸣头眩，脘痞纳少，神疲气怯，舌淡胖有齿痕，苔白滑，脉细滑疾，不耐重按。知气阴随血出过多而有亡散之虞，当急予健脾温摄，不可囿于口渴便血，而浪投滋腻养阴或苦寒炭剂。处方：仙鹤草、乌贼骨各15g，潞党参、白术、白芍、白及、玉竹各10g，炙甘草、枳壳各7g，附片5g，炮姜4g，熟大黄3g。服两剂药后解黄色溏便数次，因腹痛又改请他医投左金归芪健中加佛手花、茜草炭、藕节炭，殊不知便又转黑。因无钱继续输血，又复请予诊。仍宗七日方，用当归炭易枳壳。连进4剂，潜血转阴，唯面皖乏力，续与原方去乌贼骨、白及、藕节、玉竹加山药、扁豆、栀子、木香调理出院。

按：血属阴主静，赖阳气以运行。阳虚气滞，则不能导血归经，血因停蓄，致络损血溢。对阳虚失统的出血者，在用附子理中振奋中阳的同时，稍予熟大黄炭为反佐，能收意外之效。近贤姜春华常用一味生大黄研吞治上消化道出血；朱步先用生地黄配熟大黄炭治多种血证。均证实大黄有很强的止血作用。

五、崩漏

孙女，21岁，农民，1979年6月13日初诊。

患者室女，半年前经期淋雨涉水，遂致一日即止。后每月仅来点滴，少腹渐胀满，人渐消瘦。上个月被游医诊为干血痨，投天冬、麦冬、生地黄、熟地黄等滋阴养血杂以大剂桃仁、红花、三棱、莪术，致血出如崩，自急以陈棕炭止住，近几日即血出紫暗，时夹小块，淋漓难尽，已二十余日。询

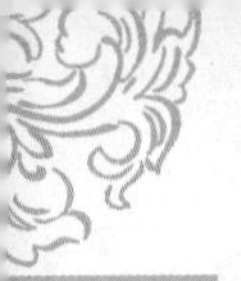

知其少腹阵痛即下血，痛缓即止，腹部胀满较前尤甚。初抚觉适，抚久反觉灼热不舒，似有包块，常觉洒寒微热，脘闷泛恶，便溏硬不定，舌淡紫，苔白浊，脉细不扬。此系寒湿凝瘀，郁久化热。不攻瘀则邪不去，徒攻瘀则正益伤，予温脾汤损益，使瘀去新生，不止血而血自止。处方：玄参 15g，赤芍药、白芍药、当归、牡丹皮、土鳖虫、川芎各 10g，炮姜、生大黄、桂枝各 7g。药尽 3 剂，下紫黑血块甚多，腹渐松软，炮姜、生大黄各改为 5g，又 3 剂症去七八，以八珍益母丸巩固。

按：前贤曰："暴崩宜温补，久漏宜清通。"然证之临床，亦须活看。此证先因感寒致经行闭止而停瘀，郁久积瘀化热，但寒象并未尽除。故若纯用寒凉，凝结之包块终难化散也。因此以炮姜配生大黄，温散清通，双管齐下；玄参易党参，既扶正，又凉血；桂枝易附子，其配芍药外可调和营卫、内能燮理阴阳。此即温脾汤之变法也。叶桂曰"久病血伤入络"，故加土鳖虫深搜细剔而共奏奇功。

体会

本方药虽有五味，主药乃大黄和干姜。其治疗作用即是通过大黄泻下将体内的食滞、痰积、瘀血、诸虫排出体外来实现的。而这些病理性产物却正是在中焦脾阳不运情况下产生的。干姜为振奋脾运的首选药，在人参、附子、甘草的配合下，可以鼓舞正气，兴奋全身功能，既能减少病理产物的产生，又可助大黄使病理产物排出。使本方补不碍通，通可助补，寓泻于补，相得益彰。实为治全身功能衰退，胃肠功能低下的各类消化道疾病的良方。有些同道视大黄为泻下峻剂，不敢轻用，对血证尤多顾忌。据笔者近二十年的临床体会，具体应用时，要根据主治的不同而易其炮制和服法：通便祛瘀，清热解毒时，应生用后煎，量宜大；健胃和止痢，应制用，小量同时煎；而用来止血和止泻，则最好用炭剂，亦同时煎；治血分病时，干姜须炮用，取其守而不走也。本方药仍偏猛，对辨证不确或病重体弱者，从小量试投为宜。

（原文参见《江西中医药》1985 年 1 期）

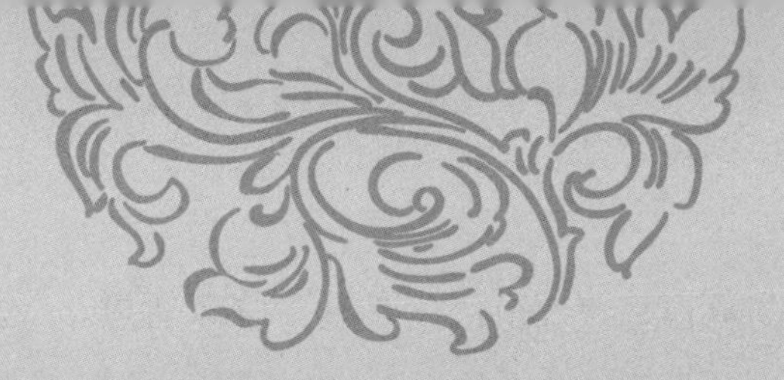

资生丸运用发微

资生丸出自明代缪希雍《先醒斋医学广笔记》，由人参、白术、茯苓、甘草、陈皮、山药、莲子、芡实、白扁豆、薏苡仁、麦芽、山楂、藿香、白豆蔻、黄连、泽泻、桔梗组成（而清代乾隆年间徐大椿《兰台轨范》的资生丸无芡实、泽泻），原为治消化系统疾病良方。王肯堂弟子张三锡曰："余初识缪仲淳时，见袖中出弹丸，咀嚼。问之曰：'此得之秘传。饥者服之即饱，饱者食之即饥'。因疏其方，名资生丸。余大喜之，而颇不信其消食之功。已于醉饱后，顿服二丸，径投枕卧，夙兴了无停滞，始信此方消食之神也。"据张三锡所述，可见此方确是缪仲淳得之秘传，用之屡屡有效之方。此方治其他系统疾病之案却不太多见，故将笔者治其他系统疾病之案介绍数则，以利广其用也。

一、膏淋

牛女，54岁，2008年12月7日初诊。

患者离异7年，卧不安也近7年，虽自觉体力尚可，但近年却小溲混浊，沉淀后有白粉样物，解时微痛，且尿次增多，昼达7~8次，夜3~4次，致眠更差，人渐瘦，食油腻多则尿白加重。多次检验尿无明显异常，仅白细胞（++），两个月前因泥沙状胆结石手术后致纳谷减少。察舌淡苔白，齿印密布，脉濡软。予山药、茯神、莲子、芡实、炒薏苡仁、金樱子各30g，党参、炒白术、土茯苓各20g，煅龙骨、扁豆、焦山楂各15g，陈皮、泽泻、木槿花各10g，白豆蔻（打，后下）、生甘草各7g。7剂。

12月19日：随尿中白物之减少，尿频且痛亦减，纳渐增，眠较安。以

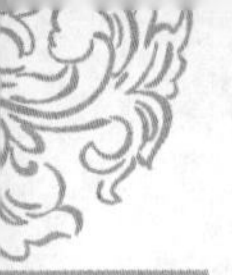

煨益智仁、炒乌药易白豆蔻、陈皮，又7剂。临床暂愈。

按：考膏淋虽属西医泌尿系统疾病，但与脾气亏虚，难化甘肥有关。本案取资生丸中所含的五味异功散补气运脾；大剂的莲子、芡实、薏苡仁、扁豆在清补脾之气阴的同时，又可渗利湿浊；山楂可消肉食积滞；泽泻、土茯苓清利湿浊（方剂书中治膏淋多选萆薢，但因苦寒较甚，对脾虚纳少者，余常以甘淡平之土茯苓代之，缘《滇南本草》言其治"五淋白浊"也）。朱良春喜用白木槿花泄下焦瘀浊，认为其"滑可去着，能祛肾间湿热，排泄瘀浊毒素，邪去则正自安也"。患女尿微痛且频，当考虑下焦湿热，故投白木槿花代原方中过苦寒而戕伤脾之气阳的黄连。另，龙骨既可固涩膏脂，防其外泄，更可安神；金樱子既止小便利，涩精气，且可益五脏（见《蜀本草》《本草正》），配合资生丸，可加强治膏淋之效，然药力较薄，非大剂难为功。全方用药以平补为主，略佐祛邪，使补不滞邪，祛邪不伤正，获效较满意。

二、尿失禁

颜女，48岁，2011年11月2日初诊。

患者玉体素虚，去年年底唯一的女儿婚前患肾病，致忧虑劳累太过，遂突然经绝，并伴畏寒耳鸣，太息纳减，心悸寐难，尤苦于尿频甚至失控。曾于国庆节外出时，欲觅厕未及，小便难禁自出使裤湿。西医用药效欠佳，遂由友人介绍余治。考虑其一年内体重锐减9斤，且舌淡脉弱，予山药、茯神、莲子、芡实、生麦芽、金樱子各30g，党参、炒白术、煅龙骨、煅牡蛎各20g，酒炒熟地黄、山萸肉、乌药、煨益智仁、陈皮各10g，柴胡、白豆蔻各7g。10剂。

复诊：喜告诸症均减，尿次基本正常，唯过度紧张时稍频急。以制龟甲、桑螵蛸各10g，易熟地黄、麦芽，又5剂收功。

按：此案显系脾之气阴两虚，失治延及肾之气阴亦虚，故予资生丸补益脾之气阴同时，配入缩泉丸及龙骨、牡蛎、金樱子，加强对尿液的固涩。初诊予大剂麦芽，一乃助运增纳，二遵张锡纯之意，张锡纯评价麦芽："盖肝于时为春，于五行为木，原为人身气化之萌芽（气化之本在肾，气化之上

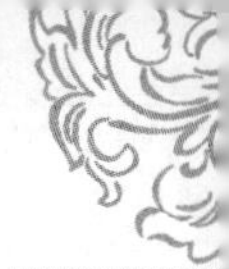

达由肝，故肝为气化之萌芽)，麦芽与肝为同气相求，故善舒之。夫肝主疏泄为肾行气，为其力能疏肝，善助肝木疏泄以行肾气，故又善于催生。至妇人之乳汁为血所化，因其善于消化，微兼破血之性，故又善回乳(无子吃乳欲回乳者，用大麦芽二两炒为末，每服五钱白汤下)。入丸散剂可炒用，入汤剂皆宜生用。”

(其所创镇肝熄风汤用麦芽即此意)。柴胡既疏肝且上浮，《日华子本草》还言其可“补五劳七伤……益气力”，配用则增效焉。

压力性(即张力性)尿失禁，是指在没有膀胱逼尿肌收缩的情况下，由于腹内压的增加(如咳嗽、喷嚏、大笑、运动、提举重物等)致尿流出，可分为Ⅰ~Ⅳ度。颜女尚属最轻的Ⅰ度。2021年北京医院泌尿外科张耀光主任医师曾指出：23%~45%的中国女性有不同程度、不同类型的尿失禁，其中有一半属于压力性尿失禁，而7%的患者压力性尿失禁对生活质量产生了明显影响。……并且，主要见于中老年女性，尤其有过生育史的女性。故以资生丸配合六味地黄丸中的熟地黄、山萸肉补益脾肾之气阴以固本，佐缩泉丸温肾缩尿共图。

河南省中医院妇产科主任傅金英博士、治未病科吕沛宛主任等认为：当代人生活、工作压力较大，思虑劳倦太过则脾气伤；饮食精细、运动少也伤脾气；熬夜及性生活失制伤肾；玩电脑及手机的“低头族”用眼太过伤肝，累及至肾，都会致尿频。另，孕妇由于生理原因在早期或中晚期易发生子宫压迫膀胱或输尿管口致尿频。他们曾对423名尿频者进行盆底功能检查，419人有盆底肌肉不同程度的收缩功能障碍，而不良的生活、饮食习惯，正是导致脾肾之气受戕而引发盆底肌肉收缩功能下降的主要原因。故除药治外，还可灸关元、撮谷道(即收缩肛门，可锻炼盆底功能)及摩腹(便干用顺时针法，便溏用逆时针法，即通过调理肠道气机，提高膀胱收缩功能)治尿频，且长期用此三法还有助长寿。(2014年10月27日《中国中医药报》)

三、慢性肾炎

齐男，41岁。2011年10月15日初诊，公司业务经理。

患者患肾炎近2年，其蛋白尿、高血压经服厄贝沙坦、至灵胶囊、黄葵胶囊、雷公藤多苷片等，时降时升。近阶段因陪友夜宴，加之业务较忙，蛋白尿又呈(+++)，故求余治。刻诊：纳少神疲，渴不多饮，便常溏薄，腰酸面浮，尿液时混，舌淡偏胖，齿印较多，舌下静脉稍紫粗，苔白浊厚，脉缓不畅。血压140/95mmHg。辨为脾之气阴两虚，湿滞络瘀。投山药、薏苡仁、黄芪、土茯苓、茯神各30g，炒白术、莲子、芡实、怀牛膝、菟丝子、桑寄生、炒杜仲各20g，炒扁豆、陈皮、焦山楂各15g，炒熟地、山萸肉各10g。15剂后，尿蛋白(+)，血压125/85mmHg，他症亦好转。因过忙，上方加减为丸3kg，春节期间，虽甘肥迭进，蛋白仍仅(+)。

按：患者带病工作多年，由于坚持服药，故肾炎未进展太快，除蛋白尿外，肌酐、尿素氮、尿酸虽有时接近高值，但还正常。故根据求诊时的临床症状，用资生丸治脾为主，但仍佐入治肾要方左归丸合大剂黄芪振奋脾气，土茯苓泄浊合牛膝化瘀，故获短期之效。

四、肾病综合征

尹男，11岁。1997年6月18日初诊。

患者原体尚健，春节后其父母外出打工，将其交外婆照料。端午节前半月，其母返家，发现其面部水肿，外婆告知曾在乡医院诊治月余，疑为肾炎，服用利尿药与激素，肿已较前消退大半，因效尚好，未敢通知其父母，仍在服用西药。其母翌日领其去县医院，检示：尿蛋白(+++)，胆固醇9.56mmol/L，血浆蛋白44g/L，被诊为肾病综合征。仍予醋酸泼尼松、六味地黄丸等，停学服药半月后，尿蛋白(±)，水肿渐消，遂减激素量并去学校上课，准备参加期末考试。暑假又与同学整日游泳戏耍，将近开学复肿，小便混浊，其母又从外地赶回领其去县医院检查：尿蛋白(++++)，白细胞(+++)，红细胞1~3个/HP。医生告知患儿对激素不太敏感，治疗较难，如反复发作，不仅影响发育，甚至有性命之忧，可配合中药治疗。其母遂不敢去打工，经病友介绍余诊治。刻诊脸浮面皖白，腿按之有坑，阴囊亦肿大光亮，小便混如米泔而量少，泡沫较多，纳偏少(因已停服激素多日)，汗

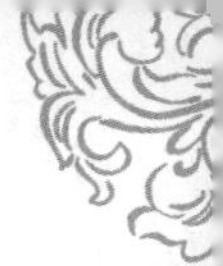

颇多，神倦怠，如食油腻或游泳则便溏。舌淡印多，苔白浊厚，脉濡。予薏苡仁、黄芪、山药各 30g，茯苓、炒白术、太子参各 20g，莲子、泽泻、芡实、山楂、白扁豆各 15g，木香、炒麦芽各 10g，黄连、白豆蔻、炙甘草各 5g，生姜 5 小片，红枣 5 个。恐其不愿服药，先予 5 剂。5 天后其母告：因药中加糖较多，未感难喝，现纳增便正，尿多肿减。尿检：蛋白(+++)，白细胞(++)。去白扁豆、山楂、麦芽，加仙鹤草 20g，酒熟地黄 10g，淫羊藿 5g。15 剂。半月后见其脸仅微肿，已略红润，腿肿亦大消，阴囊近似正常，几无自觉症状，尿蛋白(++)，白细胞(±)，红细胞消失。原方减泽泻、黄连，加土茯苓、黄葵花、萆薢各 10g，续进 15 剂。四诊已无临床症状，且检验亦全正常。因时近深秋，为防感冒致病复发，上方去白扁豆、姜、枣，加防风 5g，以 7 剂为丸收功。

按：肾病综合征是一组以大量蛋白尿(>3.5g/24h)、低蛋白血症(血浆白蛋白 <3g/dl)、明显水肿、高脂血症为特征的综合征。虽有原发和继发两类，但临床表现却大致相同，由于主症均为水肿，故皆属中医水肿范畴。

西医治疗首选激素，但部分患者对激素不敏感，且激素较严重的不良反应使有些患者畏惧，中医药精准辨证施治恰可弥补不足。多数医家认为“盖水为至阴，其本在肾，其标在肺，其制在脾”，故主张根据辨证而投药。但姚树锦却指出治此病“若胃气一败，则百药难施”；湖南中医刘炳凡更强调治此病“健脾是利湿之本，益气摄精是治尿蛋白之本，固卫护表是防感之本”。另，名老中医马骥还发现此类患者多为本虚标实，故倡温补脾肾与利水消肿并用，可收“泻之可也，补之有功”的佳效。笔者即遵以上诸大家经验而用药，以资生丸中的补药合黄芪、熟地黄、淫羊藿温补脾肾，以泽泻、山楂、白豆蔻、黄连祛除湿浊，故效尚满意。

另，激素常致满月脸、水牛腰、痤疮、消化性溃疡、骨质疏松、免疫力下降、血压升高、易于感染等，故药获效后，要按照阶梯方案规范减量。如同时配中药辨治，既可拮抗激素的不良反应，并可防止减量过程中的反跳现象。朱良春指出，若想合理撤减激素，当注意四个方面：一是立足补虚，而尤重温补肾之气阳；二是在辨治中加入一些有治疗或对抗激素不良反应的中药；三是对激素不敏感者，主张以体质为主，结合主因、诱因而对症治

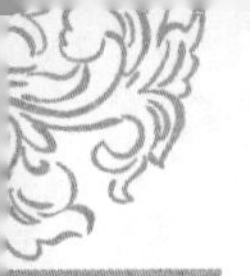

疗;四是在撤减激素的全过程中,应重在补虚。学者当参考之。

由于此病较复杂、难治且易反复,近年的检出率与发病率有上升趋势。国医大师张琪的高足徐大基博士,在其近著《中西医结合肾脏病咨询手册》中,对该病由发病到治疗、预防、护理等均进行了介绍,如能细阅,对该病的诊治将大有裨益也。

五、阳痿

胡男,28岁。2013年4月1日初诊。

患者有手淫史,25岁婚后因工作不满意,遂发奋攻读考取硕士,由于长期吃食堂,加之思念千里外亲人,致纳钝眠欠,食荤易泻,消瘦腰酸,面㿠神疲。尤苦于春节返家与妻同房出现早泄,返校前竟阳痿难举,妻疑其在外寻欢,有口莫辩。回校月余,既无晨勃,也不遗精。适逢我坐诊,即与求治。察舌淡略胖,齿印多,脉软。其告除前症外,尚有畏寒,夜尿2次(以前从不起夜),上网查系肾阳虚,请开鹿茸、附子、淫羊藿等。笔者正色告之,病为脾虚,若过投辛热壮阳,必早泄更甚。书党参、莲子、山药、茯神各30g,煅龙骨、煅牡蛎、芡实、金樱子各20g,炒白术、炒白扁豆、炒山楂、炒神曲各15g,炒白芍、陈皮、炙甘草各10g,益智仁、桑螵蛸、白薇各7g。7剂后电告无暇面诊,现泻止纳旺,神振寐安,能否续购7剂?余允之。

4月15日:三天前,晨勃已起,昨夜喜见梦遗。五一节欲返故里搜集毕业论文资料(其为社会学硕士),要求尽快根治。因仅存腰酸夜尿,故原方去白扁豆、山楂、神曲、白芍、白薇,加巴戟天、炒杜仲、马料豆、菟丝子各15g,北五味子、鹿角胶各7g,中川蜈蚣1条(研吞)。15剂煎服。又以7剂为丸(返故乡考察时服用)。5月19日复至诊室,言随早泄得止,阳痿亦振。为巩固疗效,上方略出入又制丸2kg。症痊。

按:《内经》言:“治痿独取阳明,何也?岐伯曰:阳明者,五脏六腑之海,主润宗筋,宗筋主束骨而利机关也。”此段文字,我52年前学中医时即能熟背,对其深意却并不太理解。在1965年实习时认真拜读《临证指南医案·阳痿》后,渐有感悟。叶桂言:“又有阳明虚则宗筋纵,盖胃为水

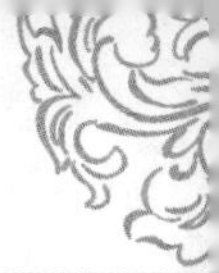

谷之海，纳食不旺，精气必虚，况男子外肾，其名为势，若谷气不充，欲求其势之雄壮坚举，不亦难乎？治惟通补阳明而已。”而在我外甥韩刚教授（生前系北京中医药大学中医学院博士生导师）参与编写的《中医男科讲座》中，更强调非器质性疾病所致阳痿，多数有早泄。若早泄得止，男性之雄风大多复振。而各种疾病引起消化不良，使脾虚发展为肾虚，终致早泄成痿者，资生丸乃对证之方。因方中不仅用异功散补益脾气，还辅以山药、莲子、芡实滋养脾阴，尤喜三药还可直接固涩肾精之外泄，可谓标本并顾也。后又加入较多温壮肾阳之药，故获效颇速（与患者年轻且求医较早亦有关）。蜈蚣与当归、白芍、甘草组成的治阳痿验方，民间流传颇广，故余喜投之。徐福松教授自拟八法治阳痿，内中即有脾肾双补与补益心脾两法（见《名家教你读医案》第4辑第12讲），笔者近几年对脾虚明显者，用资生丸化裁，获效尚感满意，乃因该方包含徐老治痿的两法了。若自求过服壮阳方，虽或可贪得一时之欢娱，但必将戕伐百岁之根基，劝喜购壮阳补品的男士慎之。另有一些希冀冬令进补品以提高性功能者，蜂拥至药店求购“鸡药”（部分地区有冬至日配补益类中药与乌骨鸡共同炖服的习俗），有时非但不能如愿，原先的三高（高血糖、高脂血症、高血压）或变四高（血尿酸也高），余见多矣。在医学常识尚未普及的今天，医生们不要再盲目地开价昂之补方了。

六、闭经

钱女，39岁。2013年8月11日初诊。

患者身高164cm，原重113斤，并无减肥必要，却于春节后跟风服用养颜减肥胶囊，且用一个苹果代晚餐达百日之久。随腹泻近2个月，虽体重减至101斤，但月经却渐愆期，量少。现已闭经3个月，伴不欲纳谷，食荤泻甚，神疲心悸，眩晕健忘。因畏寒，已无法穿工作服上班（否则必感冒），只好放弃邮政银行支行领导职务，从事后勤工作。西医检查：子宫偏小，雌激素分泌不足。其担心补雌激素致癌，无奈求助中医。察舌淡有印，苔白脉弱。予山药30g，党参、白术、白芍、莲子、茯神各20g，白扁豆、

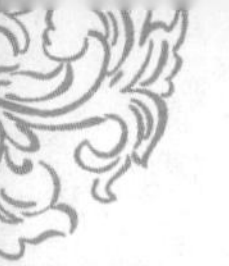

枸杞子、谷芽、麦芽各15g，木香、藿香、砂仁各10g，川芎、炙甘草、炮姜各7g。并嘱晚餐可进锅巴烫饭，绝不可再食苹果。

10剂后，随便正纳增，他症亦减，但无行经之兆。遂以鸡血藤、制首乌各20g，郁金、鸡内金、当归身、白扁豆各10g代谷芽、麦芽、砂仁、甘草，续服10剂。

三诊：诸症递减，尤喜已有乳胀、腹隐痛等行经前征兆，改予十全大补汤合丹参、鸡内金、枸杞子、艾叶、香附、鸡血藤、巴戟天。又20剂，服至第18剂经至。

按：《灵枢·决气》曰："中焦受气取汁，变化而赤是谓血"。患女为求苗条，减肥太过，致月经由愆期量减终至闭经，所幸求治尚及时，若继续减肥至神经性厌食，资生丸恐亦难回天矣。由于病已致肠滑泄泻，故初诊未用当归（笔者发现大便不实者用之常会腹泻），而改用川芎养血活血；另干姜偏入气分，而炮姜则偏入血分，故配炮姜既温脾固泄，又暖宫和血；砂仁易蔻仁，缘其涩肠止泻更胜一筹。锅巴烫饭又俗称"二火饭"（即米经过两次烧煮而成），最易于消化吸收并可止腹泻（见《余听鸿医案》）。患女久不多纳，补血药只能用枸杞子，乃甘温悦脾且不滋腻。复诊因胃苏纳增，始配入当归、何首乌、鸡血藤，加强补血、行血之力；郁金、鸡内金健运活血，三诊改十全大补汤气血同培，佐入巴戟天补冲脉之气，丹参补任脉之血，冲任二脉充沛，经血自能来潮。

七、咳嗽

余女，55岁。1998年11月20日初诊。

患者任某厂炊事员八年，咳嗽渐甚，体反渐丰（高158cm，重71kg）。喜啖甘肥，却易腹泻，咳多发于晨暮，痰白黏稠难咳，昼则神疲欲困，夜卧因咳反难眠安。月经虽绝，带白却频。舌淡胖齿印多，苔白水滑，脉沉滑。曾迭服西药与止咳糖浆，亦有中医开小青龙汤，并告是治老慢支专方，但均仅可暂缓数日。考虑每天皆凌晨4时淘米洗菜，所感寒湿由肺及脾，与所食甘肥化生的痰浊相合而致病，当先健脾，土旺则金自生，咳可平。资

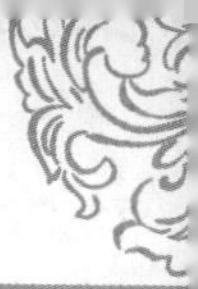

生丸去黄连、人参、山药、藿香，加党参、干姜、厚朴、炒莱菔子、炙百部。10剂症除过半。复诊因无暇煎药，略加减制丸 2kg 收功。

按：患女为寒湿伤脾，虽主症为咳，但脾虚痰不去，咳终难痊也。脾肺为母子关系，故予资生丸去人参（恐过壅补而易党参）、山药（汁滋碍食生痰）、藿香（非触冒暑湿之疾可去）、黄连（嫌苦寒伤胃），而加干姜辛热健运，燥湿化痰；厚朴运脾降肺，燥湿除满，炒莱菔子化痰助运，百部配桔梗可升降肺气，化痰止咳，宜乎10剂大效。

结语

以上诸案，虽非消化系统之疾，但因皆具有消化不良之症，其基本病机皆为脾之气阴双虚，故均能以资生丸“大补坤元万物生，脾胃健运气血盈”（见 2014 年 10 月 27 日《中国中医药报》），使病痊愈，这就是“异病同治”与“执中州以御四旁”之理。当然从缪仲淳创方之原意来看，还是以治消化系统疾病为主，故在该方的加减中提出：腹胀不减加神曲、大腹皮；便秘重用生白术，加适量牵牛子；腹泻加泽泻、车前子；食后倒饱，加鸡内金、姜半夏；口黏纳呆加藿香、佩兰。

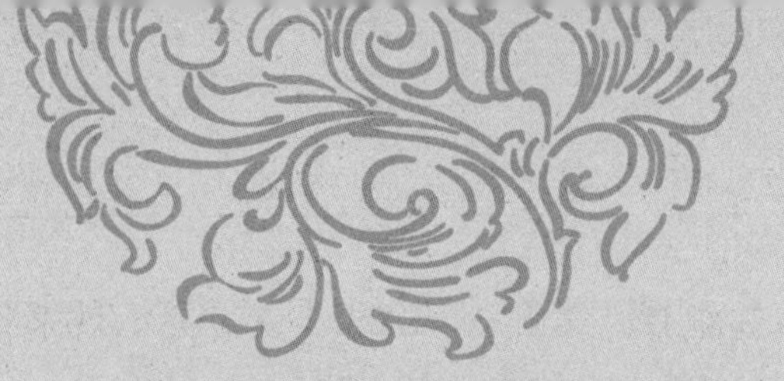

全真一气汤运用举要

全真一气汤出自《冯氏锦囊秘录》，系明末清初名医冯兆张（字楚瞻）所拟。由熟附子、人参、麦冬、五味子、熟地黄、白术、怀牛膝组成。冯氏认为患久病重病，必脏腑牵连受困，而以脾、肾为最吃紧。曰："脾肾阴阳两虚，上焦火多，下焦火少，脾阴不足，肾阴虚损。盖少阴脏中，重在真阳，阳不回则邪不去；厥阴脏中，脏司藏血，血不养则脉不起。故用此以使火降，水土健运如常，精气一复，百邪外御，俾火生土，土生金，一气化源，全此一点真阴真阳，镇纳丹田，以为保生之计而已，即名之曰全真一气汤。"他指出该方："阴阳俱备，燥润合宜，驱邪扶正，达络通经，药虽七味，五脏均滋，保护森严，外邪难入，功专不泛，补速易臻，滋阴而不滞，补脾而不燥，清肺而不寒，壮火而不热，火降而心宁，养荣而肝润。"颇宜于五脏均损的大病久病。笔者学用其经验，以此方化裁，治多种疑、杂、重、危之证，获效尚佳。兹简介验案数则，望道友指正。

一、麻疹并发肺炎误治衰竭

茆某，男，3岁，1972年3月7日初诊。

患儿为双亲40余岁所生之老来子，因母无乳，全系人工喂养，喜食香燥，质弱多病。春节后感染麻疹病毒，初发尚顺，但出疹时外出嬉戏而冒寒，致一夜疹全收没。壮热吵闹，咳痰难出，胸满喘急。某医院诊为麻疹并发肺炎，注射青霉素、链霉素后，热喘略平，未再续治。两日后壮热喘咳复起，复用前药未效，急至一专治痘疹的老中医处，断为疹未透发，予银翘散合升麻葛根汤两剂，遂疹出遍体，冷汗淋漓，咳喘颇甚，腹泻神萎。体温

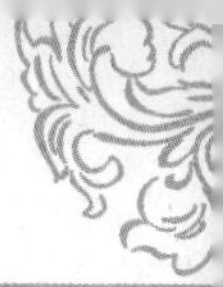

降至36℃，又急去输液，连治5日，虽疹渐退，汗略收，但他症如前，且溲少腹膨，拒纳水谷，因过瘦难觅静脉，西医不愿续治。其长兄与我颇熟，于出院三天后邀我以决生死。刻诊：患儿肉削骨突，面色黄晦，目睛转动迟缓，呼吸微弱，哭声嘶哑，肌肤不温，腹较膨，小溲少，日排溏便2~3行，色淡黄，量不多。时发喘急呛咳，痰黏不出，两肺呼吸音低，夹较多痰鸣音，心率170次/min，心音低。舌淡白，边偏红，前无苔而根微黄腻，脉细滑数。知虚体感麻毒失表，反冒寒邪陷，又过用凉散伤阳，后输液多排出少，加重心肾负担，一误再误，确感棘手。所幸停输液后的三天，日尚能纳稀饭两许，故予全真一气汤勉治之：潞党参、茯苓、山药各15g，炒熟地黄、地骨皮、炙桑白皮、炒白术各10g。麦冬、木香各7g，熟附片、五味子（杵）各3g。2剂。双亲不信能救，仅购药1剂，服后无不适，又续购2剂。药尽3剂，小便显增，咳喘略平，肌肤回温，3天排便4次，仍未成形，量比前稍多，腹渐软，纳颇馨，目睛转动已灵，哭声较响。加生谷芽、炒谷芽各15g，又3剂，咳喘大平，纳增便正，舌边红退，脉数亦减。呼吸音和心音均较清晰，心率135次/min。去泻白散，加白芍、玉竹各10g，5剂，诸症渐愈。

按：患儿因失治、误治，使虚体一伤再伤，而以脾肾阴阳俱虚为尤甚，故用全真一气汤阴阳并补，因便溏遂去牛膝（《药品化义》曰：“若泻痢脾虚……不宜用”）。因舌边红苔根黄，咳喘痰难咳，脉滑，平时喜食香燥，知痰热壅郁于肺，故佐泻白散。重用山药、茯苓，濡脾阴、利水道、化痰浊、实大便。7g木香，助参、术补脾健运而不致辛燥灼阴，且防熟地黄、麦冬之腻。熟附子仅用3g，欲“少火生气”也。方中未用一味苦寒药，缘抗生素已久用无效，且仅存一线残阳再为苦寒所伤，则断无生还之望矣！二诊加谷芽，复后天之本也。三诊痰热渐清，故去泻白散，加玉竹、白芍润肺定喘（王好古曰白芍“可疗肺急胀逆喘咳”），泽肤生肌，终使化险为夷。另，炒熟地黄系用较好的黄酒（如绍兴黄酒）少许，润熟地黄数分钟，再一齐倒入锅中，用文火翻炒，待酒气将散尽，取出吹干。

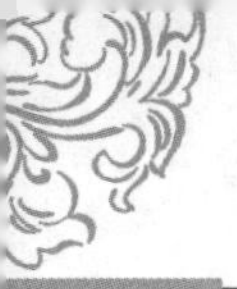

二、肺心阳虚垂危

柳男,69岁,1988年10月28日初诊。

患者年轻时嗜烟太过,且从事地质工作,常感风寒,反复咳嗽二十余载,1985年冬因咳喘、气短、胸闷、腿肿胀住院,被诊为肺心病,经治半月缓解始戒烟。但因整日打牌,懒于活动,致咳频稍动则喘,晨面浮,暮腿肿,小溲少,纳不馨,畏寒神疲,心悸唇紫。尤苦于气候转寒,则必输氧,否则喘息难宁。未四年,住院近十次。平时常用氨茶碱、咳喘平。鉴于西医难根治,故转请余治。

刻诊:形瘦色晦,面容苍老,步态蹒跚,天未大寒,已着棉服,目睛下肿,语低气促,呛咳,痰难咳。桶状胸,肋间膈增宽,两下肺湿啰音多,腹较膨隆。舌淡紫胖,有齿印,苔灰白滑腻。询之告:尿少腿轻浮,脘胀纳钝,渴不多饮,腰膝酸软,便少不畅。两脉细滑而沉。此肺心病重症,肾阳衰微,寒水凌心也。予茯苓、党参各30g,焦白术、生黄芪、补骨脂、鹅管石(打)各15g,附子(先下)、麦冬、炒熟地黄、葶苈子、防己、怀牛膝各10g,五味子(杵)、炙麻黄、沉香末(后下)各5g。

二诊:服尽3剂,尚适。将葶苈子、白术各加5g,又予5剂。

三诊:随小溲转畅,喘肿稍平,痰咳稀白较爽,去沉香、防己,加厚朴7g,炒莱菔子10g。5剂。

四诊:随大量白痰排出而喘咳大松,二便颇畅,喘减纳增,恶寒减,步履健,唇紫及白滑苔渐退,脉略扬起。去麻黄加桂枝10g。7剂。

五诊:症续好转,脱棉就夹,以姜半夏、陈皮各10g易厚朴、炒莱菔子。

六诊:诸症基本稳定,日能纳谷半斤,改丸剂缓图:上方加当归、地龙、三七各10g。以10剂量,共末蜜丸。日服3次,每次10g,空心下。

按:此患者显系肺心病日久,病及脾肾,多脏损亏,且阳虚为甚,故用全真一气汤峻补肾脾,养心益肺,合《金匮》防己黄芪汤益气消肿。麻黄散外寒,助血运,解除气管痉挛以平喘;补骨脂、五味子、沉香、鹅管石温肾纳气以敛喘;葶苈子强心利尿。合用可改善脏腑功能,促进气血运行,使

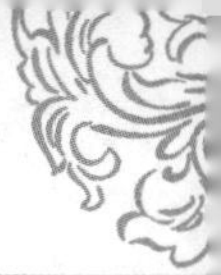

尿增肿消，纳旺神振。然患者毕竟年过七旬，病已三十载，只能带病延年。1990 年、1991 年、1992 年冬寒时仍发病，按上方调治皆缓，三年仅住院四次。1993 年冬大寒，红参、附子各加至 20g，尿仍少，水肿甚，虽无内热之象，但鼻腔、牙龈轻微渗血，致未敢再增人参、附子之量，终致阴霾太甚，元阳消残而亡。

三、肺炎寒凉较过致变

凤女，75 岁，1998 年 11 月 6 日初诊。

患者曾患高血压、冠心病、肺心病、慢性肾炎，半年前又因乙肝住院近两个月，十天前不慎又罹肺炎，住院一周。经用抗生素等，热虽退却未清，口干欲饮，溲少便艰，烦躁寐难，痰咳欠畅，且稍动则喘，纳少畏寒，舌偏紫黯，苔黄厚，舌下静脉如蚓，脉软滑。高年气阴两虚之体，痰热挟瘀，久恋不去，当在补益气阴，清化痰火同时，佐消导和胃：茯苓 30g，潞党参、炒麦芽、紫金牛、北沙参各 15g，姜半夏、杏仁、知母、大贝母、瓜蒌皮、陈皮、郁金、鸡内金、生白术各 10g，桂枝 5g。

11 月 11 日二诊：药尽 4 剂，随便畅，矢气频转而脘胀渐松，苔厚稍化，神情略振，但仍口干烦躁，畏寒有痰。口淡甜腻，脉细软滑。上方参以纳气，缘喘发较甚：去桂、陈，加佩兰、沙参各 10g，沉香 3g（劈小块，后下）。5 剂。

11 月 14 日三诊：仅服 3 剂，感寒从内发，清涎如涌，困顿难支，苔转白滑，脉渐转沉。此痰热未清，阳衰复甚也。为其捡出近半大贝母、瓜蒌皮、沙参、紫金牛，加附子、桂枝各 10g，让其将余药服完。

11 月 17 日四诊：寒象稍减，但背脊仍出凉气，脉舌皆现寒象，清涎仍多，纳钝便难，且晨起面浮，日暮腿肿。改全真一气汤：茯苓、潞党参各 20g，当归身、白术各 15g，熟附子（先下）、炒熟地黄、桂枝、陈皮、姜半夏、酒怀牛膝、炒莱菔子各 10g，干姜、麦冬各 7g，五味子（杵）、沉香各 3g。3 剂。

11 月 27 日五诊：首剂药当天煎三次服后，感腹胀、腹泻、溲多、神疲。遂自将另 2 剂药，每剂作三天服，每天仅煎服一次，二便即正常，痰涌渐

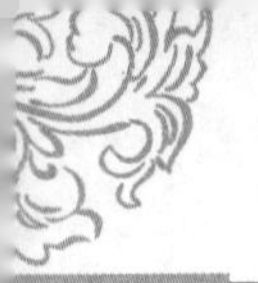

平，肿略消，寒稍减，脉较扬起，日能食煮极烂面条二两。舌下静脉由紫转红。虽气血有流通之兆，但心悸寐难：潞党参、酸枣仁、白术、炒麦芽各15g，熟地黄（炒）、黄芪、桂枝、麦冬、川芎、香橼皮、炒当归身、酒怀牛膝各10g，熟附子7g，干姜、沉香、五味子（杵）各5g。3剂。

12月20日六诊：仍1剂药服3天，诸症渐次松减，加之寒流适至，又将前药自购5剂服下。现日能纳谷近半斤，二便基本正常，卧较安，肿大退，但稍劳仍气喘乏力。天寒就诊不便，要求改成药调理：上方加鹅管石、葶苈子各10g，三七、山萸肉各7g，10剂。加蜜2kg熬膏，日3次，每服一汤匙。现症情尚稳，仍在治疗中。

按：凤妪因五脏皆有病变，体质极差，深秋感燥较甚，咳剧而得肺炎。初服补益气阴，清化痰火颇适，但因对药过于敏感，且素体阳虚，笔者忽略了叶桂“清凉到十分之六七，即不可过于寒凉”之论，复诊方药仍偏凉，以致热去寒起，变证丛生。遂急予全真一气汤，大补脾肾阴阳，加归、桂活血强心，二陈、干姜、莱菔子化痰消饮，沉香纳气与怀牛膝共引诸药达肾敛喘。然因药力稍峻，日服1剂三煎，体力不胜药力，笔者经验：凡高龄体弱者，脏腑功能自然衰退，病重时药力可暂时峻猛，一旦病势衰减，进入巩固期治疗，遣方用药应当酌情递减，因此本案改3日1剂则安然，可见服药之法大有考究焉！

四、血痹虚劳

谭女，61岁，1998年4月4日初诊。

患者双腿发麻，腰背酸胀已半年，曾服中、西药，未见显效。刻诊：伴双目模糊，两耳蝉鸣，眩晕失眠，胸闷纳呆，口干饮少，大便稀溏。舌红，苔黄腻，脉左沉缓，右结代（血压、血脂正常，但心电图诊为心肌供血不足）。此心脾两虚，气血难运，先拟健脾宁心通络：茯神、鸡血藤各30g，丹参、党参各15g，白术、白芍、瓜蒌皮、陈皮、炙远志、石菖蒲、炒黄芩、姜半夏、郁金、神曲各10g，薤白、五味子（打）各7g。5剂。

二诊：胸闷、背胀、眩晕、失眠略好转，但仍纳呆、腿麻、便溏日数行，且

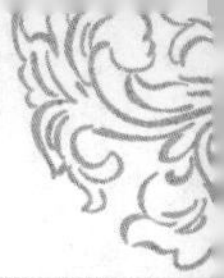

增颜面晨浮，日暮腿肿，脉舌如前。去黄芩、姜半夏、远志、瓜蒌皮，加薏苡仁30g，川牛膝15g，砂仁5g。5剂。

三诊：未见显效，脉仍沉缓，时现歇止。细询其常下水田劳作，且年事已高，脾、肾、心之阴、阳皆馁，非峻补难效：炒山药、鸡血藤各30g，炒熟地黄、炒白芍、炒白术各15g，红参、薤白、麦冬、木香、川芎、酒怀牛膝、石菖蒲、煨益智仁各10g，附子、五味子（打）各7g。

四诊：小溲颇畅，大便渐正，纳增肿减，背酸亦松，腿麻大减，要求原方续进5剂。

五诊：肿消纳旺，腿已不麻，脉歇止极少，唯舌仍偏红，耳鸣目糊未大瘥。去红参、木香、川芎，加党参30g，枸杞子、骨碎补各15g，8剂，研粉，每服10g，空心淡盐汤下，日3次。随访近年，一切尚安，心电图示心肌供血亦有好转。

按：谭女因高年正虚，复为寒湿阻于经络而致腿腰酸麻，水肿便溏，前两诊由于问诊未详，且考虑舌红，故未敢用附子，效不佳。三诊其告多年来舌质一直偏红，故舍舌从脉，改投全真一气汤加薤白、川芎、菖蒲、白芍、山药、鸡血藤，峻补阴阳，活脉通络；合木香、益智仁温运脾阳，使气血运行得畅，寒湿自能外泄，故能尿畅肿退，纳旺麻瘥。因已用麦冬、五味子、红参、白术，故熟地黄、白芍、山药均炒用，且未用黄芪，否则恐将壅中矣！怀牛膝若不酒制，亦恐致腹泻也！本案和《金匮要略》血痹病因虽不尽同，但病机均和因虚致血运行不畅有关，故姑以血痹虚劳名之。

五、肾虚阳痿

黄男，44岁，1993年11月20日初诊。

患者17岁时下放到农村参加劳动5年，劳力较甚，工作后常感神疲，体虽偏瘦，但无明显大疾。31岁结婚，翌年得子，性生活基本正常，但前年始渐觉行房时阳竖不坚，右睾丸常冷痛，未予治疗。今年疾益甚，且右睾渐萎缩，尿频急难忍，解时淋沥难尽，伴腰酸畏寒，四末如冰，性欲几无，寐难安宁（晚11点前极少有欲寐之感），纳少腹坠，眩晕神疲，脉细软滑，

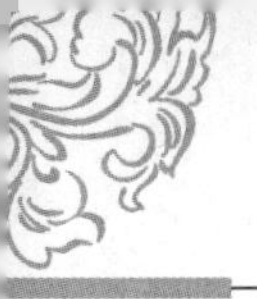

舌偏红苔白浊。显系肾阴元阳早馁。予党参、熟地黄、山药各 20g，茯神、黄芪、白术、川续断、合欢皮各 15g，附片（先煎）、麦冬、酒怀牛膝、淫羊藿、煨益智仁、炒乌药各 10g，五味子（打）7g。5 剂。

二诊：小溲渐正常，纳增晕减，苔稍化，卧略安。续进 5 剂，小溲已能自控，卧已安，畏寒减。去合欢皮、乌药、益智仁，加枸杞子、菟丝子各 15g，巴戟肉 10g。10 剂。

三诊：腰酸大缓，性欲渐复，但阳具仍竖而不坚，舌苔渐正，脉亦扬起。去茯神、怀牛膝，加黄精 15g，山药、熟地黄、蜂房各 10g。10 剂。

四诊：右睾渐复正常，同房时间延长，肢温神振，要求成药缓图。上方加鹿角霜 10g，10 剂，加蜜两公斤，熬膏，日服 3 次，每次一汤匙。连服药膏 3 料，阳痿未见续发。

按：阳痿病因虽多，但以肾亏为最。患者因显系劳力伤肾，故全真一气汤效佳。初诊配缩泉丸，乃为固涩小便也。复诊溲正常后，加枸杞子、菟丝子、巴戟天，益补肾之阴阳也。三诊加蜂房，为壮阳起痿也（《唐本草》曰蜂房“主阴痿”）。若湿热、肝郁致痿，此方不可滥用。另，患者毕竟刚过不惑之年，若耳顺以上，恐难如此速效。

结语

冯氏创立全真一气汤，实际是对赵养葵、薛立斋、张景岳诸大家“阴阳互根”“水火同源”“肾脾为先后天之本”等理论的创造性应用。他纵观治虚方剂，“水不足者有六味，火不足者有八味，气不足者有四君，血不足者有四物，心脾不足者有补中、归脾”，然“独脾肾不足，兼心肺之火宜抑，而肝肾之阳宜温者，实无其药”，故立此方。因此近贤有用此方进退，灵活施治慢性肠炎、肝硬化腹水、慢性肾炎、慢性肾盂肾炎、肾病综合征、慢性肾功能不全、甲状腺功能减退、糖尿病、前列腺肥大、中风后遗症、晚期肿瘤等。章次公还用此方治登革热，脾不统血之出血及抢救温病之心衰，全在其匠心之独运。但该方终究以温药为主，有明显热象者选用宜慎。另，附子还是从小量试用渐加并先煎，五味子杵碎入药为好。

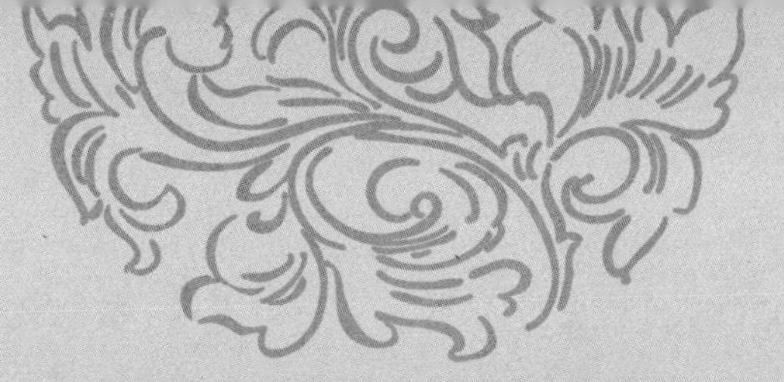

滋水清肝饮应用辨义

滋水清肝饮出自清初浙江四明（今宁波市）医家高斗魁（字旦中，号鼓峰）的《医宗己任编》卷一，由熟地黄、山萸肉、山药、泽泻、牡丹皮、茯苓、白芍、当归、酸枣仁、山栀子、柴胡组成，并曰“治胃脘痛，大便燥结”。但由于该方是以补肝肾阴精首选方六味地黄丸扩充而成的，所加白芍、当归又为调经主方四物汤中的要药，而酸枣仁乃养心安神第一要品，山栀子又为清心、肝、肺、肾四经实火的常用药，柴胡更系和解、退热、散邪、升举的佳品，故该方还可治心、肝、肾诸脏之疾，尤其是多种妇科疑难杂症。

一、绝经期综合征（更年期综合征）

魏女，48岁，1998年1月12日初诊。

患者久任车间主任，性格躁急，作风泼辣，凡事总想胜人一筹。故近半年月经愆期量减，知将趋经绝，更欲无端生气，寐难汗多，时感潮热面赤，便干溲黄，腰酸神疲，咽中似有梅核堵塞，吞咳不利，舌红苔薄黄，脉细滑。予生地黄、煅龙骨、煅牡蛎、生白芍、炒酸枣仁、茯神各20g，山药、牡丹皮、怀牛膝、炙鳖甲、百合、白薇各15g，焦山栀子、桔梗各10g，绿梅花、柴胡、当归、山萸肉各7g，浮小麦50g。并嘱多吃海带、荸荠。

7剂后症减近半，但梅核气症减而未消，仍时潮热汗出，去鳖甲、山萸肉，易地骨皮10g，糯稻根30g（煎汤代水）。又10剂，症基本痊愈，予海带、荸荠食疗消梅核气。

按：有研究资料显示，性急好强之女性，更年期综合征的表现常较严重，魏女亦如此。但由腰酸神疲，脉细潮热可知肝肾阴虚已明矣。故以滋

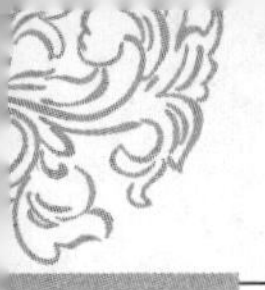

水清肝饮去泽泻(防利尿太过更伤阴),加煅龙骨、煅牡蛎、鳖甲、浮小麦、百合、怀牛膝滋阴平肝敛汗;《要药分剂》曰白薇"清虚火,除血热",尤可辅酸枣仁、山栀子安神。患者梅核气非痰湿为患,而系痰火作祟,故不用半夏厚朴汤,而取我省名老中医胡翘武所制昆蛎桔半汤:洗昆布10g,生牡蛎30g,桔梗6g,竹沥半夏(如无,可用清半夏)、射干、炙枇杷叶各10g,炙紫菀15g,茯苓24g。如痰多难咳者,加白芥子6g,杏仁10g;嗳气频作者,加旋覆花、刀豆子各10g;肝郁湿热甚者加川贝母、夏枯草各10g;痰湿偏盛者,去牡蛎、射干,加厚朴15g,陈皮10g;而对舌红、脉细明显系阴虚较甚者,酌加玄参、麦冬各10g而酌减半夏之量。

以上方佐绿梅花柔肝调气,浮小麦入心脾敛汗,宜乎会效。

另,荸荠又名地栗,甘凉而滑,《本草再新》言其"清心降火,补肺凉肝,消食化痰,破积滞,利脓血"。胡翘武先生曾告诉我,梅核气因痰火者,常食颇效。

二、卵巢功能早衰

曹女,温州人,36岁。2011年6月7日初诊。

患者任普通中学高三政治教师及班主任已三年,父亲又患胃癌,致夜眠难宁年余,且纳少消瘦(一年减重9斤),口苦便难,健忘神疲,腰酸尿频,时喜太息。尤因闭经3个月,被西医诊为卵巢功能早衰,使其惶惶不可终日。观其面尘(色素沉着)颇甚,皮肤亦较前明显干燥,测BP142/96mmHg。舌红苔黄薄,舌下静脉如小蚓,脉细涩。予山药、茯神、鸡血藤各30g,丹参、生白芍、合欢皮、炒酸枣仁各20g,党参、川牛膝、生地黄、生白术各15g,山萸肉、牡丹皮、当归、焦栀子、肉苁蓉、桑寄生各10g,柴胡5g。

10剂后随大便渐畅,夜寐颇安,诸症稍减,又自购10剂(因我已返芜)。

7月初电告,因今年毕业班政治高考成绩不错,加之服中药,现纳寐均好转,体重已增2斤,二便正常,但月经仍未至,面尘如前。以上方去合

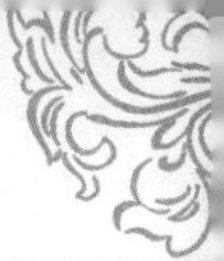

欢皮、生地黄、牡丹皮、肉苁蓉,易熟地黄、何首乌、淫羊藿、巴戟天、怀牛膝、东阿胶,15剂。

此方断续服近50剂。国庆后我再次去龙港,其较前丰满(又增重近3斤),且无明显自觉症状,精力充沛,唯月汛仍未至。由于患女已感体无其他不适,且工作家事均忙,我又难以久在温州,遂未继续治疗,颇憾!

按:卵巢功能早衰又称“早发更年期”,俗称“早衰”“早更”。有专家著文曰:除遗传及一些自身免疫病外,长期熬夜、精神压力大、不良情绪、妇科手术损伤及服用雷公藤或其制品等均可致“早更”。即将步入或刚步入中年的女性,当发现连续两个周期月经提前或延期一周以上,情绪与血压不稳,夜尿颇多,睡眠、体质及工作效率变差,有腰与足跟痛等骨质疏松症状,面部潮红、干燥或有面尘等,应警惕此病发生,不应等经闭数月才去检查。另,专家还告诫:此病虽不会对性命立刻造成影响,但由于其可使皮肤暗滞、皱纹增多、肌肤松弛、骨质疏松,致外表迅速衰老,且严重者致生殖器官黏膜变薄、阴道干涩、萎缩、弹性变差,致性生活障碍,丧失生育能力。尤其可惧者,由于心理因素的老化倾向(即自感迅速变老)及雌激素对心脏保护力的减弱,使患女经绝后发生心血管病的比例显增。故应减慢生活节奏,适当进行体育运动。(2015年1月15日《中国中医药报》)

温州不少女性,巾帼不让须眉,长年拼搏于一线,故笔者在该市龙港镇接触“早更”者颇多,但疗效却欠佳。主要系患女对此病的严重性认识不足,常三天西药,两天中药,甚至一忙起来就不服药,有时又以保健品代药,不知本病之生乃“冰冻三尺,非一日之寒”。笔者前几年认为温州气候偏热,患女大多饮酒,故温补壮阳药用得不多。后又再次重温师祖章次公所倡治妇科病当遵张景岳“有形之火不可纵,无形之火不可残”之教诲,仍以滋水清肝饮滋沛肝肾阴精、疏降肝郁心火,又常佐鹿角胶、巴戟天、淫羊藿、菟丝子等煦暖肾阳、督脉,使其脑力充沛,形体健旺,月汛自正常。这和西医“月经正常与否有赖于大脑皮质—下丘脑—垂体—卵巢、子宫功能轴协调”的观点亦不谋而合(《名家教你读医案》第1辑第13讲),疗效渐获提高。若想更好地提高疗效,有待中、西医共同努力,且患

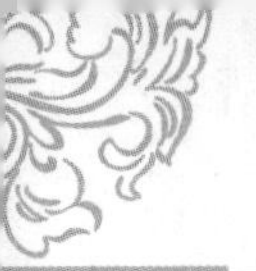

者亦须遵从医嘱，耐心服药，配合治疗。

三、乳房纤维腺瘤

徐女，47岁，2012年12月31日初诊。

患者自1995年（30岁）起，即因右乳纤维腺瘤在市某大医院行摘除术，10年共手术5次（2002年曾行双侧手术），2005—2012年基本未复发。但7月又被告知双侧乳腺均增生，其因手术欠理想（西医告知其为增生体质）而求余诊治。现感乳房胀痛，寐欠易怒，舌红苔偏黄浊，脉弦滑。予自拟新制八白汤去白附子合消瘰丸加橘核、青皮、天花粉、预知子等。

2013年1月9日复诊：告药后平平，症未显好，又诉1998年自认为拖地致椎间盘突出，现若弯腰略久则酸疲难立，须坐方舒。遂予熟地黄、当归、大贝母、夏枯草、青皮、山萸肉、白芥子、路路通各10g，天花粉、牡丹皮、预知子、炒白芍、炒酸枣仁各15g，生牡蛎、玄参、茯苓、橘核各20g，炒麦芽50g，柴胡、焦栀子各7g。10剂。

1月20日三诊：喜告随大便排黏痰状物较多，乳胀痛显轻，寐较宁，腰酸亦缓。因月汛将至，以王留行子、山药各20g，鹿角霜7g易路路通、焦栀子。又10剂。

四诊：云此次经量较前显多，且有紫块，经期乳、腹、腰部都未太胀痛，要求改丸剂缓调：熟地黄、山药、牡丹皮、青皮、白术、白芍各15g，山萸肉、大贝母、白僵蚕、姜半夏、当归、天花粉、白芥子各10g，王不留行、玄参各20g，橘核、生牡蛎各30g，鹿角霜7g。5剂为末，以生麦芽、炒麦芽、预知子、路路通各75g，夏枯草、柴胡各50g，姜南星、皂角刺、生甘草各30g。煎汁泛丸，日服4次，每次10g。

后又以此方略加减做丸2料，直至2013年5月再去确诊其病的某大医院复查，告其乳腺增生已消失，未见有纤维瘤。

按：乳腺增生多发于30~55岁妇女，共有三种情况。一是，仅以痛为主的单纯性增生，又称乳痛症；二是囊性上皮增生，又称作慢性囊性乳腺病或乳腺小叶增生症；三是乳腺良性肿瘤（纤维瘤）。三者之发生皆与雌

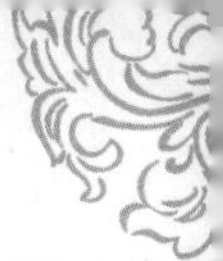

激素分泌过多有关。本病在经期前常有乳胀痛，可触及肿块。部分腺瘤样增生者如久不愈，有恶变可能。故妇科名家程泾在《妇科杂病问答》中强调：慢性囊性乳腺病是乳腺癌的前期病。西药治疗效果欠佳，而手术又常复发，多数中医遵痰瘀同治获效尚可。笔者早年多取消瘰丸与自拟新制八白汤相合，佐橘核、天花粉、夏枯草、预知子等化痰活血疏肝，对体尚壮，病程短的年轻患者效尚可，但病久的更年期前后女性则效欠佳良。细析其因发现她们大多经过数次胎产、人工流产，肝血既戕，肾精复损，且又面临子女求学、谋职、婚嫁诸事烦心。由于冲任失调，肝气久郁，终致内分泌紊乱致本病。陆德铭认为：乳癖之为病……肾气不足，冲任失调为发病之本；肝气郁结，痰瘀凝滞则为其标。故临证以调摄冲任为主治疗本病。实验研究证明：调摄冲任可调整内分泌，从根本上防治和扭转本病的发生和发展。故改投滋水清肝饮合消瘰丸辨证损益，效确有所提高。徐女即为典型一案。

预知子为木通科植物木通、三叶木通、白木通的果实。性甘凉，可疏肝理气，活血止痛，为治肝胃气痛和本病的妙品。《本草纲目》言“穿山甲、王不留，妇人服后乳长流”。这些通乳药对清除乳房胀痛颇佳。金缕梅科植物枫香的果实枫球子（即路路通），苦平价廉，各地皆有，其一身皆刺，走而不守，可通行十二经（《本草纲目拾遗》），能通络除湿，消胀利乳，笔者喜投之治乳疾。三诊考虑患女腰酸，知其督脉亦渐衰，故加入鹿角霜，并补冲、任、督脉。且该药极善治阴疽疮毒，而较同类药鹿角胶（阳和汤用其配诸多温散化痰药消散一切阴疽）价廉且不腻膈。皂角刺又名天丁，为豆科植物皂荚的棘刺，辛温，能搜风、拔毒、消肿、排脓。原任成都中医药大学妇科教授、现受聘香港大学任顾问的第二届国医大师刘敏如，擅用此药（见《我们在香港做中医》）。因《四川中药志》曰其“并能通乳”，故笔者亦喜将皂角刺投入治乳腺病之方，确可增效。他如白僵蚕、露蜂房、猫爪草、山慈菇、白蚤休、夏枯草对结节效亦佳。

然患女病已 17 载，历经 5 次手术仍复发，证实了乳腺纤维腺瘤较一般的乳腺小叶增生难治。且该病与乳腺导管扩张及严重的乳腺囊性增生均为癌前病变，故徐女直至检查基本正常方停药。她的信任令我感动。

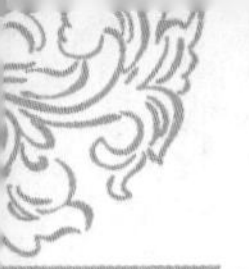

对此类病的辨治，彭坚在《我是铁杆中医——彭坚学术观点与临床心得集》中论述颇详，值得细阅。

四、不寐

胡女，53 岁。2009 年 3 月 30 日初诊。

患者患慢性胆囊炎 5 年，经中西医迭治，仍时胁痛隐隐。近两年失眠颇甚，虽曾服救心丸、褪黑素胶囊及艾司唑仑片，未显效；又服虫草精、蜂胎素，反致甲状腺发炎（甲亢手术 20 年）。现每夜仅眠 1~2 小时，烦躁、心悸、易汗、腰酸，3 日一更衣。月经去年常二三个月一潮，今年春节后仅行一次，量可，色紫有块。察舌偏红，苔根黄薄，舌下静脉较紫粗，脉弦细滑。予茯神 50g，酸枣仁、夜交藤各 30g，生地黄、山药、丹参、女贞子、墨旱莲、生龙骨、生牡蛎各 20g，牡丹皮、生白芍、莲子各 15g，山萸肉、焦栀子、当归各 10g，醋炒柴胡 7g。10 剂。

二诊：眠可达 4 小时，神振舌正，舌下静脉色已不显。脉弦滑。去山药加合欢花 15g，又 10 剂。服后可安卧 6 小时。上药 10 剂为丸，口服 3 次（午饭、晚饭及睡前各 10g），半年后经绝时一切正常。

按：失眠之病因病机复杂，而五版教材仅将此证分成实证（又分肝郁化火与痰热内扰两型）与虚证（又分阴虚火旺、心脾两虚与心胆气虚三型）两大类，对极为高发的更年期女性的失眠，却未突出辨证要点与治法方药，诚为一憾。笔者在温州遇更年期前后的女性失眠者近百人，根据辨证，近半为肝肾阴虚兼肝郁痰瘀，而滋肾清肝饮中所含的六味地黄丸合白芍、当归益肾肝之精血，酸枣仁为养心安神药之首选，焦栀子服后常会便次增多，心肝之邪火、瘀血可随之外泄；而柴胡为疏肝解郁之极妙佳品，心情舒畅眠即自安，故该方颇适合之。祝谌予主张对阴虚火旺偏甚者，配入二至丸（见《名家教你读医案》第 1 辑）。另，张仲景治失眠方酸枣仁汤中的知母、川芎（仅宜小量，因虽对中枢神经系统有镇静作用，但毕竟辛温，多用则耗阴，而少量可防方中阴药的腻膈）亦可加入。甘辛微苦，可疏肝、理气、和胃的玳玳花（即枳壳花）。有专家在央视《健康之路》栏目中介绍

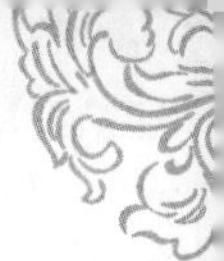

其治失眠，笔者用之确效。

五、眩晕

刘女，50岁，公务员。2011年4月21日初诊。

患者父亲因高血压中风63岁去世，自己患高血压近10年，常在150/95mmHg上下。春节嫁女过劳，有时又忘记服药，致血压飙升至220/110mmHg，且近一周夜眠仅2~3小时，服苯磺酸左旋氨氯地平、缬沙坦、酒石酸美托洛尔及艾司唑仑，虽血压渐降，睡眠渐安，但整日眩晕，行走如踏棉，头重脚轻，不能工作，连家务也难操持。伴耳鸣如蝉，口时干苦，腰酸便干，溲黄灼痛。舌略胖苔黄白，脉弦细。予磁石、茯神各30g，生地黄、山药、白芍、泽泻、酸枣仁各20g，牡丹皮、川牛膝、白蒺藜、桑寄生各15g，山萸肉、焦栀子、枸杞子、天麻各10g，地龙、当归各7g。

7剂后，随二便之畅行，自感火热下趋，眩晕、夜寐均好转，让其停服艾司唑仑，并以夜交藤30g易白蒺藜15g，续予10剂，眩晕消失，夜寐亦达4~5小时。

三诊：将泽泻、焦栀子减为15g与7g，以7剂为丸，日服3次，每次10g，收功。

按：因高血压引发的眩晕临床常见，虽教材倡用天麻钩藤饮，但考虑刘女年届七七，结合其症显系肝肾阴亏，故投滋水清肝饮而效。随着手机、电脑、轿车走入千家万户，牌友的与日俱增，“低头族”因颈椎综合征引发的眩晕直线上升，若辨证为肝肾阴亏，痰瘀阻络，亦可以本方加减投治。

六、乳溢

杨女，39岁，教师，温州人。2008年11月16日初诊。

患者6月份右乳偶自动溢出咖啡色汁液，经上海六院做全项激素检验与乳管镜检，未见明显异常。讵料8月底右乳又挤出血水似酱油，10

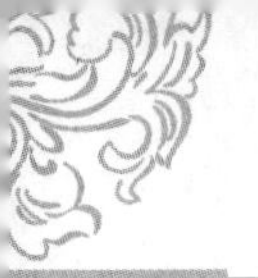

月8日温州医学院附院一医生触摸，疑为乳腺瘤，后彩超证实为双乳腺病及右乳腺囊肿，予乳癖消片、乳坤宁片、平消胶囊、金菌灵胶囊，乳块渐消，溢乳出血仍时现。本次月经提前1周，色鲜量少，3天尽，伴腰酸（椎间盘突出十几年未治），烦急、嗜辛、口干苦饮多，纳旺却消瘦（高153cm，重45kg），溲黄便难行，且时发寒热似感冒状，舌红脉细数。予生地黄30g，山药、茯苓各20g，鳖甲、酸枣仁、怀牛膝、香附、白芍、赤芍、地骨皮各15g，牡丹皮、焦栀子、泽泻、山萸肉、当归各10g，柴胡、黄芩各7g。10剂。

12月10日电告：药后月经按时来潮，腰酸大缓，尤喜血乳未现，寒热已止，但渴饮仍甚，遂去赤芍、香附、怀牛膝、泽泻、黄芩，加天花粉、炒知母、炒黄柏、灵芝各10g，炒麦芽30g，10剂。乳溢未再发作。

2009年6月4日：因被抽调任六年级班主任，且教数学已三个月，上月中旬溢乳，色量如前，自配原方，虽乳减却畏寒腹泻，眩晕神疲，舌可脉弱。初诊方去生地黄、鳖甲、赤芍、焦栀子、黄芩、泽泻、地骨皮，加酒炒熟地黄、木香各10g，炒白术、菟丝子、制首乌、淫羊藿各15g，鸡血藤30g。10剂。溢乳止，诸症减。入冬后，购新鲜胎盘两具加工研粉服，体重增至49.5kg，病未再发。

按：溢乳是指非哺乳期妇女时有异常的乳汁分泌，病因复杂。与古人所言孕妇因气血虚弱不能统摄乳汁而溢乳（称乳泣），症虽类似，但病因病机不完全相同。乳泣属虚证，治疗较易；而溢乳却因其病因、病机之复杂，施治颇难，多数系内分泌紊乱也。另以催乳素升高（≥25ng/ml）、闭经、溢乳、无排卵和不孕为特征的综合征（即高催乳素血症），亦以溢乳为主要特点（程泾主编的《妇科疑难病的现代中医诊断与治疗》），须与上述溢乳症鉴别。

杨女所溢之乳因汁液不清，质稀且色深似血，并伴明显的肝肾阴虚、气郁化火症状，故予滋水清肝饮原方加鳖甲、赤芍、黄芩、地骨皮凉血止血。且黄芩合柴胡可疏解肝郁，调燮寒热；怀牛膝、香附相合和气血，止腰痛，使患女近7个月未溢乳。三诊时由于工作压力过大，且服前药出现了一些脾肾气阳虚证，故以熟地黄、白术、淫羊藿、菟丝子等更替了生地黄、鳖甲等凉润清泄之品，使全方由滋补肝肾之阴精转为阴阳互补，即含调

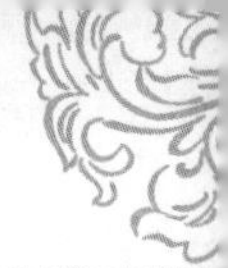

理内分泌之功,故获效满意。只是笔者治此病极少(杨女本不愿服中药,还是因老公复发性口腔溃疡经我治愈后被动就诊),故此案治法仅供读者参酌。

七、早泄

陆男,36岁,阜阳人。2009年9月21日初诊。

患者青年时曾有手淫史,23岁结婚,入房较频。加之近来在温州蹬三轮车四年,渐感腰酸、足跟痛,口干苦渴,齿浮发落,溲黄便结,梦多健忘。近三个月同房易早泄,精量不多,并已现阳痿之兆,担心其妻离异,十分焦急。察舌偏红,苔黄薄,脉细滑无力。予茯神、山药、金樱子各30g,莲子、煅龙骨、煅牡蛎各20g,酸枣仁、熟地黄、白芍、芡实、马料豆各15g,山萸肉、当归、牡丹皮各10g,桑螵蛸、柴胡、五味子各7g。10剂。

复诊:诸症皆缓,因无暇服汤药,上药7剂为丸,服毕早泄已止。

按:患者既有手淫史,又早婚房劳,近体劳复甚,营养欠足,遂现肝肾阴虚兼气郁之症,故以滋水清肝饮去泽泻(《神农本草经疏》言泽泻“病人无湿无饮而阴虚,及肾气乏绝,阳衰精自流出……忌之”)、焦栀子(恐苦寒化燥伤阴),合入芡实、金樱子组成的水陆二仙丹(因药性平和效良,凡遗尿、遗精、滑精、早泄我均用之)及龙骨、牡蛎、桑螵蛸、五味子固涩肾精。马料豆(曾为黑豆炒半熟混在草料中喂马而得名,药用多为野生黑豆)甘凉,功擅补益肝肾,祛风解毒、利水健脾、乌发明目。胡翘武老中医最善用该药治肝肾阴虚、风湿内袭所致多种内伤杂症,笔者学用治肝肾阴虚所致盗汗、眩晕、早泄、阳痿及腰腿酸软确效。

尾语

师祖章次公对历代医家的成就多有公允评论,其对清代6位医家的评述尤为精彩:“余尝谓清代医人中,有二奇人,曰四明高斗魁、玉田王清任……高王二人,奇而不诡,开创风气……”朱良春指出:章师认为二人

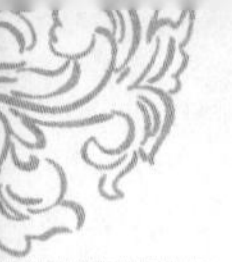

在学术思想上能超出陈规，异乎寻常，但奇而不诡，乃并不无理诡辩，亦未脱离实际，而且还有所创新和前进，这正是他们对学术的发展和延伸，是我们应该继承和发扬的学风。考高斗魁论医宗旨近于张景岳，“其治病多奇中”“起瘤扶衰，悬决生死日时，多奇验”。在其医案中，有用大剂人参、熟地黄等治愈温病重证的记载。自创新方，多有奥义，如治肝火郁于胃中，以致倦怠嗜卧，饮食不思，口燥咽干，曾订滋肾生肝散（六味地黄加当归、白术、柴胡、五味子、炙甘草），方中六味滋肾，逍遥生肝，组方明确，增损灵活，取水能生木之意。此法在叶桂治脘痛用石决明、阿胶、生地黄、枸杞子、川石斛、粳米，魏玉璜治胁痛用一贯煎等养胃汁之前。而高斗魁此法，又受到赵养葵《医贯》治木郁先用逍遥散，继用六味地黄汤加柴胡、白芍之启示。

朱师还指出，因肝脏体阴而用阳，故治肝方剂当疏养结合，却又须各有侧重。对慢性肝炎肝肾阴虚型，由于肝肾“乙癸同源”，就应肝肾同治，他常取高斗魁疏肝益肾汤（即六味地黄汤加柴胡、白芍）加减，既可养肝益肾，又能达肝郁，泄湿浊，唯山萸肉温助肝阳，可代以二至丸清润；若阴虚不耐柴胡升疏者，予以川楝子、生麦芽或白蒺藜易之。国医大师都如此看重高氏的经验（尤其是柴胡配伍地黄），我们岂能忽视哉！（参见《朱良春医集》57 页与 160 页）。

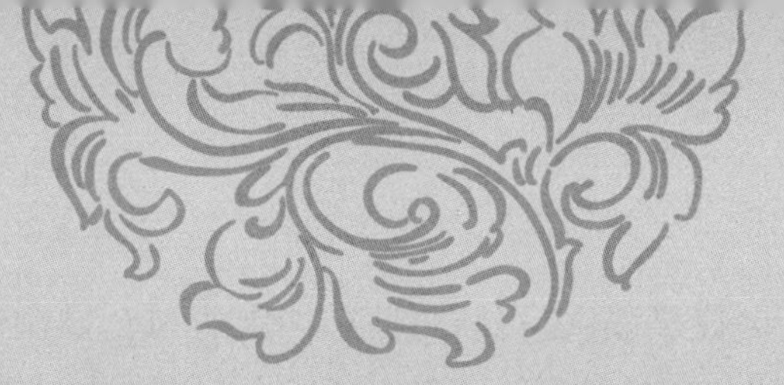

复方四逆散运用摭拾

四逆散出自《伤寒论·辨少阴病脉证并治第十一》篇，原主治“少阴病，四逆，其人或咳、或悸，或小便不利，或腹中痛，或泄利下重者”。虽仅有柴胡、芍药、枳实、甘草四药，药性不寒不热，中庸平和，但却可行气和血、疏肝调脾、祛邪扶正、解表通里，颇合“和方之制，和其不和者也”之旨，故被后贤列为和剂之祖方。我认为该方毕竟药性略偏于凉，调气比重大于调血，祛邪之力胜于扶正，故临床常配入郁金、香附、延胡索、当归、白术，组成复方四逆散，用治多种消化道疾患及一些内伤杂证，取效颇佳，今整理其验案数则，供同道参考。

一、慢性胃窦炎伴胆囊多发性息肉

程男，43岁，教师，1997年3月22日初诊。

患者被诊断慢性胃窦炎伴胆囊多发性息肉已3载，曾断续服中西药未效。一周前复做B超提示胆囊息肉增大，最大为10mm，西医为防恶变，建议手术，其颇感畏惧。因16年前胃出血经我治愈，故来求诊。刻诊：胃脘胀痛，嗳气嘈杂，胆区亦胀痛不适，口苦纳呆，便溏日2~3行，形瘦面晦，稍劳则力乏汗出。舌红边有瘀点，苔根黄腻，脉弦细弱。此显系脾虚气滞，胆胃失和，痰瘀壅凝为息肉。予薏苡仁30g，白术、白芍、郁金、鸡内金、金钱草、预知子、党参、金银花、香附各15g，炒当归身、延胡索、酒黄芩各10g，枳壳、生甘草各7g。6剂。

3月29日：嘈杂止，苔腻化，舌边瘀点见淡，胃仍痛且坠，去党参、黄芩、枳壳，加生黄芪20g，石斛10g，柴胡7g。12剂。

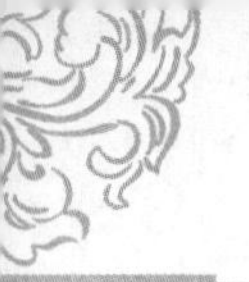

4月12日：诸症显缓，去石斛、甘草，加山药30g，藤梨根15g。12剂。

5月10日：告因限于经济，自将每剂煎4次，作两天服。现脘胁痛均大减，面色渐华，舌正脉扬，体重增近1.5kg。尤喜前日B超复查，息肉缩小，最大为8mm，要求成药调理。予薏苡仁、山药各30g，白术、白芍、金钱草、郁金、鸡内金、生黄芪、藤梨根、预知子各20g，金银花、当归、香附各15g，白及、延胡索各10g，柴胡、生甘草各7g。7剂。共末，每用10g，米饮送下，日4次，空心下。

6月26日：3天前药服完，复查息肉尚有2枚，大者5mm，无其他明显不适，要求续作药粉一料。

10月7日：其陪乡邻求诊告，国庆复查仅剩一枚3mm大息肉，胃痛因未大作，未做胃镜复查。体重又增2kg。因供子上大学，遂停药。嘱：每日以薏苡仁50g煮粥常服。

按：程某平素劳累过甚，致脾气亏馁，兼较长期饮酒，致湿热食滞壅阻变痰，与行缓之气血凝集成息肉。病在胆胃，故以本方去柴胡（防过升加重嗳气），加金银花、黄芩、党参、金钱草运脾利胆疏滞，配薏苡仁、鸡内金、预知子（功主疏肝理气散结，医家原多用治胁胃痛，近年常用治消化道肿瘤）直接消磨息肉。复诊因胃坠甚，故以黄芪、石斛、柴胡易党参、枳壳、黄芩。三诊重用山药，气阴双补，以代石斛、甘草，因体质渐好转，加藤梨根清热解毒，化湿活血（医家现亦常用其治消化道肿瘤），以加速消磨息肉。考虑膏剂甘壅太过且滑肠，丸剂过硬有碍胃消化，故用粉剂缓图。后考虑患者之经济，改用食疗方，希冀能收全功。今贤有用薏苡仁配生香附、木贼草煎浓汁，外用擦洗扁平疣，足见该药有较强的消磨增生组织之功。

二、慢性胃炎伴肠上皮化生

倪男，59岁，农民。1996年3月27日初诊。

患者老伴过世八载，又无子女，致饥饱无定，借酒浇愁。近3年胃胀，饭后尤甚，伴嗳逆纳呆，便干消瘦。春节后食硬物常哽噎不顺，遂去县医

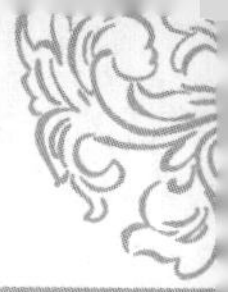

院检查。胃镜报告：慢性胃炎伴①活动及糜烂；②轻—中度肠化；③修复性腺体轻度不典型增生，胃体部淋巴组织亦慢性增生。经乡邻介绍至我处诊治。刻诊：尚有咳嗽，吐白稠痰，稍动则喘（日吸烟包余）。舌偏黯红，舌下静脉紫粗如蚓，苔白腻根黄；脉弦滑，不耐重按。此脾运乏力，胃降失权，痰瘀纠结，随肝气上逆而作祟。投茯苓、生白术、仙鹤草各30g，赤芍、当归、枳壳、大贝母、郁金、生代赭石、预知子、蒲公英各15g，姜半夏、杏仁、香附各10g，醋柴胡、生甘草各7g。6剂。

4月3日：随大便较畅，矢气频转，咳痰渐爽，而嗳逆哽噎似减，苔黄亦稍化，去茯苓、代赭石，加薏苡仁30g，旋覆梗10g。6剂。

4月10日：吞咽渐畅，纳较馨，脘胀松，神稍振。舌黯及舌下静脉转淡，脉弦缓。去香附、柴胡，加北沙参、藤梨根各15g。12剂。

4月24日：自觉症状减半，要求改服成药。生白术、仙鹤草、薏苡仁、山药各30g，赤芍、白芍、预知子、蒲公英、藤梨根各15g，郁金、鸡内金、石见穿、党参、大贝母、当归、枳壳、姜半夏、香附各10g，九香虫、柴胡、生甘草各7g。7剂。与炼蜜2kg熬膏，日服3次，每次一汤匙，饭前服。

6月20日：药膏服完，已无明显大苦。胃镜提示：慢性胃炎伴轻度肠化。限于经济，未再续治。

按：患者年近花甲，气阴本已欠丰，况又心绪特差，饮食无规律，常以辣酱、炒花生米下酒，致生胃疾。我投本方疏肝和胃，活血通络，重用茯苓、白术奠安中州且化痰，配旋覆梗、代赭石、姜半夏、杏仁、预知子等降逆消滞，大贝母、蒲公英清热解毒，并合大剂仙鹤草修复糜烂（该草又称脱力草，有一定强壮补益之功，今贤根据《伪药条辨》曰其“治瘰疬”之言，还以其治肿瘤等增生性疾病）。故诸药相伍，尚合病机。复诊以薏苡仁易茯苓，增其软坚消肿之功。后二诊又加藤梨根、石见穿、九香虫，乃防疾患恶变也（朱良春《虫类药的应用》载：上海市徐汇区天平路地段医院曾用此三药合龙葵、卫矛等治胃癌），故药后颇效。然终因停药过早，且复嗜辛酗酒，一年后复发，被诊为食道贲门癌，难耐疼痛，服农药自戕，诚可叹也！

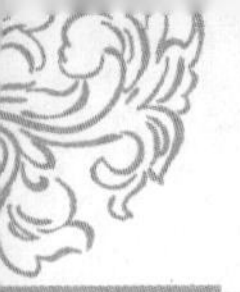

三、慢性胆囊炎伴痛经

张女,28 岁,工人。1998 年 3 月 20 日初诊。

患者右胁胀满疼痛,厌油纳呆已半月余,经某医院 B 超示:胆囊 59mm×35mm,壁厚边毛,囊内胆汁透声欠佳,但未探及增强团块及声影,被确诊为慢性胆囊炎。因对一些西药曾有过敏,故请我诊治。刻诊:近三年尚伴有月经愆期,量少色紫夹块,淋漓难尽,常近旬始净。经前腹痛颇甚,乳胀、太息,右乳外上方可触及一质软光滑能移动的小包块,约蚕豆大,经后遂消。经前后带白频下,平时入暮下肢常肿。虽纳谷渐减,但形体却反丰。舌胖有齿印,苔白腻,脉弦滑。此显系痰瘀水乘,脾虚木郁而互结为患,现离下次经期尚有十日,先予薏苡仁、金钱草各 30g,白术、郁金、赤芍、白芍各 20g,香附、延胡索、当归、鸡内金、橘核、生山楂各 15g,枳壳、柴胡、生甘草各 10g。7 剂。

3 月 27 日:胆区胀痛稍减,纳谷渐增,已可略食油腥。去赤芍、枳壳,加丹参 20g,青皮 10g。7 剂。

4 月 3 日:前日经至,量多于前,疼痛显减,乳胀松,包块缩小,但胆区仍时隐痛,腿仍暮肿。去丹参加金银花 20g,路路通 15g。7 剂。

4 月 10 日:月经 5 日即净,胆区痛与腿肿亦基本平伏,胃纳馨,不太厌油,但大便溏,日 2~3 行,腻苔化过半,脉力仍欠足。去当归,减金钱草为 20g,加米炒山药 30g。7 剂。

4 月 17 日:神旺脉起,已无明显大苦,因其表姐相约去珠海打工,嘱予改成药久服。以初诊方去枳壳、赤芍,加青皮 10g,金银花、丹参各 20g,山药 30g。7 剂。共末,以 100g 路路通煎浓汁泛丸,绿豆大,每服 10g,日 4 服。国庆期间其表姐返芜告:患者如过食油腥或辛辣物,右胁略痛胀,他症皆除,且渐苗条,所憾未续作 B 超,不知胆囊后来情况。

按:张女慢性胆囊炎,伴痛经且经期乳房出现包块,病似乎较复杂,但据症细析因、机,恐与其下岗有关。《素问·阴阳别论》曰:“二阳之病发心脾,有不得隐曲,女子不月。”故肝气失畅,致月经与乳房病起,月经稀发

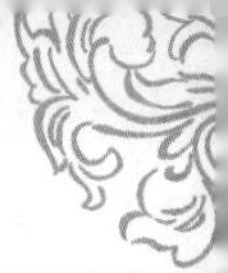

使瘀难泄出反化为痰脂，形体因痰阻湿壅而渐丰，终复使胆囊患病。初诊正值经前十天，故予本方伍入橘核、鸡内金、山楂，加重行气活血，且有利胆汁排泄；金钱草、薏苡仁虽以利胆祛湿为主，但均有一定活血之力，故诸药合力，使瘀泄痰化而共赞成功。路路通苦辛平，《本草纲目拾遗》言可通行十二经，我对经少乳胀伴脘痛者喜用之，轻度水肿与关节痛亦可投。

四、慢性阑尾炎伴慢性前列腺炎

王男，44岁，干部，1996年11月4日初诊。

患者素无酒力，近两个月因公事连续赴宴多次，饮酒较过，遂觉阑尾处常隐约疼痛。西医诊为慢性阑尾炎，予诺氟沙星、阿莫西林抗感染治疗，虽可暂缓疼痛于一时，但感大便欠畅，日欲登厕数次，有时极难排尽，肛门坠胀，牵及阴囊，小溲亦频急淋沥，转请余治。刻诊：右腹胀痛，入暮犹剧，不喜抚摸。口干苦，不欲饮，神疲太息，偶发阳痿。脉细滑弱，舌淡胖有齿印，苔白略滑。白细胞：10.6×10^9/L，中性粒细胞比例：78%。此乃湿热乘气阳之虚，羁于下焦不去。当标本兼顾，参以疏肝开郁，缘性格较内向也。薏苡仁、红藤、冬瓜子各30g，生黄芪、生白术、生白芍、败酱草、延胡索各20g，郁金、香附、枳壳、桃仁各15g，柴胡、牡丹皮、生甘草各10g。7剂。

11月11日：便畅夹有黏液，日仅2次，右下腹痛胀显减，但会阴仍坠胀，溲淋沥未尽除，腰亦时疼痛。减枳壳5g，加黄芪10g，柴胡5g。7剂。

11月18日：阑尾已三日未痛，会阴与小便症状略减，经泌尿科诊为慢性前列腺炎，上法参以益肾：薏苡仁、金银花、山药、黄芪各30g，怀牛膝、红藤、荔枝核、白术、白芍、菟丝子各15g，郁金、延胡索、当归各10g，柴胡、生甘草各7g。7剂。

11月25日：药后颇适，后以此方进退，断续调治两个月而大缓。

按：患者年幼多病，气阳夙虚，复因饮酒过量，酒性助湿生热，与甘肥之物相合而羁于下体不去，遂致病发。故初诊在用本方调气活血的同时，又加入仲师治肠痈要方大黄牡丹汤与薏苡附子败酱散，但却既未因便难

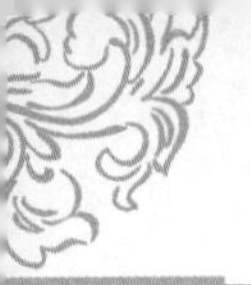

而投芒硝、大黄，也未因苔白而投附子，深恐药峻而虚体不受也，改用金银花、黄芪，加强清热解毒、补益气阳之力。肠痈症平后，改方加菟丝子、牛膝、荔枝核、山药，增益肾之功。患者在坚持服药同时，坚决戒酒忌辛，以清淡菜蔬为主，故病痊愈较速。

五、胃肠神经官能症

陆女，46 岁，农民。1992 年 10 月 17 日初诊。

患者 15 年前因前置胎盘大出血，抢救虽生还，但五心常发热，全身时恶寒，中西医迭治未效。6 年前又患颈椎病，阴天痛剧。今年胃脘及右胁胀满，胃纳极钝，脘嘈得食可缓，夜平卧或右侧卧位胃皆不舒。一个月前市某院胃镜检查提示：胃体轻度充血，胃窦亦轻度充血，水肿，拟诊为浅表性胃炎，但服西药乏效。B 超查肝、胆、脾、胰一切正常，遂诊为胃肠神经官能症（中医属于胃痞、郁证范畴），予谷维素、新维生素 B 等，服后尚适。讵料未一周又胀满如前，续服前药一周，效不显，故转请我诊治。刻诊：消瘦躁急（自云近三载体重减轻 20 余斤，而以今年为尤甚，现身高 164cm，体重 52kg），汗多寐难，小溲日少夜频，淋沥不尽。月汛两旬即至或三月四潮，色暗红夹小块，少腹隐痛胀。喜食凉物甘肥，却极少腹泻。脉弦弱，舌可苔白浊。余思忖良久，悟为亡血后肝失滋涵，气逆难敛而横逆犯中，致土衰食减，虚气散逆，则更增脘胁之肿胀满。当健脾柔肝，佐和血导滞，缘月经将至。予生麦芽 20g，党参、郁金、鸡内金、生白术、生白芍各 15g，当归、枳实、桃仁、香附、延胡索、川楝子、预知子各 10g，柴胡、绿梅花各 7g。6 剂。

10 月 24 日：告服至第 4 剂，眠食均随矢气频转而改善，但梦仍多，胀尚甚，今日经至，色尚可，腹稍不适。以焦山楂、香橼皮、丹参各 15g 易延胡索、川楝子、预知子。6 剂。

10 月 31 日：诸症均缓，但夜尿仍多，颈椎欠适，舌脉已可。以生黄芪 20g，五味子 7g 易党参、桃仁。6 剂。

11 月 14 日：药后胀满复甚，加之三天前其母自杀，操办后事，烦劳较过，又感寐难，纳呆，神疲，烦热，舌转红，苔少，脉细滑。初诊方去党参、枳实、延胡索、川楝子，加百合、白薇各15g，香橼皮、枳壳各10g。6剂。诸症悉安。后以上方出入调治至冬至，以生麦芽、夜交藤、合欢皮各20g，党参、郁金、百合、生白术、生白芍各15g，当归、丹参、枳壳、香附、预知子、香橼皮各10g，柴胡、甘松、绿梅花各5g，10剂。共末蜜丸以收功。

按：本证与中医之、胃痞、郁证颇似，故余从始至终均遵叶桂治郁“每以苦辛凉润宣通，不投燥热敛涩呆补”之旨用药，故获效尚可。三诊时改用黄芪、五味子代党参、桃仁，以利颈椎，固夜尿，非但未效，反又胀满，足见叶桂治郁之论的正确。故丸剂也仅在效方基础上加夜交藤、合欢皮、甘松等养血调气，解郁安神等平和之味。因患者之“卧不安”，实与“胃不和”有关，勿庸浪投重镇、滋养。由于郁证常易反复，我认为不宜同时杂用过多治他病之药，因而四诊时劝其采用推拿治颈椎病，后缓解。随夜卧渐佳，夜尿之频亦减。

六、胸骨下段疼痛

邓女，20岁，商贩，1991年1月10日初诊。

患者新产刚弥月，近一周若猛由平卧起坐或挺胸或换位乳婴时，胸骨下段均有明显牵拉疼痛感，贴活血膏4日未效，遂求治于我。观局部皮肤色如常，触摸胸骨下段右侧略漫肿，软而不痛。除大便偏干，胸闷时欲太息外，无明显他苦。望诊形丰面红，舌淡紫胖有齿印，苔白黄浊，脉沉细滑。细询之，患女因生男孩合家欢欣，整日甘肥迭进，睡多动少。故认为其系安逸太过，气滞血凝，致饮食不化精微反变生痰浊，随体位之改变，影响气机之升降而疼痛发矣。予赤芍、当归、香附、郁金、延胡索、皂角刺、白芥子、丝瓜络各10g，生白术、生山楂、炒枳实、瓜蒌皮、天花粉各15g，柴胡、土鳖虫各7g。未尽5剂，随畅排数次黏性大便，肿消痛失矣。

按：患者胸透(–)，知非器质性病变；而贴活血膏乏效，且皮色未变，亦知非外伤。细询始知嗜食甘肥，安逸太过，内生之痰浊与运缓之气血相合而病作，故投本方行气活血，佐以皂角刺、白芥子、瓜蒌皮、天花粉祛痰通

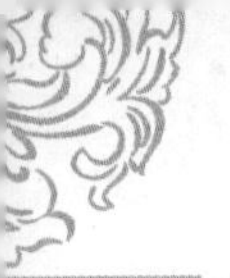

络，更增山楂、土鳖虫活血消脂，使痰浊从便中畅泻，气血运行复常，遂肿消痛失。前贤曰"白芥子驱皮里膜外之痰"，我对体表部位形色不变的漫肿或包块，投用常效。另，天花粉在宋代《妇人大全良方》的仙方活命饮中，将其作为消痈排脓主药，现代医学证实，其有良好的抗肿瘤作用。如复方天仙胶囊的主药即天花粉。我对急、慢性炎症或非炎症性包块（如颈部淋巴结肿大、乳腺增生等），常配入该药，收效颇佳。

七、不明原因低热

朱女，61岁。1989年11月30日初诊。

患者低热近半月，日哺后甚，右胁胀痛却喜按，得矢气或嗳逆则松，口干苦渴，饮却不多。B超排除肝胆胰病，西医按发热待查收住院五天未果。女婿略懂中医，与我颇熟，让其出院，求治于我。诊见除上述症状外，时发太息，喜以手抚胸，但却说不清所苦。另，纳减寐难，便少偏干，常独坐发呆，记忆减退。其婿告其原无大疾，常去他人家打牌，二十天前打牌后，遂再不打牌，家人原以为是好事，谁知未多久即病，西医诊治无效后，他去其牌友处细询，方知那次她输钱较多，估计与心情不畅有关，遂和家人劝说，也未好转。岳母平时语言不多，是否为肝郁化火而发热？我觉得有理。再细诊其脉，果弦细而滑，舌偏紫暗，苔薄黄腻。遂投：柴胡、郁金、香附、枳壳、甘松、大贝母、当归、白术、白芍、预知子、川楝子各10g，百合、朱茯神各20g，生麦芽、合欢皮各30g。药尽4剂，随矢气频转，便畅咳痰，遂热退胀缓，眠安纳增。迭进4剂，诸症若失。

按：此病西医诊治未效，乃未知病因也，幸其婿懂中医，故我遵嘱按肝郁发热，投本方加大贝母、川楝子、预知子、生麦芽，清疏厥阴郁火，配甘松、百合、茯神、合欢皮，养心宁志安神，故获效良好。《日华子本草》言甘松"治心腹胀，下气"，王好古曰"理元气，去气郁"。药理研究证实：甘松有较好的中枢镇静作用，故《现代实用中药》明言"治精神忧郁症"。《神农本草经》言百合"主邪气腹胀"，张仲景在《金匮要略·百合狐惑阴阳毒病脉证治第三》篇中，将其作为君药，组方6首，均用治精神神志疾患及

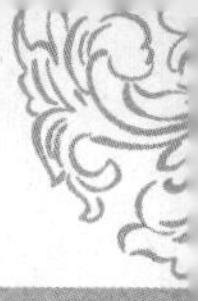

其伴发症状。因甘松甘辛温散，百合甘苦凉润，故治较轻的精神神志疾患（如郁证、卑惵、不寐、脏躁等），笔者每喜用两药组成对药投之。一得之愚，仅供酌参。

结语

盖四逆散乃和法要方，而复方四逆散不仅可作和解剂，亦可作消法之要方（《中医治法十论》一书将消之一法，衍化为活血化瘀、祛痰、祛湿三法，而本方中的当归、郁金、延胡索、香附均有活血化瘀之功；当归、郁金、白术又可祛痰；且《日华子本草》明言白术“消痰，治水气，利小便”），故本方较好地扩大了四逆散的运用范畴。我用本方配合五金汤（金钱草、海金沙、郁金、鸡内金、金铃子）加减治胆囊炎、胆石症；配伍苦辛通降法（诸如半夏泻心汤、旋覆代赭汤、黄连温胆汤、保和丸、化肝煎、左金丸之类）治各类胃病上百例，获效皆尚满意。另，多种妇科疾病，如痛经、经期前后不定、血瘀崩漏、气滞血瘀闭经、盆腔炎、良性肿瘤、血走脾经所致肥胖、更年期综合征及部分乳腺病，辨证投用亦好。然该方毕竟药性平和，故症情危急的大实证、大虚证，勿轻易试用，以免延误病情，错失抢救良机。

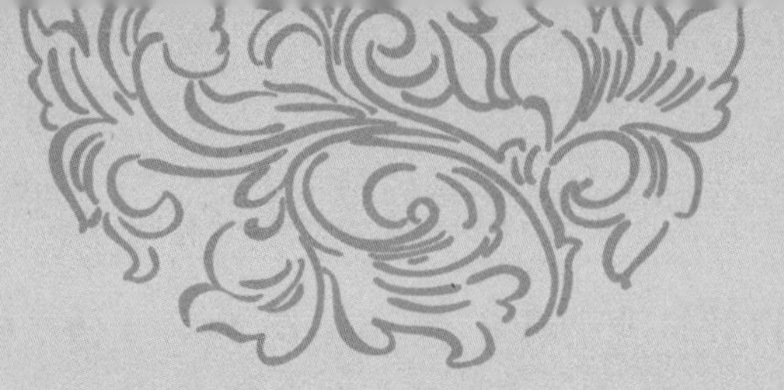

新制八白汤应用撷英

自拟新制八白汤(白附子、白芥子、白僵蚕、白蒺藜、白芷、白术、白芍、白茯苓),系根据清代名医赵学敏《串雅外编》八白散去白丁香、白牵牛、白及,合入南宋《仁斋直指方》三白汤(白术、白芍、白茯苓)而成。笔者以该方损益,辨证施治于多种疑难杂症获效尚感满意,现择数案,以广其用,并对该方的配伍特点、作用机制做简要探讨。

一、术后误补失语

肖男,13岁,学生,1985年6月8日初诊。

患者素体壮健,十天前行右下颌骨含牙囊肿摘除术,术后尚正常,但父母却煮肥母鸡一只,并请医生输复方氨基酸补“虚”,使患儿反觉胸咽堵胀,烦躁眩晕,困顿懒动,表情淡漠,渴欲冷饮,纳呆便坚,时有怪僻行动,且翌日难于发音,只能用笔代言。西医给服镇静剂、维生素与营养神经药,但第三天仍不能说话,又治5天未见显效。因其母曾患精神分裂症经余治愈,故急领其来求治。察其体偏丰盛,喜食肥腥、糕点及糯米类食品,太息痰多,舌尖红略胖有齿印,苔白浊腻,脉滑数。因时入长夏,遂诊为脾困失运,痰浊逆上,阻于会厌致音声难出。投白附子3g,白芥子7g,白僵蚕、白术、白芍、大贝母、郁金、炙远志、生山栀子、石菖蒲各10g,瓜蒌仁、白蒺藜、炒莱菔子各15g,白茯苓30g。药进1剂,咳吐出一些白稠黏痰,咽堵稍松,已能微言;两剂后音声渐扬;药尽3剂,随吐出大量浊痰及排出很多带黏液之溏便,发音则如常人,而余症亦渐随解矣。

按:《医宗金鉴·四诊心法要诀》曰:“凡万物中空有窍者,皆能鸣焉,

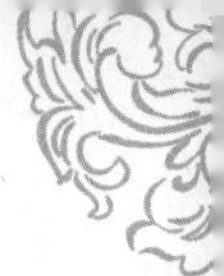

故肺象之而主声也。凡发声必由喉出，故为声音之路也。”前贤将失音分为“金实不鸣”与“金破不鸣”两大类，病机要旨皆与肺、喉相关。而《古今医统大全·声音门》更明言：“有内热痰郁，窒塞肺金而声哑，及不出者，及有咳嗽久远伤气而散者，此内因也。有外受风寒，腠理闭塞，束内郁嗽而声哑……”肖孩误补猝发失音，由脉证相参，显系脾困失运致痰浊逆上壅肺阻喉所致，故予八白汤运脾豁痰。因病已10日，已现痰浊郁久化火之象，故予山栀子、大贝母、瓜蒌仁，通幽而引痰火下泄；远志、郁金、石菖蒲三药，乃豁痰开音最常用之药组；炒莱菔子既可运脾消食滞，又能理气化痰涎，故诸药相合，终获佳效。

二、风寒湿型痹证

陈男，43岁，农民，1978年3月8日初诊。

患者一个月前下水捕鱼，后感右趾麻木不能久立，近数日感环跳穴处剧痛如刀割而被抬来就诊。根据直腿高抬试验（+）、环跳穴明显压痛并向下肢放射，西医诊为坐骨神经痛，转入我科。患者呻吟不已，右腿屈曲不能伸，胸闷纳少，咳吐白痰，便溏日数行，中夹痰沫状物，舌淡有瘀点，苔白浊中裂，脉紧滑。平素体健，此为风、寒、湿三邪夹痰瘀阻于络道，气血流行不通而致痹痛。予八白汤合仲师桂芍知母汤：白附子、白芥子、白僵蚕、白芷、生白术、白芍、生麻黄、桂枝、知母、乳香、生甘草各10g，白茯苓、白蒺藜各15g。

二诊：药服3剂，家属云其右腿膝发痒，起红色丘疹甚多，而痛大减，已能伸直。续方3剂，已能扶物缓行片刻。

三诊：又续方3剂，患者独自步行八里来医院求治（途中仅歇一次）。喜告腿痛全止，诊其丘疹消退，大便正常，脉势转缓，直腿抬高（-）。患者要求加大剂量做最后治疗，遂将麻黄、桂枝、白附子各加5g，复予3剂以善后。一个月后追访，已能参加田间劳动，直至1982年我调至芜湖市前未见复发。

按：本患者因感受寒湿，致右腿由麻木发展成剧痛，虽可列入风寒湿

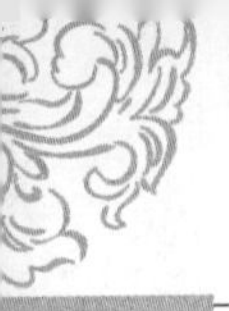

型痹证范畴，然病因、病机和治疗与以疼痛为主的单纯风寒湿型痹证却有别。《类证治裁·麻木》指出："麻木，营卫滞而不行之症……如人坐久，压着一边，亦为麻木。东垣以为气不行，当补肺气；丹溪以麻为气虚，木为湿痰败血，于不仁中，确分为二。盖麻虽不关痛痒，只气虚而风痰凑之，如风翔浪沸；木则肌肉顽痹，湿痰挟败血，阻滞阳气，不能遍运，为病较甚，俱分久暂治之。治麻以气虚为本，风痰为标。"

故笔者用八白汤祛风痰、通经络，合入仲师桂枝芍药知母汤散寒祛湿，活血止痛。麻黄、桂枝与白芥子同用，乃取王洪绪阳和汤将三药相合驱皮里膜外及经络中痰凝瘀滞之法也。由于药能与证相应，加之患者素往体健，故仅四诊用药十余剂即告痊愈。

三、外伤顽固头痛

朱女，48岁，工人，1983年11月27日初诊。

患者30年前因车祸致头枕部受伤，经西医治疗，剧烈之头痛暂缓而出院。后遗留痼疾，每至天气突变或劳累气恼则头痛发作，由枕部移至偏右侧头部为甚，伴右侧肢体麻木十余载。近两三年又增添习惯性便秘，此次因猝受风寒致痛又甚。询知平时性急烦躁，鼻干口苦，纳少寐难，一身困重。舌淡紫，苔白浊滑，脉濡滑。辨证为肝郁化火伴瘀血作祟，投丹栀逍遥散合大黄、石决明、苦丁茶等，虽便较畅，但更感脘闷泛恶，身沉头如裹，肢软乏力。细询方知其纳虽少，却喜嗜甘肥，且停经6年，形体渐丰，痰多溲少，入暮下肢肿胀，始悟乃痰瘀水相合为病也。改投八白汤加味：白附子5g，白芷、白芥子各7g，生白术、白僵蚕、明天麻各10g，白菊花、生白芍、牡丹皮、川牛膝、当归、葶苈子各15g，石决明20g，郁李仁、朱茯神各30g。

二诊：药进3剂，诸恙随二便畅行，咳出白稠之痰而渐松。以白蒺藜15g易天麻、白附子，以珍珠母20g易石决明。

三诊：又进5剂，头痛续减，水肿亦消，身体颇感轻松，唯胃纳不馨。去葶苈子、郁李仁，加焦山楂15g、枳壳10g，珍珠母减为15g，出入调治10

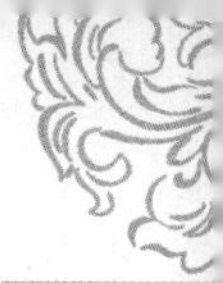

剂，头痛平息，胃纳日增。后偶因情志不畅或感染风邪，致头痛复发，以上方损益，一般不出10剂，头痛和伴发诸症均可安然焉。

按：外伤头痛当以活血化瘀为要，然对朱女投丹栀逍遥散加大黄却未效，是笔者忘却“肥人头痛，是湿痰”（《丹溪心法》）之训，且药偏寒凉，反致助湿凝痰。复诊时考虑患女溲少肿胀，遵痰瘀水相关学说，投八白汤合当归、川牛膝、牡丹皮活血化瘀，葶苈子、郁李仁引痰浊瘀水由二便下泄（清代陈士铎《辨证录》散偏汤，即取郁李仁与川芎、柴胡、白芷、甘草、白芥子、生白芍相合，治偏头痛），天麻、菊花、石决明可祛风平肝而直接定痛，故能奏功较快。

四、肉瘿急剧肿胀

黄女，24岁，农民，1989年8月15日初诊。

患者甲状腺轻度肿大已两载，半月前因“双抢”劳累太过，且为暑热所伤，初觉咽痛，干燥不适，继而甲状腺呈明显进行性肿大，胀痛颇甚，其父挖草药外敷3日未效。因基础代谢率正常，且无典型的甲状腺功能亢进症状，某县医院按甲状腺肿瘤予药服用，瘤体虽未急剧增长，但颈部憋闷胀痛仍甚，因疑为癌肿，焦虑万分，随父远途求治于余。望诊：双侧甲状腺肿大如鸡蛋，难以移动，质地偏硬，但表面光滑，喉咽部阻塞颇甚，致呼吸纳食障碍，心悸烦躁，口干欲饮，便坚溲黄，因哺乳而经停五个月。舌淡红，苔白黄浊，脉滑数。拟清热消肿，软坚散结，予八白汤痰瘀并治，合入程钟龄消瘰丸：白芥子、白僵蚕、生白术、黄药子、生大黄、大贝母、姜半夏、青皮、重楼各10g，白芍、白蒺藜、香附、昆布、生牡蛎各15g，玄参、白茯苓各30g。

二诊：药服5剂，肿块渐软而缩小，口干减，大便润，纳略馨，憋闷感轻减，但仍心躁烦，舌红中干，脉细滑数。上方去生大黄易熟大黄，并加生牡蛎各10g。

三诊：药尽6剂，肿块继续软缩，心悸渐安，大便溏薄，日3~4行，去大黄加牡丹皮15g。

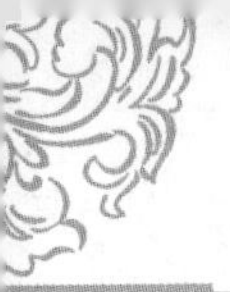

四诊：又服6剂，而肿块消散近半，唯纳增不显，渴饮气粗，舌红中剥，脉细滑数，去生牡蛎、大贝母、重楼加麦冬、丹参、柏子仁、炒莱菔子各10g。

五诊：肿块已小如连壳花生果，纳谷较馨，原方加炒枣仁15g，7剂量共研末，以夏枯草70g煎水泛丸，如梧子大，每日饭后服3次，每次10g。

春节其父喜告，肿块消尽，无甚不适，他症亦基本痊愈，随访至今，未见反复。

按：二版教材《中医外科学》认为：瘿多发于颈部，漫肿或结块，皮色多不变，不痛，且不溃破，为外科中缠绵难消的阴证。又（细）分为气瘿、肉瘿、石瘿三型，黄女之症与肉瘿颇似，即类同于西医甲状腺良性肿瘤。但因劳累兼受暑热，致血脉因灼热而凝瘀，增生胀痛，且又诱发一派阴虚征象。故予八白汤，舍辛温燥烈之白附子、白芷，合入养阴软坚化痰之消瘰丸，加入姜半夏、青皮、昆布、香附、重楼、黄药子，更增行气化痰、清热散结之力。尤妙者，以"除痰实……诸老血留结"之生大黄清解热毒，随大便畅解，痰瘀外泄，诸症明显轻缓。后加入养心凉血之品，标本并举。待肿块缩小大半后，复遵"治慢性病要有方有守"之旨，改丸药缓图，终收全功。

另，黄药子为薯蓣科植物黄独的块茎，苦平，功可凉血、降火、消瘿、解毒。主治吐血、衄血、喉痹、瘿气、疮痈瘰疬，为治疗甲状腺功能亢进的专药之一。现代研究发现，黄药子有肝毒性，需注意用法用量，尤其是合并西药或原有肝病者可能加重肝损害，中药复方合理配伍有助于减毒增效，但仍需严控剂量并定期复查肝功能。

重楼为百合科植物七叶一枝花、金线重楼及其同属植物的根茎，苦辛寒，有毒，功可清热解毒、平喘止咳、息风定惊，治痈肿、疔疮、瘰疬、喉痹、慢性气管炎、小儿惊风、抽搐、蛇虫咬伤。

五、经闭水肿肥胖

盛女，34岁，会计，1990年3月16日初诊。

患者乳腺小叶增生手术已八载。三年前春天，月经渐稀发，形体渐

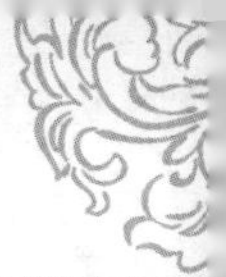

丰，经市某医院予人工周期疗法好转约8个月，而年底月经又愆期，量仅点滴，色淡无血色。左乳外上方仍有包块如核桃大，质中等，可推移，微胀痛，且躯体、脸面日见丰满，臀、腹部脂肪明显堆积，稍动则气喘吁吁，便艰溲少，白带频下，腰酸乏力，下肢凹陷性水肿。西医诊为特发性水肿，予利尿剂，肿虽随小便增多而略退，但他症依旧，尤苦于月经闭止而腹胀渐加，遂来求治。切其脉沉滑，察舌淡紫，苔黄，知系脾虚痰瘀水互阻之证。遂投桃红四妙散合启宫丸，加入桂枝化气利尿。

二诊：药服3剂，言便秘不行，腹胀反加，五心烦热，气急更甚。恐系桂枝、苍术、姜半夏、川芎过于辛雄燥烈而与证不符，遂改投八白汤：白芷、白芥子、生大黄各7g，白术、白芍、白僵蚕、木通、泽兰各10g，泽泻、川牛膝、丹参、白蒺藜各15g，连皮茯苓、连皮槟榔各50g，3剂。

三诊：药后呕吐痰涎颇甚，并排先硬后夹黏液样大便两次，脘腹渐觉松快，但两腿酸软无力，行走如踏棉中。遂以防己、熟大黄易木通、生大黄。续服5剂。

四诊：每日均能更衣一二行，小溲显增，大腿肌肉渐松弛，脚面肿胀消退，气急稍平，但月汛仍闭止不潮。去连皮槟榔、熟大黄、丹参，加桃仁、莪术各15g，以益母草50g煎汤代水。

五诊：药尽5剂乳胀较甚，腰腹坠痛，脉转滑数，似有行经之兆。去莪术，加水蛭10g，续进5剂。

六诊：3剂后，开始行经，量少色紫黑夹小块，5剂服完，经行又止。去水蛭加丹参20g。

七诊：15剂后，去泽泻加水蛭10g，又服10剂，月经二次来潮，量较上次为多，但仍紫暗夹块，延至4天始净。

此后平时以八白汤去白附子，加入利水活血药，经前十天佐入破瘀之水蛭，连服三个月经周期后，体重由125斤减至112斤（身高156cm），臃肿之躯而渐臻苗条，月经正常，并能负米35斤而登6楼矣。

按：患女月经稀发，形体渐丰，颇似现代妇科名家朱南山所言“血走脾经”之证。笔者诊为脾虚痰水瘀交阻，虽为对证，然初诊用药却忽略了便艰苔黄症状，药偏温燥，致变症迭生。复诊投八白汤，去白附子，加大

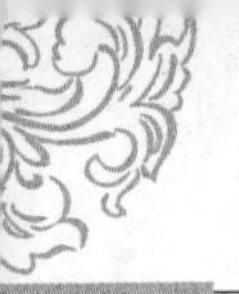

黄、木通、丹参、川牛膝、泽泻等寒凉通降之品，合泽兰、连皮槟榔，使痰瘀水随二便畅排而外泄，诸症渐次松解，唯月汛仍闭止不行，故加用“最喜食人之血，而性又迟缓善入，迟缓则生血不伤，善入则坚积易破”“咸入血走血，苦泄结，咸苦并行，故治妇人恶血、瘀血、月闭、血瘕积聚”（参见《神农本草经百种录》和《神农本草经疏》）之水蛭，终使月经复潮。若畏惧水蛭“大毒”，而不敢放手用之，则难获佳效。然《内经》曰：“大毒治病，十去其六……勿使过之，伤其正也。”故结合中医时间医学理论，对该病采取了每月经前连用十天的“迎病截治”法。此处系指月经将行时，用一些活血化瘀药促使月经畅行，使月经排行不畅所致疾患得以缓解。

六、更年期综合征案

孙女，54 岁，干部，1989 年 2 月 27 日初诊。

患者两年前月经将绝未绝之时，常感眩晕、心悸、失眠，时欲悲哭，喜怒无常，稍动则汗出如洗，神疲乏力，甚则昏厥。尤苦于神志恍惚，语无伦次，经市某院西医诊为严重的更年期综合征。曾多次住院，然效果不显，故转请中医治疗。问诊除上述诸症仍存在外，尚有头痛如刺，当风尤剧，交睫则噩梦纷纭，耳鸣如蝉，腰酸膝软，纳呆溲黄，大便干溏不定等症。舌红边有瘀斑，舌下青筋怒张，苔薄白腻，脉濡涩。素有高血压史，服复方降压片，血压维持在 150/94mmHg 左右。然肢端麻木，左半身活动欠利，感觉异常。诸症虽杂乱，但病机不外正气不足，痰瘀互结，予八白汤合补阳还五汤复方图之：白附子 3g，白芷、白芥子各 7g，杏仁、红花、当归、川芎、赤芍、白芍各 10g，白术、地龙、白僵蚕、白蒺藜各 15g，白茯苓 30g，生黄芪 60g。

二诊：因笔者外出，其不愿找他医，故将原方连服 33 剂，随咳吐甚多白稠黏痰及经常排出夹黏冻之溏便，自觉头痛缓，肢麻轻，汗收神宁，纳增寐安。但仍感腰膝酸软，脚跟痛，难久立，时有冷气自长强穴直上巅顶，生活虽能自理，却仍艰于外出，去杏仁、红花、赤芍、地龙，加木瓜、鹿角胶各 10g，龟甲、怀牛膝各 15g。5 剂。

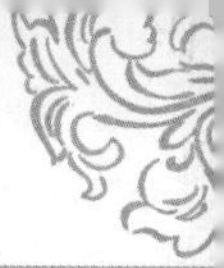

后又经四次诊治，均以二诊方略予加减，共服药21剂，遂渐复原如常人焉，除料理较重家务（如洗衣、做饭等）外，且能外出进行体育锻炼（打拳、爬山）。

按：西医认为更年期综合征系由卵巢功能减退引起内分泌失调，新陈代谢障碍，心血管系统、自主神经功能紊乱所致。中医大多责之肾气衰退，精血不足，阴阳失调，脏腑功能失常。自原上海中医学院中医大家张伯讷教授创二仙汤（仙茅、仙灵脾、当归、巴戟天、知母、黄柏）燮理阴阳，填任固冲，用治此证，从者如云；对纯属肾衰精亏者，堪称良方，而于因痰瘀交阻引起的此证，不可轻投。对孙女改予八白汤痰瘀并治，合补阳还五汤益气通络，使肢麻减轻，活动渐利。黄芪据药理与临床证实，小量能升压，而大量反降压，且患者每日均服降压片，故用60g而无碍。继而以远志、郁金、酸枣仁、石菖蒲易活血药，使汗收寐安，神志正常。然踵痛膝软，沿督脉有冷气上窜，终属任督虚馁，在纳增神宁后，去活血之品，合入鹿角胶、龟甲、木瓜、牛膝，使痼疾得以根治。

（该女系笔者与中国中医科学院广安门医院陶夏平主任共同治疗的，他当时正在芜湖准备考研，特此致谢！）

结语

考赵学敏所制八白散，原作为金国宫女洗面之方，乃是皮肤科外用之美容剂。然方中的白附子有燥湿化痰、祛风止痉、散结解毒之功，现代药理认为可镇静、镇痛。白芥子温肺利气，性温善走，不仅为驱皮里膜外之痰的要药，且有较强的开郁作用。《本草正》言其“消痰癖疟痞，除胀满极速，因其味厚气轻，故开导虽速而不甚耗气”。白芷为解表祛风、活血止痛佳品，《本草汇言》云其“上行头目，下抵肠胃，中达肢体，遍通肌肤以至毛窍，而利泄邪气”，药理研究证实其有较强而广泛的抗菌作用。白僵蚕咸辛性平，入肝、心、脾、肺四经，可散风泄热、化痰消坚、解毒镇痉、活络通经，含脂肪及蛋白质，还可增强合成类皮质激素，对增强机体防御能力和调节功能，可能有较好作用（朱良春《虫类药的应用》）。而白蒺藜却一身

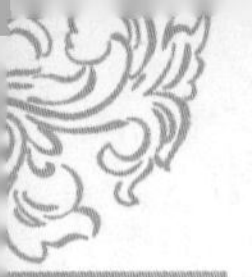

带刺，四通八达，走而不守，《本草汇言》称“刺蒺藜，去风下气，行水化癥之药也。其性宣通快便，能运能消，行肝脾滞气，多服久服，有去滞之功”。又能“凉血养血，亦善补阴……解毒”（《本草正》），张璐取其明目，叶桂用之解郁，《本草再新》更言其可“镇肝风，泻肝火，益气化痰，散湿破血，消痈疽，散疮毒”。药理证实其能明显降压利尿，且苦辛性平，实为临床应用极广之良药。故笔者认为此五药相合，可广泛用治多种“痰、瘀、水相关”的内伤杂证。但虑五药皆重在祛邪，而内伤杂证大多病程较长，正气偏虚，故合以可气血双补，又能利水化痰的《仁斋直指方》三白散（舍去甘草、大枣、生姜），组成新制八白汤，用治具有形体较丰，或伴水肿，舌质淡紫胖大，苔白浊，脉偏沉滑等指征的多种疑难病症，邪正兼顾，颇为两全。如能妙于化裁，还可用治面瘫、癫痫（加天麻、南星等）、耳鸣、眩晕（以白菊花易白附子，辅天麻、钩藤等）、支饮、咳哮（以白前、白苏子易白附子、白芷，配杏仁、炙麻黄等）、呃逆、痞、闷（以白豆蔻、白扁豆易白附子、白僵蚕，加姜半夏、炒莱菔子等）、瘰疬、癥瘕（以白毛夏枯草、白花蛇舌草易白附子、白芷，伍昆布、牡蛎等）、流痰、流注（以白蔹易白附子，赤芍易白芍，加入大贝母、黄芪、当归等）、白带黏稠（以白果、白扁豆易白附子、白芥子，佐乌贼骨、牡蛎等）、体肥不孕（以本方合启宫丸）。然全方药性仍偏温燥，故形瘦烦热，汗、渴、便艰，舌红苔少，脉象细数，出现一派明显热证或气阴双虚之证者，切不可轻易投之。

（原文曾获全国第二届中华儿女传统医学“飞达杯”青年学术征文大会优秀论文，编号10，评委会主任吕炳奎，1992年2月）

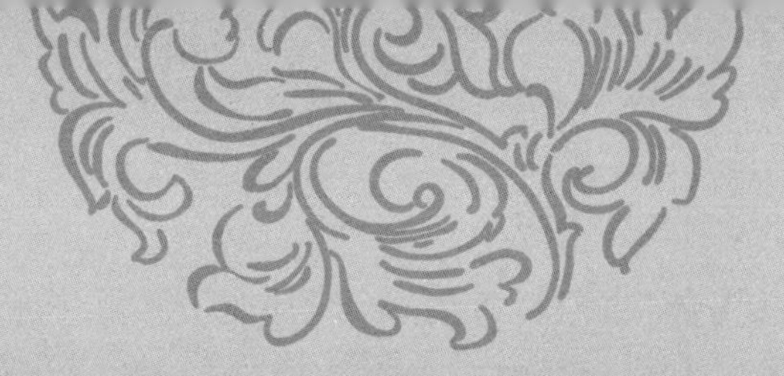

附马芪鹿二藤汤治痹证偶得

痹证乃常见多发病也。笔者早年因在江南基层医院工作，鉴于病者感寒、湿二邪偏甚，且多从事体力劳动，体质相对较好，故治此病喜用仲师桂枝芍药知母汤。20世纪80年代，笔者因调入城市，见求治的痹证患者与农村患者病机有较大差异，故不断探求对该病的同病异治方药。1987年，笔者有幸在南通市参加全国首届中青年中医痹证学习班，聆听了国内治痹证五老（朱良春、焦树德、路志正、李济仁、陈之才）及首届国医大师徐景藩等名医的讲座，对朱老所提“痹证当重治肾”之理十分服膺，并遵照焦树德教授所倡“疏风勿燥血，温散勿助火，化湿不劫阴”的治痹三要诀，结合首届国医大师皖南医学院李济仁教授重用鸡血藤、大血藤组成“药对”治痹，以及我省名老中医胡翘武用马料豆治痹等宝贵经验，自拟附马芪鹿二藤汤，用治风、寒、湿三气无明显偏颇，或体力劳动较少，或伴糖尿病、高血压等慢性病，或年迈体弱或症状较轻者，获效尚可，现简介如下：

一、方剂组成

附子7~15g（先煎半小时），当归、徐长卿各10g，鹿衔草、大血藤各15g，生黄芪、马料豆、鸡血藤各30g。

二、方义析要

《本草备要》言附子“补肾命火，逐风寒湿”，《本草汇言》云其“通关

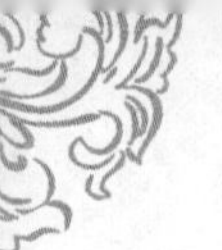

节之猛药"，故以其合"助气壮筋骨，长肉补血"（《日华子本草》），又"补肾脏元气"之黄芪为君。马料豆学名野料豆，甘凉，《本经逢原》曰"入肾经血分"，《本草纲目拾遗》言"壮筋骨……补肾活血……煮汁服，解乌头、附子毒"。《本草再新》云其"健脾除风，利湿消肿"；鹿衔草甘苦温，入肝肾，《中药大辞典》云"祛风、除湿、活血"，《植物名实图考》言"强筋健骨，补腰肾"。四川、陕西多家地方中草药专著均明言其治筋骨酸软、风湿关节痛、类风湿关节炎等，故以二药相辅为臣，以助附子、黄芪补肾益气祛邪之功。当归、鸡血藤均擅补血通络，祛风散寒，为治痹最常用之品；徐长卿辛温，《神农本草经》云"祛邪恶气"，后世多将其作为止痛要药，如《常用中草药手册》言其"祛风止痛……温经通络，治风湿骨痛"，《简易草药》曰"治……筋骨疼痛"。大血藤，又称大活血、活血藤，为木通科植物大血藤的茎，性味苦平，《简易草药》云"治筋骨疼痛，追风，健腰膝"，《中药志》更明言其可"祛风通络……治风湿痹痛"，故以此四药为佐使。

三、加减应用

1. 上肢酸痛明显者，加防风、片姜黄、羌活、桑枝、桂枝等，加重祛风散寒之力。

2. 下肢肿胀者，加防己、五加皮、独活、炒蚕沙、川牛膝等，以祛湿通络为要。

3. 指、腕、趾、踝等较小关节疼痛麻胀、屈伸不利，加伸筋草、寻骨风、乌梢蛇、桑枝、桂枝等，以助活血通络。

4. 肩背痛多由太阳经受寒引起，加羌活、川芎、麻黄（或桂枝）、片姜黄、防风等。

5. 脊背一线冷痛酸软，甚至腰亦不舒，乃督脉虚寒，加熟地黄、狗脊、鹿角胶（或鹿角霜）、独活、桂枝等。

6. 颈部酸痛、俯仰不利，气血运行不畅为多，加葛根、桂枝、芍药、白僵蚕（或全蝎）、川芎等。

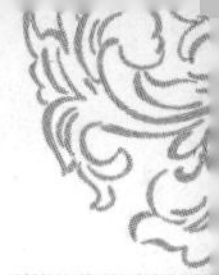

7. 腰酸软痛,肾虚为多,加熟地黄、杜仲、川续断、狗脊、酒炒怀牛膝、桑寄生等。

8. 膝痛多为筋病(因膝为筋之府),系因寒湿侵袭而致,常能屈难伸,加酒炒怀牛膝、肉苁蓉、木瓜、天麻(上四药合附子、虎骨(狗骨替代)为虎骨四斤丸,功能补虚除湿,强筋壮骨,专治肝肾虚弱,致膝不能屈伸,足不能踏地等症)、油松节等。

9. 足跟痛或牵及足心痛,不红肿、难任地,乃肝肾阴虚,加龟甲、枸杞子、熟地黄、酒怀牛膝、菟丝子等。

10. 若病在冬令,或感寒症剧,且体质较好者,以制川乌易附子,但需从小量渐加并先下或久煎,若有舌麻、眩晕、心悸等中毒反应则停用。

上述加味法,系遵秦伯未的经验结合自己心得所拟。另,秦伯未还根据 40 多年的临证体会认为:对游走性酸痛,必加乌梢蛇(蕲蛇效更好,但价昂毒性较大);全身性痛或局部痛剧,加醋延胡索、威灵仙效好(均可用 15~30g)。笔者认为:若胃纳可,佐秦艽、制乳香或制没药亦能用;局部灼热红肿,忍冬藤 30g、络石藤、豨莶草、地龙可配入;顽固性酸疼肿胀或关节畸形,用三七研末吞服,瘀象甚者配土鳖虫,挟痰者合白芥子;若摄片见骨质增生,加骨碎补(15~30g)、补骨脂或千年健,同时加重鹿衔草、鸡血藤用量;如确诊为类风湿关节炎,可佐雷公藤。其他病致关节顽固性肿胀或畸形,屈伸不利者,亦可选用;痹证用他法效不显时,酌情略参此药(10g 以内),有时可较快缓解;对少数因痹致痿,或同时患痿致肌肉萎缩,肌张力明显降低者,则用制马钱子研末,每次用药汁送吞 0.2~0.3g,日 2 次,能有一定疗效。

痹证若配外治,每能缩短疗程。外治法中,外洗法最常用,风寒湿痹用生川乌或生草乌、猪牙皂各 10g,红花、刘寄奴、寻骨风、伸筋草各 20g,桂枝、艾叶、透骨草各 30g 煎水外洗;而风湿热痹则取笔者老师朱希亨主任医师的三草二叶汤(透骨草、老鹳草、伸筋草、桑叶、艾叶各 30g)煎水后温洗,颇妙。

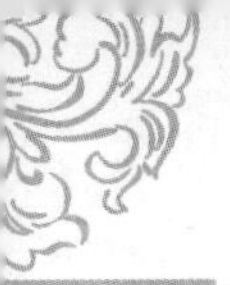

四、典型病例

案 1

许女，61 岁，1995 年 5 月 3 日初诊。

患者被诊断糖尿病四载，茹素信佛，20 天前去九华山、峨眉山朝圣参佛，劳累较甚，下山时又被窃，只好坐轮船五等舱返回，致感寒湿太过，至芜湖时双脚已呈凹陷性水肿。伴灼热疼痛，按之痛甚，热熨稍舒，步履艰难，溲短赤热，大便不畅，纳呆汗多，烦躁神疲，舌暗红，苔白浊，舌下静脉如蚓，脉缓滑。此乃内燥阴虚之体，复感寒湿且劳累，遂蕴而化热。处方：制附子 7g（先煎），当归、徐长卿各 10g，防己、川牛膝、黄芪、鹿衔草、大血藤、生白术、生白芍各 15g，薏苡仁、黑料豆、鸡血藤、忍冬藤、金石斛各 30g，5 剂。

二诊：药后溲增便畅，脚肿灼痛均减，烦躁略平，胃纳较增，但虽能在室内移步缓行，若稍多行仍疼痛汗出也，且口渴加甚。上方去薏苡仁、忍冬藤，加醋延胡索 20g，炒蚕沙（布包）30g，石斛改为 40g。5 剂。

三诊：痛、渴大减，行走室内已无大碍，他症亦基本平伏，唯多行及日暮后腿脚仍略红肿。去徐长卿、蚕沙，加薏苡仁 20g，僵蚕 10g。5 剂。加用朱氏三草二叶汤（各 30g），5 剂外洗。

四诊：因诸症悉平，仅脚力较弱，自觉洗脚后较适，加千年健 20g，5 剂外洗。后随访半年，未见复发。

按：患者因患消渴数载，故素体阴虚燥热可知也，加上旅途被窃，焦虑忧思亦致化火，使轮船上所感寒湿很快随之热变，而产生较典型的风湿热痹证候。根据朱良春“治热痹恒需用热药”之理，笔者投用了附马芪鹿二藤汤全方，逐邪止痛，温阳通络，佐防己、川牛膝、薏苡仁、忍冬藤加强清化湿热之功，生白芍凉血养血，益营止痛；《神农本草经》言石斛“主伤中、除痹”，《名医别录》云其治“脚膝疼，冷痹弱，久服定志，除惊。”。故重用之以清热除痹，且与白芍相配，甘酸化阴，还可愈消渴也。《神农本草经》言“白术主风寒湿痹”，且能补脾益气，可防苦寒活血药之伤中。由于药与症

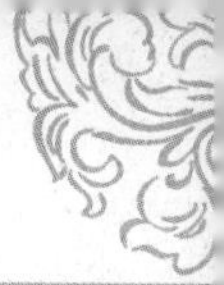

情颇合，因而获效较好。二诊因溲畅，遂去薏苡仁，且可防过用渗利耗津，于消渴不利；热减去忍冬藤，虑其过凉有碍气血之下达。加延胡索、蚕沙，以增通络止痛之力。三诊用白僵蚕，乃因该药不仅能祛风通络且善治消渴矣。因组方作用全面，痹证缓解的同时，未见血糖明显反复。

案2

林女，46岁，宣州人。1989年11月29日初诊。

患者被诊断类风湿关节炎已四载，手指梭形肿大伴晨僵一年，未进行过系统连续性治疗，仅于痛剧时服用保泰松、吲哚美辛、吡罗昔康及祛风除湿止痛之中药，未见显效。近因天冷疼痛加甚，致脚难任地，手难持物，始由亲戚架扶至我处求治。刻诊尚伴脘嘈纳少，口干汗多，腰酸便秘，经多色紫。观其形瘦色晦，膝及足趾关节均灼热肿胀，舌偏紫黯，苔薄微黄，BP：120/80mmHg。结合弦细滑之脉与嗜食辛辣史，断为风寒湿邪乘肾阴之虚而久羁不去，且蕴久化火，灼络伤骨，当急予补肾化湿，祛风通络。熟附子7g（先煎半小时），徐长卿、雷公藤、土鳖虫、三七（研吞）、甘草各10g，黄芪、当归、防己、酒怀牛膝、鹿衔草、炒熟地黄、威灵仙各15g，炒桑枝、鸡血藤、马料豆各30g。5剂。并告知戒辛辣发物，嘱去西医院作抗链球菌溶血素“O”、红细胞沉降率及类风湿因子等相关检查。

12月5日二诊：关节肿胀酸稍减，但疼痛依旧，时觉抽掣，余症同前。抗链球菌溶血素“O”：800U，红细胞沉降率：70mm/h，类风湿因子（+）。去桑枝、威灵仙，加附子3g，制乳香、炒熟地黄各10g，忍冬藤30g。14剂。

12月22日三诊：双手小关节肿消近半，屈伸较利，全身游走性疼痛亦减，但仍酸胀，且腿膝日暮抽掣颇甚，伴面浮纳呆，泛恶晨僵，舌稍红，脉渐扬：甘草7g，熟附子（先煎）、木瓜、三七、防风、乌梢蛇、雷公藤各10g，黄芪、当归、怀牛膝、神曲、生白术、生白芍各15g，鹿衔草、马料豆各20g，鸡血藤30g。14剂。

1990年1月9日四诊：因天过寒冷，由其爱人代其转方，告手肿痛及全身痛均显缓，便、纳皆可，渴、汗大减。但左膝关节肿胀伴腿偶抽掣，泛恶晨僵尚有余症。元旦时行经，两日即止，量亦显减。自觉效果颇好，要求方勿大改。去防风，加钩藤。年关在即，继服30剂。

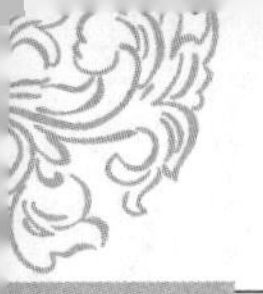

5月1日五诊：限因经济，两日服药1剂，诸症基本控制，因协助其夫贩卖蔬菜，下水颇多，晨起又早，近一旬晨僵复现，屈伸欠利，足软腰酸，汗多口渴，纳少便干，月经渐停，舌稍红，脉滑细。附子7g（先煎），乌梢蛇、当归、甘草、麻黄根、雷公藤各10g，石斛、怀牛膝、神曲、生白术、生白芍、鹿衔草各15g，黄芪、大血藤各20g，黑料豆、鸡血藤各30g。14剂。

6月2日六诊：诸症又趋平伏，因天渐热，两日服药1剂。恐药变质，要求改丸药缓图，遂续予汤药7剂，又取10剂，加三七50g，共末为小蜜丸。待汤剂服完，接服丸剂，日4次，每次7g。另以朱氏三草二叶汤加生川乌、猪牙皂各10g，桂枝20g，长期煎洗。后通过其亲戚追访年余，虽手指畸形未见明显改观，但他症未再大发，能从事较轻家务，且形体较前丰满。月经完全闭绝。1991年春节，曾让其亲戚劝其化验：类风湿因子为弱阳性，抗链球菌溶血素“O”：330U，红细胞沉降率：27mm/h。

按：患者因类风湿关节炎四载，且断续服用对胃肠道刺激较大的西药，致长期纳差消瘦，体质颇虚，故笔者始终用附马芪鹿二藤汤出入治疗。初诊因肿痛灼热较显，故附子仅用7g，并加雷公藤、土鳖虫、防己、桑枝清热通络，威灵仙、三七活血定痛，熟地黄、怀牛膝益肾扶虚。复诊因症略缓，胃纳未减，故加重熟地黄，更佐乳香以增定痛之力，以大剂忍冬藤代桑枝，意在去苦寒易甘寒，以求对胃无伤也。熟地黄、乳香毕竟腻膈太过，虽痛缓却致纳呆泛恶。因而三诊舍熟地黄、乳香、防己、土鳖虫、忍冬藤，改神曲、木瓜、防风、白术、白芍、乌梢蛇等和胃柔肝，濡络息风；徐长卿价昂，易以大血藤。此方因效颇好，四诊仅以钩藤易防风增止痉之力，并连服30剂，症状得以控制。后因劳累复发，且天渐热口渴汗多，配用石斛、麻黄根（甘苦平，止汗且能通络祛风），症又大减。后改丸剂并辅以外洗缓图。笔者遵朱良春之理法，将扶正（以补肾为主）祛邪贯穿于治疗的始终，标本兼顾，因而获效较佳。然检验却未全部正常，乃停药过早，亦足见此病治疗之难。

考雷公藤又名断肠草，系卫矛科植物雷公藤的根（因根皮毒性较大，多数地区如沪、闽、苏、皖等地用去皮根的木质部分入药，而湖北、广东习用全根，量则应减少。芽、叶、花、茎毒较大，多不入药）。上海秦万章最早

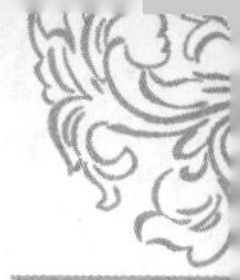

用其治红斑狼疮及多种皮肤病，根据病情观察及化验结果的改变，认为其性味苦寒，有清热解毒、活血化瘀作用。1969 年福建三明地区医院报道用其治类风湿关节炎，各地仿用颇多，至 1997 年积累案例数千，有效率 87.74%~98.4%，被公认为近二十年来治该病颇有效的新药之一，也有医家将其引申用治他病所伴痹证症状，多数获效尚可。

据对该药研究三十余年的于德勇主任医师认为：本品可解毒清热，祛风除湿，活血通络，消肿止痛，能治风湿痹痛、历节风、疔疮痈疖、皮肤痒疹及跌打损伤，杀虫毒鱼等。其化学成分很复杂（实为一剂相当大的复方），主要有生物碱、二萜及三萜类化合物，具有抗炎、免疫抑制、抗肿瘤、抗菌杀虫等主要药理作用，另对心血管亦有较好作用。其治结缔组织疾病，收效最满意，特别是与其他抗感染药或少量激素合用，不仅可提高疗效且能减少激素用量，同时大大减少了激素的不良反应。但长期用药者用时有效，停药症又加剧，再用又效，产生依赖性；且长期服用后，虽不良反应可减少，而疗效亦减弱，增量也无明显提高，必须加抗炎药以助增效。另，该药对消退炎症，改善关节功能较快，但存在着进行性的缓慢骨质损害，对胃肠道亦有一定刺激，致口干、呕恶、腹泻、便秘及食管烧灼感等，但继续服药其不良反应均可逐渐减轻并完全消失。对皮肤黏膜亦有反应，少数人会出现白细胞一过性减低。其最为突出的不良反应是对生殖系统的影响，女性会月经紊乱、量少、周期延长乃至闭经（笔者也遇多例药后闭经者，但停药 3 个月后会逐渐恢复，45 岁以上者会导致闭经快又难复潮而提前出现绝经）；男性服药三个月以上可现精子减少或消失，停药即恢复。故必须先详告患者上述不良反应，以免引起不必要的医疗纠纷。

于主任还指出：随着该药在临床上的广泛应用，中毒报告亦不少，至 1987 年上半年全国有百余例中毒患者，多系服药过量引起。急性中毒表现为全身多系统严重损害，如药量过大且抢救不及时可致死亡。轻症中毒除上述消化道症状外，尚可见腹痛、胁痛、黄疸、便血，可用榆槐脏连丸（《中药制剂手册》：黄连四两，黄芩二十四两，蜜炙槐角六两，炒槐花、地榆炭、地黄各十二两，赤芍药、全当归、阿胶珠、荆芥穗各八两，猪大肠八尺，为细末，炼蜜为丸。每服 3 钱，日 2 次。治脏毒下血，日久不止，肛门坠

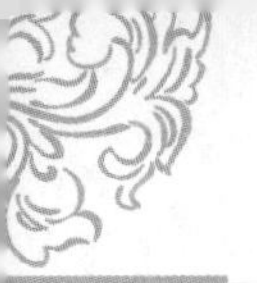

痛，痔疮焮肿）清养止血，以配合西医对症抢救；重症还可见心血管、泌尿、神经系统的较多症状，出现心源性休克、肾衰或中毒性脑病，以西医治疗为主。中医可根据症状按中风病的闭证、脱证予以辨治；属阳闭者，投安宫牛黄丸等三宝以清解开窍；属脱证者，当予参附汤或生脉散急救之。民间抢救急性中毒时，用新鲜羊、鸭血顿服；鲜连钱草捣汁服；鲜凤尾草或杨梅等煎水或捣汁服；亦有用甘草绿豆汤饮服。笔者用该药近百次，如量不超过 10g（体强者不超 15g），并加入生甘草（10g 内），一般不会发生中毒（女性会现月经量少或闭止），故掌握剂量是用好该药的首要前提。另勿用芽、叶、花、茎，则无大碍也。由于该药抗炎效果良好，已引起国外研制抗风湿药物学家的关注（如 1982 年在北京举行的中英风湿病学术交流会上，英国药物学家及临床学家对雷公藤多苷很重视，尤其是毒性较小的三萜类多苷，被认为是抗风湿最有希望的成分），我们如因其有一些毒性就舍弃不用，未免太可惜了。

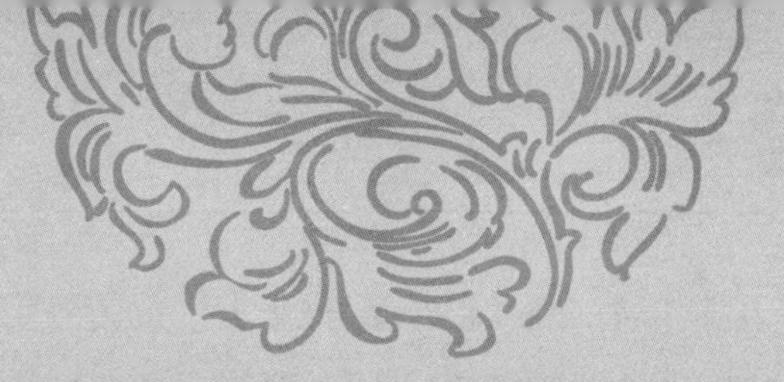

清肺益肾汤止小儿遗尿

遗尿一证，多见于儿童，成人亦偶有患之。历代医家认为系肾与膀胱虚冷为患，每用补肾壮阳固涩剂，从肾与膀胱论治，有效者，亦有不效者。笔者认为成人患遗尿，大多系儿时患此疾失治、误治迁延而成，病程较久，虚象亦多，故投补肾固涩，确为正治之法。儿童遗尿，若伴明显体衰，或先天禀赋不足，或小便清长者，可予补肾。不效者，可遵《内经》“饮入于胃……上归于肺，通调水道，下输膀胱”之论，应用清肺热，益肺气合固涩之法，治疗白天小便频数短涩且喝水较多患儿，获效尤彰。盖水饮在进入人体后的化生和输布过程中，与肺主治节所起的“宣发”“肃降”的生理特点密切相关，“宣发”即开发上焦，使肺主一身之气的作用得到保证；“肃降”可“通调水道”，以便协助膀胱发挥“气化”的功能。这正是张景岳强调的“小水虽利于肾，而肾上连肺，若肺气无权，则肾水终不能摄，故治水者必须治气，治肾者必须治肺”观点的具体体现。

笔者临证每用生石膏配生山药组成的药对为君，合入李东垣用知母、黄柏、肉桂配制的滋肾通关丸为臣，佐入乌药、益智仁，使药多用五味子。一般均以此八味组成基本方，若神疲面㿠，加生黄芪；口渴较甚，加北沙参；遗尿次数较多，加煅牡蛎。辨证转方，灵活机变，较纯用补肾固涩，疗效明显提高。

曾治一七岁女孩王某，住市铜网厂。1988 年 6 月 8 日初诊。患儿遗尿已近三载，每夜约 7~8 次，量少色黄，白日亦尿频量少，平素喜嗜辛辣，性急喜闹，纳可形瘦，西医检查未发现明显器质性病变，叠服中西药疗效不显，家长甚为苦恼。诊其舌质光红，苔白，脉弦数，其常干咳，嗜凉，结合前述脉证，断为肺热下迫膀胱，膀胱气化受阻，而致肾气封藏失固发为斯

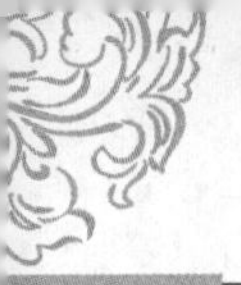

证。处方：山药、生牡蛎各 20g，生石膏（先下）、生黄芪各 15g，南沙参 12g，桔梗、益智仁、炒知母、炒黄柏各 7g，乌药、五味子各 5g，肉桂（后下）2g。3 剂，并嘱勿食辛辣。

6 月 12 日二诊：药后一夜仅尿两次，喝水亦减，唯咳嗽咽痛痰少，前方加大力子 12g，甘草 6g，改桔梗为 10g，继服 3 剂。

6 月 19 日三诊：夜尿已能自觉，咳嗽咽痛亦除，予首诊方去桔梗，加桑螵蛸 5g，改南沙参为北沙参 15g，肉桂 3g，乌药 7g，再服 3 剂以善其后。随访一年，仅晚间喝水过多或兴奋太过，遗尿偶有小发，但按三诊方服药一剂即可止，且形体渐丰，神情较前安定。

本文系陶夏平主任医师协助整理，特此致谢！

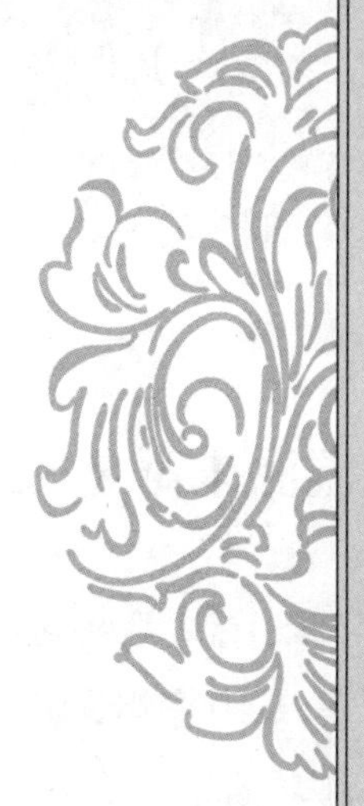

卷三　临证启示

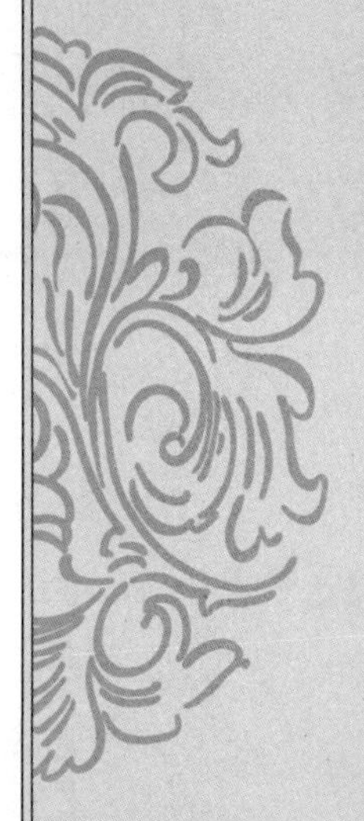

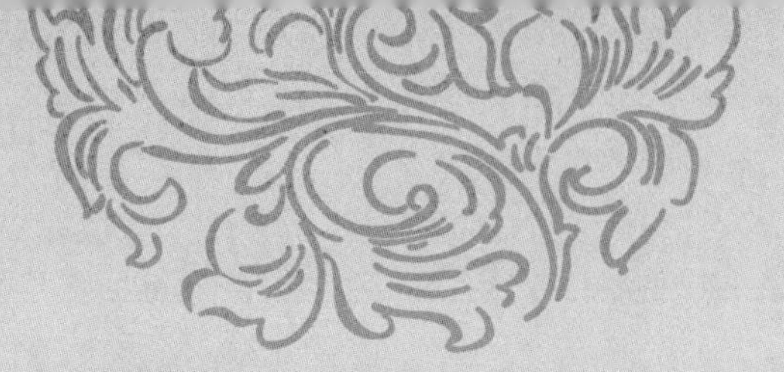

医难为医话十三则

一、湿温未尽愈，违医嘱，“食复”骤变

1978年秋，余调芜湖县（现湾沚区）医院未久，有熟人之子孙火保，26岁，体颇壮实，从事搬运，患肠伤寒，因对西药过敏，故求治于余，时中医科开设4张病床，遂收住院。经半月诊治，服三仁汤等，并严格控制饮食，进流质、半流质，症已日轻，中秋节前一日，化验亦转正常。遂告可进软食，5日内若无反复，则可出院。未料翌日夜半，有人急促敲门，惊醒余全家，询知乃火保妻，开门后她扑通跪下，哭：“火保危险！”余即随往。路上她告：今晚中秋节，家父邀火保共饮。因其半月未进荤，又自认病已愈，故忘掉您‘近阶段不要进油炙煎烤、大荤辛辣之物’的嘱咐，吃得较多，1小时前腹痛较剧，大便中挟有紫黯之血，人感烦躁难宁，半小时前又便血1次，遂昏沉难支，汗出身冷，面容惨白至病房，悉如其言，量血压60/40mmHg，诊脉细数，察舌淡白津少，知为肠出血，即中医所谓“食复”导致的“漏底伤寒”也。此病虽危险颇大，但患者未发热，且大便后腹痛渐缓，加之体质好，故我即叫醒药房小王，取红参片10g，口中含噬一刻钟后，待烂缓咽。另取红参、地榆炭、炙甘草各10g，白及、白术、白芍各15g，金银花、焦山楂各20g，仙鹤草30g，炮姜7g，急煎服。并请外科会诊，医生查后言不会立即生变，同意服中药观察，如继续便血，即送手术室。药后半小时，汗渐收，肤稍暖，血压未再下降，嘱安卧。2个小时后，欲进2煎药时，量血压已为70/45mmHg，余心稍定。但未敢合眼，和其妻子一直守护至天明，量血压为80/55mmHg，且喜未再便血，又服原方一剂，转危为安矣。

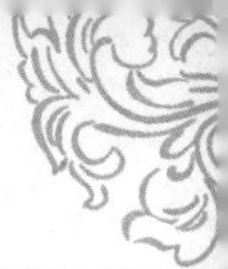

二、已孕证经至，投活化，误使胎坠

1969年初夏，余至毕桥未半载，有小两口争吵，女方言被男方张木匠打伤，而至医院治疗。余见女方四肢有数块青乌斑块，面部亦有青肿，即欲用活血药，但又恐其怀孕。医院一兼搞化验的妇科医生去上海探亲，只好询其月经情况。告此次经行刚数天，并无任何妊娠反应（两年前曾生一女，因故夭折），且言因和其夫感情极差，已数月未同房矣。我信其言，而投王清任身痛逐瘀汤，除用桃、红、芎、膝、没药、灵脂等外，更以10g土鳖虫改换为地龙，并言服后疼痛肯定减轻。未料傍晚时分，来了一些人，说张木匠老婆的胎被马医生打掉了，现出血不止，要西医赶紧急救，西医与一护士去其家，进行了止血处理。因其23岁，体质颇好，故未酿大变。事后未至一月，女方坚持离婚，双方离异。离异后该女私告我院一与她关系颇好者："我当时停经已近两月，谎告马医生未孕，否则他绝不开活血药，若胎不掉，生了孩子，就无法和木匠离婚了。"吁！天下竟有拿自己生命作儿戏者，农妇无知，既害自己，又险害医生，为医之难，信不诬焉！

三、处方潦草，乳香过量致呕

1980年9月，某卫校毕业班学生至芜湖县（现湾沚区）医院实习，有一学生姚某随我侍诊抄方。一妇女痛经数月，每次经前用血府逐瘀汤加减均可暂效，故我亦用该方去桔梗、地黄，加香附、乳香。谁知翌日患女来告，药后即呕，并言煎药时的气味比前几次难闻得多。我思忖方药均为其曾多次服用过的，且是一般剂量，是否为药发错了？即让其取药来辨。将剩余的两包药中之一包倒报纸上，发现有不少乳香。又查另包药，乳香亦不少，均远远超过病历上所开7g之量。遂去药房查看处方，见小姚写的字带点"美术体"，将7写成17，药师遂误发17g。考乳香又名黑陆香，入煎剂汤液混浊，其味本已甚苦，况又多用醋制，胃弱者极易动呕，常人若超

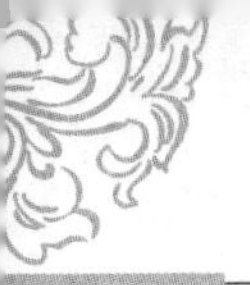

10g量，胃亦感不适，此女误服17g，呕则难免焉。忆及芜湖市某大医院，一名望颇高之老医生，在带教实习生时，由于一时疏忽，对学生因马虎而写错的剂量未能察觉，致医疗事故，从此一蹶难振之事，面对患女与药师，余脸红、心悸、汗出矣。

四、药物霉变，大黄下咽即吐

1990年底至1999年春，余受聘于皖南医学院一门诊部，每周日上专家门诊。1992年6月底，一近40岁吴男患肝炎求治。因从事房屋开发，常和人共餐于火锅城，致湿热从阳而化，现热耗阳明胃肠津液之证。常数日一更衣，便结如羊粪，于是用茵陈蒿汤加味，开生大黄10g。考虑方内山栀子、虎杖等均可泻下，患者体质并不壮实，遂将生大黄与他药同煎，防泻下太过也。他携方去一定点报销之医院购药。第2天其气势汹汹来门诊部告负责人，我开之药服后即吐，大便仍未通，定看错病了。我被电话喊去，将其带的一包药倒出和方对照，药均相符，量亦相差无几，唯大黄由于连日阴雨，霉变颇甚。余思山栀、虎杖等虽可致呕，但和大黄同服，若得泄泻，胃气下行，则极少会呕。今大黄因霉变已失泻下作用，反更促使较多苦寒药碍胃故吐作，遂正告其吐与大黄霉变有关。他不信，我遂与其同去药房，自费购原药一剂，让其带回煎服。下周日其复诊时告："药后大便畅行甚舒，并未再吐，我错怪您了。"且归还我为其购药之款。噫！中药之质量乃保证疗效的关键，因质量之差而影响疗效之事，时有发生，若效不理想或发生反应便怪罪医生，医生岂不冤哉！

五、五剂附子一天服，患者腹泻难起

1973年4月至1976年年底，我被芜湖中医学校（现安徽省中医药高等专科学校）借用，授课之余，参加校门诊。1973年深秋，有半百之盲人邵某，咳喘来诊。其在砂制品厂二十余载，患肺结核多年，经治去年钙化。现因凉燥致咳，痰多黄稠难咳，咳甚则气急胸闷，纳少便秘，形瘦骨

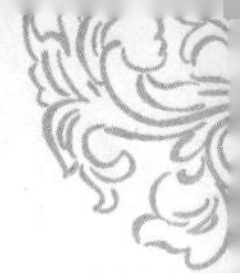

立，舌暗红，苔黄浊，脉细滑，按其胸略痛，似为一派痰热结胸之象，遂投小陷胸汤合三子养亲汤加黄芩、杏仁、茯苓、浙贝、白术、北沙参等，5剂如石投水，大便不仅未行，且咳更无力，纳谷亦减，咳甚溲失禁，伴畏寒腰酸，苔转白滑，脉偶停搏。余悟前方偏寒，若无阳药之助，药效难以发挥，当加入温阳强心之品。此类药以附子为首选，虑其原有结核，故仅用5g，并注明先煎半小时，他药未作大动。一周后未见其复诊，余心惕惕难安。又过一周，患者前告："上次那包先煎之药，服后胸中火烧，口干难已，其他药未敢再服，却喝了一碗热稀饭，未一小时，觉腹中有气下行，腹胀颇甚，又半小时肛坠，未及入厕，在室内痰盂中排先干后溏恶臭粪极多，家人倒时有黏液不少，后又连泻两次，胸脘顿畅，但人亦衰惫，后痰咳颇减，饮食渐增，在家休息十多日，体力渐复方能前来。"听后始知，当时发药的吴姓青年，因未交代清楚，仅告附子先煎，使其误将原应分成5剂用的附子，误作1剂单煎先服（按理为先煎后倒入他药中同煎后再服），附子辛热，力峻善行，催动了前服的瓜蒌、黄芩、浙贝、杏仁等清化痰热之药力长驱直下，使痰浊得以席清，病情因而好转，但实侥幸耳！万一25g附子致肺络灼伤，咳血不止……我不敢再想下去。故医者与司药者，应详细向患者（特别是老幼、智能障碍、文化程度较低及目盲、听障等）交代服药（尤其是峻猛有毒之品）方法，才能避免发生医疗事故。

六、中药师乌头分末均，患者鼻衄如注

1987年深秋，原芜湖县（现湾沚区）化肥厂一工人因夏天卧水泥地近月，致全身酸麻疼痛。诊得舌淡苔白，脉亦较沉，遂投桂枝芍药知母汤，考虑汗多故以秦艽易麻黄；因体质尚可，仅40余岁，故用川乌代附子，并嘱另包先煎半小时兑入浸泡于冷水中的其他药共煎，服药3剂颇适。复诊时其要求原方不变继续服用6剂，以求彻底治愈。但第3天上午来院告余，言："首剂服后效不显，但亦无反应。昨服2剂后，脘嘈烦躁，口干舌麻，临睡前鼻出血甚多，刚才早饭后仍有些出血。"余问："药渣倒否？"答曰："因怕药发错了，未敢倒。"

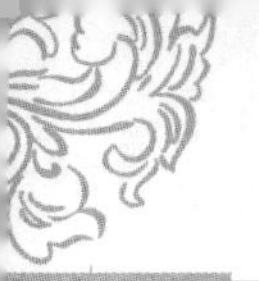

该厂离院很近，我和另一名医生随其视药，见乌头颇多，似不止 7g，又逐一检视剩余 4 包药。有 3 个小纸包中仅 2~3 片乌头，另 1 小包中却 7~8 片，始悟鼻衄乃乌头分未均也。至药房询之，乃一刚毕业不久的张姓女司药所为，因其想调回老家，且对我处方中先煎、后下较多有反感，配药速度很快却时欠认真，故致出错。幸患者反馈及时，否则将酿变端。故司药之不慎，对医生治病之疗效，常会带来较大影响。

七、广地龙未洗净，忘炮制，欲降压反升

1971 年夏，我在原芜湖清水镇回纺厂任厂医，一近五旬之洪女，高血压已多年，常在 150~180/100~130mmHg，因体壮纳旺，余用天麻钩藤饮合镇肝熄风汤出入尚适。但又告四肢时有抽掣，又增酒制广地龙 10g。翌日上午告："昨晚煎药时腥臭扑鼻，同室另三女工躲避外出，所煎药液混浊如泥浆，勉强服下，如食生黄豆油，心中泛泛欲呕，急以糖水送服半个面包，方未吐出。但一夜脘中嘈杂，烦躁难眠，现耳鸣眩晕反甚。"一量血压，较昨天收缩压与舒张压均分别高 10mmHg 和 5mmHg。我随其至宿舍查看所剩之药，他药之量、质尚可，唯地龙未酒制，腥臭无比，且都是未切断的整长条，头尾各有 2~4cm 均未剖开，内中全是泥土。故与其将地龙头尾用小剪刀剖开，洗净泥沙，在烈日下曝晒，午后嘱其收回，剪成约 3cm 长小段，用少许黄酒浸泡，待酒将被地龙吸尽，入锅小火翻炒，至表面呈棕色时取出凉透。当晚用此地龙入药，则一切安然也。第三天，我去医院找药房负责人汪老药师言及此事，他告地龙进货未久，一年轻药工以为药斗有存货，忘了及时加工，前天自己生病未上班，年轻药工即付了未炮制的地龙，言罢长叹不已！考地龙咸寒而腥，前贤为防其伤胃致呕，极重视炮制。《丹溪心法》即曰"酒浸去土""酒炒"，《外科大成》更言"敲去腹内泥，黄酒洗，文火顿干"，还有清炒，滑石粉炒、甘草水制等法，均不及酒制适用。朱良春主张："酒洗后炙至呈蓝色，并放出一种奇臭时离火。"此时地龙之腥臭消失殆尽，不会有不良反应了。

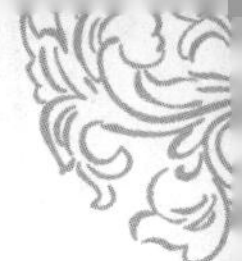

八、马钱子没写“制”,付生品,无奈先亲试服

1973年春,淮南矿务局电工郑某,29岁,工作中不慎跌落,致第10胸椎以下截瘫年余,因听说芜湖某医院有两位女医生,去北京积水潭医院学习用马钱子治截瘫经验,遂专程由妻陪同来芜求治。但由于一些原因,两位女医生并未用马钱子,也未能收其住院,郑于是住在旅馆,每日去门诊。在针灸时恰遇余一也患截瘫之表兄,让其将所购积水潭医院治截瘫经验之书借我细阅,嘱我用马钱子为其治病。余虽对其深表同情,但对用马钱子却毫无经验,故除详阅郑之书外,又查找了一些资料。知此药在砂烫炒或香油炸过后去毛研末可入丸、散剂中使用,但每次量勿超过0.6g,日1服,或每次0.3g,日2服。因苦寒有大毒,所含番木鳖碱(又名士的宁)和马钱子碱,对脊髓有高度选择兴奋性。若剂量稍大,会现头昏头痛,烦躁不安,全身发紧,两手握拳,甚至角弓反张,牙关紧闭,面呈痉笑,直至昏迷而产生抑制,使循环衰竭而死。对其中毒抢救则以控制惊厥为首要步骤。将上述资料给郑看后,让他写了份“在日服马钱子粉不超0.5g时,发生中毒与马医生无关”的保证书后,我即为其求购此药。当时全市仅南正街药店有货,但不单售,只在制作丸、散的加工方中配用。我问一药师:“该药你们生用还是制用?”告:“一律制用。”于是我即开丸药一料,处方中马钱子前未写“制”。一周后取丸,询及耿姓女药师;“马钱子是砂炒还是油炸的?”她竟说:“你处方未写‘制’,我们就用生的了”。闻言我大吃一惊:万一服之中毒,如何是好!若弃而不用,又实在可惜,因方中还有虎骨、鹿茸、巴戟天、辽细辛等不少名贵药,价格不菲。只得自己先试服。遂浓煎1 000ml甘草水,告贤妻若现中毒症状,急以此水灌服,再送医院(离家仅5分钟)抢救。当晚服丸药6g(含马钱子约0.3g),一夜尚安,但晨起觉咽干舌燥,牙龈出血,想系方中辛热壮阳之品过多所致。为防引动阳亢,嘱郑服药若感燥热可暂停或以生甘草煎汤送服。1kg丸药服尽,其能弃杖借助假肢站立,后用制马钱子合补肾壮阳、养血通络之品为丸2kg,每服5g,日2次。药尽能弃杖借助假肢以踉跄摇摆之状行走约30米。又作丸

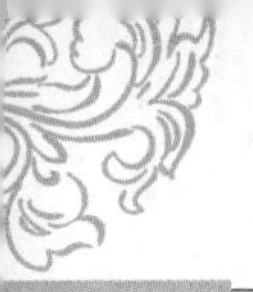

一料，喜返淮南。由于制马钱子极难购得，余至今仅用此药 11 次，治疗跌仆伤损，风湿痹痛，肌肉萎缩等病，取效颇捷。在严格掌握剂量前提下，仅两例发生轻度中毒反应。

九、忽视旋覆花降气速，治呃逆却气坠欲脱

1995 年冬，近 6 旬之徐男患萎缩性胃炎，中西医迭治时缓时甚，求治于余。当时除嘈杂、口干、纳钝、烦躁外，尤苦于频发呃逆。余见其身修形瘦，且舌红少津苔剥，脉细数，断为胃阴亏虚，虚火内炽，致胃气逆上而呃。遂用仲师麦门冬汤合吴鞠通沙参麦冬汤，佐香橼、枳壳、白术、白芍等。考虑半夏温燥较过，易以 10g 旋覆花，自认为方药与症颇合，胜券稳操，告其曰："3 剂呃逆可愈。"但患者仅服药 1 剂，即感有气自胸直趋下压，矢气不已，大便似难控制。虽呃减少，却神疲欲倒，气难上接，难受非常。余思方内降逆药唯枳壳、旋覆花，徐曾数次服枳壳而无碍，故反应与旋覆花殆有关？又思花类药大多平和，焉有如此破气作用？故试以柿蒂代之。4 天后复诊告，诸症显减，服旋覆花时的反应荡然无存，要求原方续进。又书 5 剂，服药诸症痊愈。

十、未料桔梗升散性猛，疗咽痛致耳胀流脓

1998 年 3 月，10 岁男孩张某因发热咳嗽，口干咽痛，痰黄稠，咳不爽等就诊于余，检视两侧扁桃体肿大颇甚，嘘饮均不适，颌下淋巴结亦累累似豆如珠。舌偏红，苔薄黄，脉浮滑。视其形瘦色晦，询之平素盗汗殊甚，便干烦躁。显系阴虚之体，又触风热，遂拟金银花、人参各 20g，玄参、牛蒡子、生牡蛎各 15g，连翘、桔梗、大贝母、白僵蚕、生甘草各 10g，黄芩、麦冬、猫爪草各 7g。3 剂后各症均减，但感左耳较胀。其母言，前年因游泳，左耳得中耳炎。遂问其母："喜食辛辣香燥否？"答："极喜，且服药时还以花生米过口。"故自以为耳胀与食香燥有关，即让停食五辛与烘炒烤炸之品。仍与原方，仅以牡丹皮 10g 易连翘，又开 5 剂。但未尽 3 剂，左耳胀

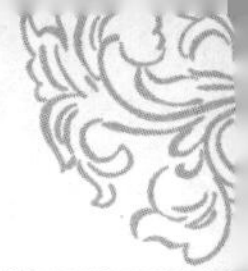

痛颇剧，且流淡黄脓液。并自告药后感有气上行，且伴嗳气欲呕。其母怕药发有误，将所剩药带余，检视无误，量质亦可。思忖恐与桔梗过于升散有关。遂找出桔梗，令其续服，并嘱用滴耳液，后诸症渐安。我临证颇喜用桔梗，盖其微苦性平且价廉效速，30年内未见不良反应，但却忽略了朱丹溪曾言，该药对“下虚及怒气上升者不宜”之告诫。此小儿肾阴虚肝阳亢，故对此药特敏感，加之桔梗原有一定排脓作用，故而出现上述情况。若为医者能预告该药有可能导致的不良反应，则可避免患者的一场虚惊了。

十一、不知茯神会过敏，重用其安神，反心烦意乱

1992年，余受芜湖清水镇刘姓医生之聘，每周去其诊所坐诊一天。将近年关，有王女30余岁，素患失眠，睡前服2片安定，亦仅眠3~4个小时，伴眩晕头痛，烦躁焦虑，形瘦纳少，西医诊为严重的神经衰弱症。一周前，患者丈夫在经商返乡途中因车祸丧生，致失眠更甚，虽加服1片安定，亦仅近鸡鸣时始交睫1~2个小时，且诸症转加。遂请当地一老中医开方5剂，但未效反更烦躁，刘医生遂荐我治。余认为原已心血不足，虚阳上扰，复又郁忧伤肝，遂投朱砂安神丸加生龙骨、生牡蛎、夜交藤、灵磁石、柏子仁、酸枣仁、合欢花、百合、甘松、郁金、麦冬等，5剂后能睡5个小时，颇喜，又复加茯神30g。一周后刘告：“王女服药当夜1时，就前来敲门，诉心烦意乱，莫名所苦，几不欲生，服安定4片无效，疑药开有错，劝慰良久，并略配镇静药输液，天明稍安。”余极奇怪：仅加30g茯神，为何病变如此？恰王氏至，并带来未服用的4剂药与病历，我又细阅前医之方：乃知柏地黄加柏子仁、酸枣仁、夜交藤等安神药，按理与病亦合，为何也现烦躁，是否与用了30g茯神有关？余初诊未用茯神却获佳效，想其对茯苓（神）特别敏感也！当即捡出此药，明告烦乱系此药之咎，嘱其放心续服，后睡眠渐安。盖茯苓、茯神均为最常用之品，安神健脾均可兼顾，余行医至今，从未见此药有不良反应，查阅不少书刊，也未找到服此药发生反应的案例，兹做为罕见不良反应的个案存录。

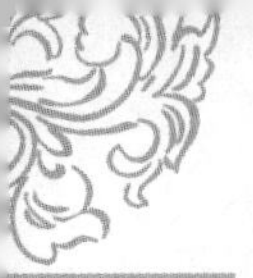

十二、畏于蜈蚣过峻烈，坚辞不服用，使顽痹难痊

1998 年长夏，老病友吴某之母患行痹，年六十余，形瘦色萎，汗多烦躁，且血压常 140~160/90~100mmHg，服降压药虽可暂降至正常，但稍停数日则升高如旧。观其关节局部略红肿，舌偏红，苔薄黄，脉细弦数。虽未患过器质性疾病，却因一直从事会计工作，活动极少，纳亦不多，常易外感，体质颇差，且年初被诊出骨质疏松。刻诊：全身关节游走性痛，四肢与腰尤甚，时感晨僵。但抗链球菌溶血素“O”、红细胞沉降率略增高，类风湿因子阴性，西医未确诊，仅疑为“类风湿关节炎”。去年秋患者腰腿疼痛，由于血压未高，汗不多，余用独活寄生汤出入，服药半月而愈。目前该方中的独、细、防风不可再用，遂以四物汤加鸡血藤、大血藤、骨碎补、片姜黄、秦艽、防己、怀牛膝、杜仲、地龙、乳香、赤芍、白芍等，却无反应。余思虫药乃治痹证圣品，地龙少用，遂改乌梢蛇，药后关节部位自觉有气窜动，痛稍减，续用则效又不显。余告之，若以蜈蚣代乌梢蛇，定会有效，只是此药有小毒，力较猛，服时当注意反应。她听后坚持不用，其子劝之亦不从，碍于情面，只好弃用，后因效不佳，改去市中医院。仅诊两次，服药 6 剂，痛即大缓，我颇为好奇。吴某窃语于余曰：“您上次不应当家母面说蜈蚣有毒，这次我找了医生，要他勿告家母在方中配入蜈蚣，我为其取药并煎好，她连服 12 条蜈蚣，果然起效了。”这真是：告其实话，拒不服药；隐瞒真情，病反获瘳。足见医学人文之重要性，为医者亦不可不知也。

十三、误认药有效求再服，肿虽消却致母婴亡

1964 年 9 月，我与两位同学赴我省某医学院附属医院实习。带教的中医科主任年近花甲，由苏南某市高薪聘至。该先生对中医经典与各家学说均烂熟于心，诊疾果断，用药大胆，收效颇速。10 月下旬，有 26 岁李女患肾炎且怀孕，西医劝其人工流产。因去年由于肾病已人工流产一胎，且丈夫为独子，双方父母盼孙极殷，故恳请设法保胎。主任答应尽力为

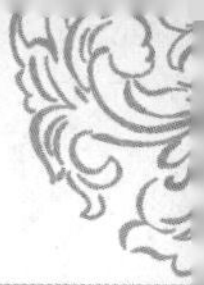

之。开始两个月尚效，元旦后胎儿长至 5 个月，中医多种消肿法均欠佳，肿胀遂甚，难以平卧，终日斜倚于病床床栏上，俄顷觉累，又转靠丈夫或母亲身上，因溲少腹胀，呻吟不止。肌肤皖白绷急，按之没指，稍用力则有水液外流，虽知饥欲饮，却苦于腹胀而不敢。多进食饮或略动则喘急不已，惶惶不可终日。在该市他院实习的一同学恰至病房，见状甚悯之。问："主任用十枣汤否？"告："考虑毒大且怀孕而未用。"那同学说："《内经》曰'有故无殒，亦无殒也'，我和你们同劝其用之。"经我们再三恳求劝说，加之妇科因中期妊娠，人工流产风险过大而婉拒转科，主任终于同意试用，但反复叮嘱："量勿过 5 分，小溲略增则停服。"我们立马去药房称出甘遂、大戟、芫花各 10g，又至炮制室碾末，虽三药刺激性极大，我们不时地流泪、咳嗽、打喷嚏，但为抢救患者生命，很快将药过筛装胶囊。又选 30 枚大红枣，煎浓汁，9 时许将枣汤与 4 粒胶囊（约 5 分重）送至病房，令其服下。1 小时后腹中鸣响颇甚，不到 2 个小时，排大小便半便盆，腹胀略减。午后又排二便不少，腹颇宽松，欲进食，嘱服稀粥半碗，尚适。将晚其夫找我们，告其腹胀又剧，自认为上午之药比前两个多月所服汤药效好得多，恳求再予胶囊数粒。我们告药有毒不能多用，他却说："服后未见任何反应，再服 4 粒无妨。"此时主任已返家，我们拗不过其夫，且欲观察十枣汤之效，故又予 4 粒，让其用红枣四两煎浓汁送服。翌日上午查房，小李喜告："昨晚与夜间又排二便数次，现腹胀大松，仅感微痛。"未料 10 时许，其夫急至门诊，告其腹痛加剧且下坠，阴道出血。主任立即赶回病房，请妇科会诊，诊为不完全流产，并转该科。后患者终因继发感染而不救。

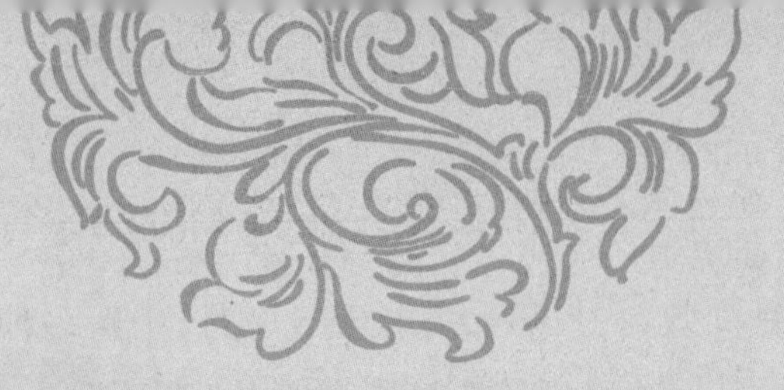

重视学习误治医案　不断提高临证水平

古人云:“人非圣贤,孰能无过。”若医生在诊务过忙(如一上午诊治五六十个患者,医生从患者进入诊室即开始望诊至患者持方而去,不足10分钟),带病工作或因某些特殊情况,精神难以集中,有时可能误治。何况有的疾病寒热错杂,虚实混淆,或虽经中西医迭治,却似效非效,或经激素、化疗,已九死一生,接诊的医生稍有不慎,难免祸不旋踵,种种原因使误治情况在临床中时有发生。张仲景在两千多年前的《伤寒论》中,早就总结出太阳病在治疗过程中发生的一系列误治变证、纠误方法及关于坏病(多为误治)的辨治经验。由于历史原因与社会偏见,自仲景后论误治者渐寡。在汗牛充栋的医案书中,1986年由贺学泽编著的《医林误案》收入161则误治的医案,涉及中医内、外、妇、儿、五官各科,既有古人医案,亦有今人医案。然绝大部分案例转引自医书及杂志,由于不是亲身经历,虽加入了编者所写的体会,仍难以给读者留下较深刻的印象。

近现代很多中医大家,对误治医案的重要性均有真知灼见。如方药中教授在中国中医研究院(现中国中医科学院)研究生班授课时,曾多次讲过其3岁爱子在其年轻时忽染重症痢疾,初予葛根芩连汤、黄连汤等苦寒重剂,出现了虚寒脾败之象,改投附子理中汤,首剂症情渐好,再剂却烦躁不安。易医又换用芍药汤,未尽剂却夭亡的惨痛经过。反复告诫学生,明代万密斋所言“邪气未除正气伤,可怜嫩草不耐霜”确有至理。因小儿乃稚阴稚阳之体,病情易寒易热,易虚易实,故用药当慎之又慎。儿科泰斗董廷瑶将其70余载临证经验总结为“轻、巧、简、活、廉、效”的用药六字诀。其中,也有从一些误治病案中获取的教训(参见《名家教

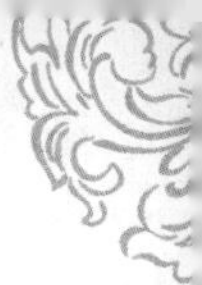

你读医案》第 6 辑)。我受方、董老前辈及贺学泽道友的启迪，在多年前著《闻过喜医辑》时，即在卷六“医难为医话”中，收录笔者亲见的 14 则误治病案，目的只是让读者了解医生在诊治患者时当如临深渊，如履薄冰，不可轻为的道理。未料反响颇好，中国中医科学院广安门医院陶夏平主任医师后在拙著的跋中指出：“尤值一提的是，书中还将他行医过程中的疏漏、差错和感慨如实载录，这与当今一些刻意包装自己的“医生”们形成了鲜明的对比。”一位购书的道友函告：“看了‘医难为医话’，感到肩上的担子更重了。”另一购书者告曰：“拜读了‘医难为医话’中的误治医案，觉得比看那些成功的医案有时收益还大，一是案子的真实性强，二是告诫了我们今后行医要注意哪些事项，三是从误治后又经重新辨治终获痊愈的案中，证实了‘失败乃成功之母’。我是一名刚上临床的小中医，今后应多看误治医案，从医生的失败教训中来提高自己的临证水平。”

陈某，男，39 岁，2013 年 10 月 17 日首诊。

患者 4 月份体检，血尿酸 517μmol/L，因无明显自觉症状，因畏惧西药降尿酸有不良反应(20 年前卫校毕业，从医 13 年后经商)，故未服药。8 月份尿酸增至 680μmol/L(认为与睡眠过少，与每晚不足 7 小时有关)，始服氯硝西泮 1 片，苯溴马隆 1 片，碳酸氢钠 2 片。40 天后降至 495μmol/L，再服药则无效了。且感形体渐丰，较一年前增重 19 斤(原 139 斤，现 158 斤，而身高仅 167cm)，且睡眠仅 6 小时，故求治于我。自述近数月自动控食(日少于 7 两)，稍久行脚时酸痛，左指时麻，右侧腰酸(自认为与劳损有关)，察舌淡胖有印，苔白微黄，脉颇有力，其虽不抽烟，但为业务仍时陪客户赴宴，略饮白酒(以前饮酒多)。遂遵恩师朱良春法，投泄化浊瘀之方，佐以安神：薏苡仁 50g，酸枣仁、土茯苓各 30g，萆薢、赤芍、泽兰、泽泻、蚕沙、丹参各 20g，川牛膝、威灵仙各 15g，秦艽、苍术、黄柏、山慈菇、玳玳花各 10g，5 剂。

10 月 22 日：药后日泻 5~6 次，但量少。腹无不适，且大便时间均集中在上午，小便量减，腰酸失眠如前，脉舌无明显变化。去酸枣仁、苍术、秦艽、川牛膝，加茯神 30g，党参、白术、木香各 15g，砂仁 10g。又

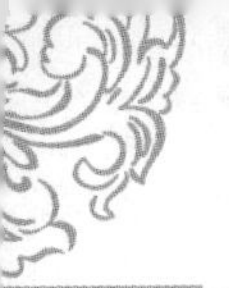

5剂。

11月19日：笔者又去浙江龙港，所坐堂的药店林老板告诉我，陈某日泻竟增至8~9次，且尿酸激增至776μmol/L，已不愿再服药。我当即电告："病未治好，深感歉疚，想请您来我处共同探求原因。"他为我的诚意所感，晚饭后至药房。我将《朱良春医集》中论治浊瘀痹证（即痛风）的内容翻给他看，并言按此方药治数十人，大多数人尿酸均较快下降，仅少数效不明显，但从未见不降反升的；另，香砂四君子汤为治脾虚湿盛腹泻的代表方，为何您反而更泻呢？他说，因痛风故食青菜较多，过去吃青菜也常泻，但不似这次厉害，只一个月，体重竟下降了4.5斤。国医大师之方服了都无效，估计我的尿酸高是难以下降了，不过毕竟获得了减肥的效果，而这种效果是西药难以收到的，还是很高兴的。

评述：朱良春早在《治疗痛风的经验》文中即提出：患者饮食不节而湿浊瘀滞内阻，且此湿浊之邪，不受之于外，而生之于内。因患者多为形体丰腴之痰湿体质……痰湿……与血相结成瘀。滞留经脉，则骨节肿痛，结节畸形，溃破渗出膏脂。或郁闭化热、聚毒，损及脾肾，则腰痛、尿血，久则壅塞三焦，呈"关格"危候，即"痛风性肾炎"致肾衰竭之症。凡此悉皆浊瘀内阻使然，实非风邪作祟，故称之为"浊瘀痹"，似较契合病机。朱老对本病的病因、病机、症状的分析及与他病的鉴别均慧眼独具，入木三分，其所创泄化浊瘀方（土茯苓、萆薢、薏苡仁、威灵仙、泽兰、泽泻、秦艽都是泄浊解毒良药，伍以赤芍、桃仁、地龙、土鳖虫等，可促进湿浊泄化，溶解瘀结，推陈致新，可降低血尿酸浓度，明显改善症状）问世后，使中医对痛风的治疗有了准则，且在临床中确取得了满意之效。但我所治陈某为何未效？是否因平时治病笃信朱老之法（如肠道炎先予仙桔汤；消化道溃疡则首用木蝴蝶、凤凰衣、大贝母等；慢性肾炎首选黄芪、附子、淫羊藿等），对痛风的体质较肥者，只要有嗜酒史，则肯定用泄化浊瘀汤，且效确好。但此患者却有脾虚泄泻之症，而泄化法偏于寒凉，复诊时虽去掉川牛膝、秦艽二味有可能致泻药，又加入木香、砂仁等，却仍未使泻缓解，泻甚则夜卧更差（有时仅3~4小时），体力亦随之下降，无力推动尿酸之外排，这恐是

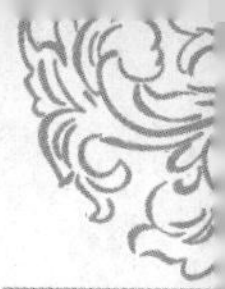

效与愿违的最主要原因。若首诊则用附子理中汤配四神丸、砂仁、煨益智仁等将泻止住(而我治痛风首诊从未用过附子,考虑其属于阳热之症),再用泄化浊瘀汤或许奏效。临床的复杂性远超书本之框架,收录此案以供感兴趣者深研讨论。

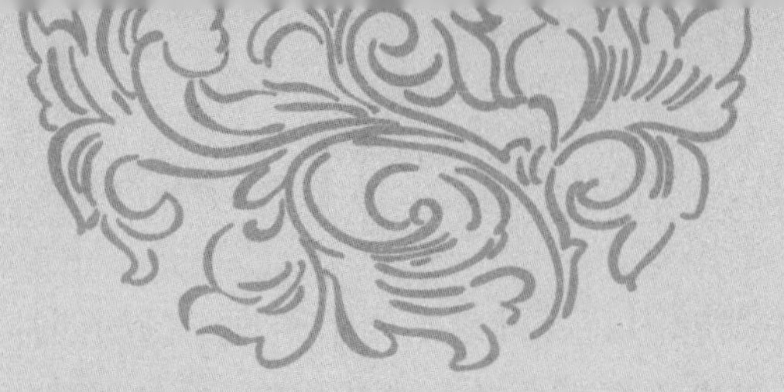

特发性水肿病案一例

一剂附子70g小便不增，喝冬瓜皮汤半月水肿悉退

2007年夏，老友孙某言及："我在温州市业务上的朋友郑校长，其父母去年先后患胃癌与食管癌，均请西医诊治。80多岁父亲于清明去世，78岁老母也未明显好转，加之他还经营一家规模不小的印刷厂，无暇陪母亲常去医院，故想改用中药治疗。"郑校长在报纸上看到一则食管癌验方，托孙转我看看是否适合其母服用。我接过报纸详阅后，说："方虽可治食管癌，但虫药及有毒性的草药较多，瘦弱、纳少的老人怕服后受不了。"孙某让我另开方配药，后天他带去给郑某。我说未见患者，难以处方。孙某即电话让郑某详告其母症状及舌象，无奈为其配药3剂。一周后，郑某电告我其母服药颇安，又请我寄药并邀我前去一游。9月初，他又介绍孔某来我处，为其乳腺癌脑转移的妻子李某求药，由此开启了我8年的温州出诊之行。

2008年深秋的一个下午，郑校长扶一遍身水肿，两目难睁的40多岁男子至我门诊处。其堂弟郑某患肾病综合征近两年，曾去温州、杭州、上海、南京某医院迭治，其他症状虽渐好转，但水肿难消。近期在山东某医院住院半个月，肿却加重了（恐与路途劳累有关系），现在请我诊治。我让郑某出示他过去看病的所有资料。显示：中西医各种利尿消肿的方药几乎都用过，只是附子没有超过30g的。又测量血压不高。他说纳便正常，就是怕冷，时常感觉口渴，但又不敢喝水。因尿太少，24小时仅500ml（不足常人之半）。由于肿剧，不愿行动，每天半靠床上听音乐（眼睛肿得无法睁开视物），晚上腿肿更甚，无法移步，生活实难自理，真是生不如死。察

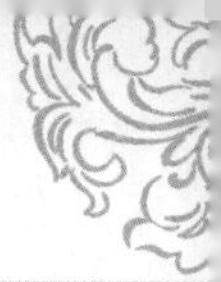

舌偏红且胖，脉沉难觅，各项化验基本正常。故余认为系肾阳过虚，膀胱无法化气将水排出。遂予实脾饮合五皮五苓散，附子50g，肉桂、干姜各15g。考虑中满者忌甘，故未用甘草，木瓜酸敛亦未用。药房虽觉得附子量过大，但因仅开2剂，也就调配了。并一再叮嘱他，另包的黑色质硬的是附子，一定要先煎开半小时后再与其他药同煎。又喊了辆人力车送其回家。3天后，其妻子陪同来到药店，告知药后腹中觉热，但可以耐受，小便略增。察舌较前为红，脉稍扬起，测血压正常，余认为病重药轻，遂将原方附子加至70g，并加党参30g，扶正以防万一。但药房拒不配方。郑的妻子大声说："为他看病，我们钱都花光了，药如果有效就继续看，吃死了我们也绝不会怪你！"无奈，只好抓了一剂。第二天傍晚，郑校长告诉我："堂弟服头煎，感觉腹中如有火烘烤，二煎服下，倾囊吐出，几乎昏厥。他老婆恐其将死，把他移至楼下住。"

年底，郑校长为其母来转方，言郑某妻子偶遇一妇女，告诉她每天用3~4斤新鲜冬瓜皮煎浓汁，不可加盐，让患者开怀畅饮，顶多3天小便即增。该妇女的父亲几年前水肿，用此单方10天全消了。她回家即照着办，不过20天肿已全退。下班我即赶至郑校长家，让其带我去郑某家看看。只见他很快地从楼上下来，和40天前判若两人，眼睛能睁很大，满脸笑容，精神振作，滔滔不绝："真没想到冬瓜皮竟然救了我的命！古人说单方气死名医，一点不假啊！马医生，您如多掌握些单方，治病的疗效会更上层楼……"

回顾解析：由察舌偏红、口时作渴分析，患者并非虚寒之象（如纯虚寒，服冬瓜皮汤也不会有效的，因冬瓜皮及其子，皆为甘凉之品）。其初诊脉沉涩，畏寒，乃肿过甚，阳气难达卫表之故。但余未能细辨，仅根据患者久病体弱，且无明显热象，加之《内经》曰："二阳结谓之消……三阴结谓之水。"中医认为水肿乃肺、脾、肾三脏之病。另，水肿与痰饮的病因、病机颇多相似之处，仲景早在《金匮要略》中即指出"治痰饮者，当以温药和之"，后世医家引申治水肿，亦当以温药为主，余临证治肿也最喜用严用和实脾饮、金匮肾气丸、五苓散、五皮饮等，效尚满意。而翻阅前医之方，虽亦有用温阳利水的，但附子量却没有一方达到30g，即误认为病重药

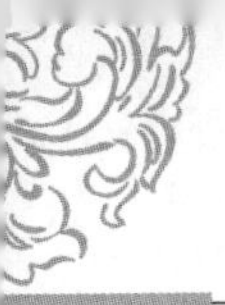

轻，仿火神派方法，幸未发生事故。

余年幼时常患急性扁桃体炎，家母携我至一老妪处，她用根短银针，在我耳垂与大拇指指甲旁刺破，挤出点血，又用一张加少量蝎粉的小膏药贴项后，不一日即愈。单方之神效，使我决心二次高考时选考了安徽中医学院。

1967 年夏，余治一水肿潘女，见其遍身水肿，仰卧于床，面皖少华，气息奄奄，其女一旁缝制孝衣，哭告："我母虽体弱，但似无重大之病。一周前洗浴之水偏凉，又当风而卧，遂恶寒发热，咳嗽喘急，关节疼重酸胀，自用生姜红糖煎汤，但服后仍无汗，热不退，反烦躁溲少，后眼睑、面部水肿，渐及全身，纳谷少进，饮水亦胀，日差一日，坐以待毙。"我按其肌肤，凹陷颇深，但却易恢复，切其脉浮数，重按尚有根，舌偏红有薄黄苔，思病在肺脾，尚未入肾，仍属风水泛滥。宜解表健脾利水，拟方：麻黄 5g，生石膏（先下）、生白术、泽泻各 20g，连皮茯苓 50g，防风、防己、杏仁、大腹皮各 10g，鲜薄荷 7g（后下），姜 3 片，枣 3 枚。3 剂。谁知药店已打烊，其邻居告诉我："我院种有紫苏，小时我水肿曾用它外洗而愈，能否试用？"我闻之颇喜，让其女急取二两，并去附近塘中捞浮萍二两，并加姜、葱各五钱，闭户煎汤。遍体擦浴，翌日遂汗出溲畅，遍身漫肿渐退，嘱进粥自养，以助汗、溲之出。隔日复取诸药擦浴，3 次后肿消近半矣。后继以五苓五皮饮加黄芪、防风、防己、薄荷、枣等数剂收功。（参见余所著《闻过喜医辑》）

以上皆我亲身经历的用单方或验方治愈疾病之案，其实古医籍中此类佳案每可见之（如《柳选四家医案·爱庐医案》就载有张仲华用麻黄外洗退肿）。国医大师干祖望在《干祖望医话》中讲述了一则单方治病案例：明朝永乐年间成祖朱棣患有风湿病，群医束手，有吴江人盛寅者重用甘草而治愈，于是得官于太医院任御医，其因医技殊高，故而历任三朝元老，得宠不衰。一日盛寅早上步入御药房，忽然头痛如裂而眩晕欲倒，自己与所有太医俱无办法。不得已在市上找到了一位草泽之医。草泽之医即予以一包草药粉末，服后霍然而愈。宣宗朱瞻基大奇，乃召草泽医而问之。对曰：盛太医晨时空腹，进入药房，乃诸药之毒侵袭而病，我的草药仅仅一味甘草。

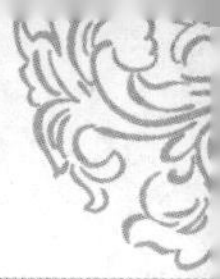

《干祖望医话》中还收录明代谢肇淛进士《五杂俎》中的一则故事。宋徽宗赵佶，有贵妃病咳，李姓太医屡治无效。徽宗召李太医责之，并谓非治愈不可。李回家一筹莫展时，适门外有卖药者，询之有无止咳药，答曰有。乃以十钱购十剂，急呈取服，一服而愈。徽宗乃赐千缗以谢李太医。李恐万一查询方药，乃重金向卖药者求方。实乃天花粉与青黛两味为丸（在《医古文》教材中也被收载）。

温馨提示：诚然，单方有时确有神效，故读者在平时读书时不可小觑，有可能将这些单方分门别类予以摘录，以利于临证用之。近数载中药价格直线飙升，而单方"简、便、廉、验"的特色，可使医疗费用下降。然在临证中，若要应用某单方，还是要先遵清末名医凌奂（即凌晓五）之言："凡药有利必有害。但知其利，不知其害，如冲锋于前，不顾其后也。"将该单方药物的有无毒性、药性的寒热温凉等逐一了解清楚，再结合辨证论治，方可避免意外的发生而稳操胜券。

舒鸿飞在所著《杏林40年临证手记》中指出：单方、验方治病虽针对性强，但毕竟缺乏灵活性，也存在着其固有的局限性，故应配合辨证论治。当病情顽固、复杂或疑难时，更应如此。他还引用了清代名医赵晴初在《存存斋医话稿》中对单方、验方的运用提出了精辟的看法，认为"世之所传经验单方，往往仅标治某病，而不辨别脉证，其间清和平淡之品，即使不对证，试用尚无大碍，若刚暴猛烈之药，用者尚需慎之"，并提出"殊不知效于此者未必效于彼，以病有深浅，体有强弱，证有寒热虚实，断不能执一病之总名，而以一药统治之也"。解释了单方、验方治病局限性的原因所在。这些均值得我们在应用单方、验方时给予高度重视。

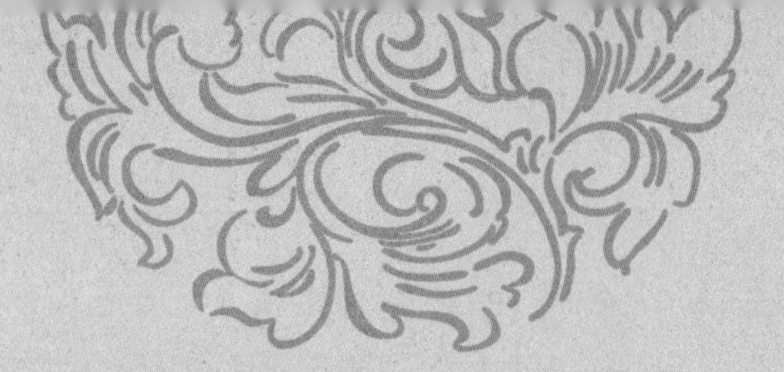

肺癌病案一例

曹女,47岁。2014年11月20日初诊。

患者去年5月21日在南京某医院被诊为左下肺腺癌,中低分化(Ⅳ)期,一年半内在该院行19次化疗,末次为5天之前。现全秃,纳欠(日3两)神疲,痰多气急,色白黏稠,便软夹完谷,日3~4行。腰颈酸麻,腿软行艰,畏寒眠欠(夜仅卧4小时)。因疑癌转移,故10月27日放疗1次,觉耳鸣特甚,彻夜难眠,大脑似无法思维,人近痴呆。先予益气固表。健脾化痰:黄芪、茯神各30g,藤梨根、鸡血藤、葛根各20g,沙参、党参、白术、白芍、木瓜、木香各15g,陈皮、桔梗、远志、款冬花、炒莱菔子、防风、炙甘草各10g。10剂。

11月29日二诊:电告,随痰稀易咳,气急与夜卧较安,要求加重补腰强肾。上方去款冬花、莱菔子,加续断、补骨脂各20g。10剂。

12月16日三诊:背脊酸胀渐松,但随天转寒,夜咳、晨咳、腹泻又甚,苔白厚浊,痰稀气急,去葛根、沙参、木瓜、桔梗,加干姜、细辛、五味子、砂仁(后下)各7g。10剂。

2015年1月12日四诊:今由南京复诊返回,顺道来芜。告咳痰、背痛颇减,但眠纳均少,稍动气急,略多言则口干必饮,舌淡胖有印,苔白浊,舌下静脉迂曲紫暗未全消,脉软滑。熟附子、炮姜、红参、姜半夏、砂仁(后下)、木瓜、炙远志、白芍、木香、厚朴各10g,白术、焦山楂、合欢花各15g,葫芦巴、补骨脂、合欢皮、茯神各30g。15剂。

2月12日六诊:我去宁国出诊,其一亲戚告我,南京某医院言其难过端午节,嘱我诊治要慎重。但其随眠纳好转而神较振,痰减,略感寒则喷清涕:去厚朴、焦山楂、合欢花,加细辛7g,辛夷花、五味子、赤石脂(布包)

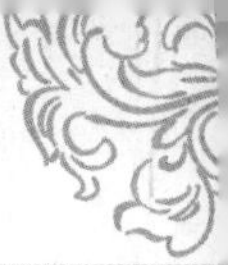

各10g。15剂。

2月28日七诊：电告涕痰均减，但稍多言则口干且秽（口秽已数载），头发已长满。痰、便渐稠仍多，稍进辛、咸则舌木麻，食甘则口酸，故纳少（喜吃干物，尤喜锅巴或糙米饭）。去葛根、远志、辛夷花、赤石脂，加乌梅、焦山楂各10g。15剂。

4月6日九诊：上方服用后变化不大，电话联系后又续服15剂。今电告便日2行，仍偏溏，纳、眠仍欠，舌麻乏味，口时干苦。所喜身痛渐松，已能打纸牌2小时，超时则大脑糊涂。原方去附子、红参、姜半夏、砂仁、五味子，加白参、知母、炙甘草、炮姜、玳玳花各10g，酒黄连7g，肉桂3g。15剂。

4月25日十诊：其近日咽唇干甚，咽痒则咳，痰白牵丝，口中酸水多。眠5个小时，但略食冷物则不寐，四肢抽搐较多，声时嘶哑，仍纳少便溏，因雨多浑身酸胀。舌淡嫩胖，苔白水滑，脉细沉滑。炮姜、公丁香各7g，诃子、桔梗、生甘草、炙远志、玳玳花各10g，乌梅、炒扁豆、木香、党参、姜半夏、白术、白芍、炒山楂、炒神曲各15g，茯神、补骨脂、藤梨根各40g。15剂。

6月9日十二诊：上方又服15剂后，我去宁国，告口津渐复，声哑渐响，尤喜不需用水泡，饭亦可咽，体重未再降（放疗后体重由113斤降至4月份的98斤，后未再降），卧达7个小时，但四肢时麻，盗汗、烦躁，便日2~3行，舌偏红，苔白浊：茯神、浮小麦、夜交藤、藤梨根各30g，百合、党参、南沙参各20g，白术、白芍、地骨皮各15g，代赭石（先下）、白豆蔻（后下）、木香、山楂、神曲、远志各10g。15剂。

8月16日十六诊：以上方微调又治疗3诊次，现纳旺眠安，但视物久则眩晕，尤苦于音哑。绝经2年，但白带味腥，查又有宫颈糜烂。天阴时胸背小痛，嗓如干则痒咳，自2号乳头痛，10天自止。舌偏红苔白，边尖渐红，续清肺热：藤梨根40g，玄参20g，白术、白芍各15g，桔梗、麦冬、诃子、蝉蜕、乌梅、生甘草、大贝母、马勃、款冬花、木蝴蝶、凤凰衣、五味子、南沙参、北沙参各10g。15剂。告知其症情稳定就原方自已续1个诊次量。

9月15日十八诊：音已略扬，然唇燥咽干则咳，不饮水就难停，夜常

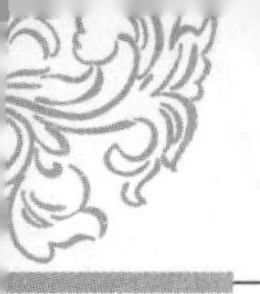

咳醒。食硬物则完谷不化，日 3 行，白带减少，无异味，但口秽如旧，舌脉尚可，天转温燥，仍需凉润：藤梨根 30g，茯苓 20g，南沙参、党参、百合、白术、白芍、山楂、乌梅各 15g，五味子、诃子、知母、大贝母、金荞麦、紫金牛、生甘草、桔梗、木蝴蝶各 10g，蝉蜕、薄荷各 7g。15 剂。告知其症情稳定就原方自己续 1 个诊次量。

10 月 15 日二十诊：便溏渐缓，但胃嘈甚，纳四两，发音近似常人。舌略胖，有印，苔白黄，脉小滑。改缪氏资生丸：薏苡仁、茯苓、藤梨根各 30g，白扁豆、莲子、芡实、焦山楂、白术、白芍、炒山药、款冬花各 15g，白参、木蝴蝶、乌梅、诃子各 10g，砂仁、炙甘草各 7g。10 剂。

12 月 15 日二十三诊：后两诊无特殊变化省略记载，现电告咳虽较松，但晨起吐酸水多，前不久下雪吐水过多，腰难以伸。近数天腰、腹及腿略胀痛。原方加败酱草 20g 以止吐酸水。15 剂。

2016 年 1 月 4 日二十四诊：咳减音扬，酸水晨起特多，口时秽浊。虽眠可，增重 2kg。近日右乳内似有小包并疼痛，左乳外、右小腿、左上臂各起一小包，触摸质硬，推之不移，恐系癌细胞转移也。舌较红，苔薄黄，脉细滑。大贝母、姜半夏、桔梗、远志、白僵蚕、猫爪草、木蝴蝶、生甘草各 10g，白芥子、白术、白芍、生牡蛎、玄参、石见穿各 15g，郁金、川牛膝、黄芪各 20g，藤梨根 40g，白参 7g。15 剂。

2 月 20 日二十六诊：中途无特殊变化省略记载，现仍咳甚，晨起痰多，吐酸苦水，极难受，日便 4 行，夹完谷。包块已增至 12 个（20 天内），最大 3cm，似仍在长，碰到则痛，舌苔复变白浊：干姜、木香、白参、旋覆花（包）各 10g，玄参、百合、大贝母、白术、白芍、白芥子、白蒺藜、白僵蚕、姜半夏各 15g，败酱草、石见穿、核桃枝各 20g，茯苓 30g，藤梨根 50g。10 剂。……

3 月 20 日二十八诊：服 5 剂，感气短难以上接，略动则气喘难平，新包虽生不多，但旧包亦未消散。另酸水减少未再苦。舌可苔白，脉细滑。藤梨根 40g，黄芪、茯苓各 20g，白术、白芍、玄参各 15g，白参、干姜、白芥子、猫爪草、生牡蛎、大贝母、白僵蚕、姜半夏、远志、青皮、陈皮各 10g。7 剂。

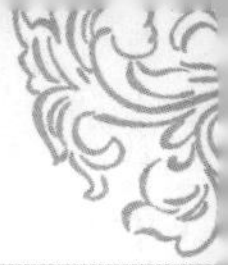

4月2日二十九诊：电告，苦水虽已止，旧包收而未尽，新包略又微生，现便溏日近10次，里急后重颇甚。另，气急亦甚，稍动则喘鸣如水鸡声，咳痰后鸣可暂平，但气喘急如旧：茯苓、藤梨根各30g，白术、党参、补骨脂、鹅管石各20g，木香15g，干姜、桂枝、姜半夏、白芍、桔梗各10g，炙麻黄、北五味子、炙甘草各7g，细辛5g。5剂。

4月11日三十诊：其夫告：药仅服3剂，仍气急难动，咳痰难出，遂停药。脐上之包大且硬并跳动（可外观到），颈两旁之包长得较快，大腿旁亦新生不少似黄、绿豆大的包。便仍后重近10次，眠、纳尚可，仿王三虎海白冬合汤试之：藤梨根30g，海浮石、茯苓各20g，白英、麦冬、百合、玄参各15g，川贝母、猫爪草、款冬花、远志、白参、青皮、陈皮、炙甘草、生牡蛎、木香、桔梗各10g。4剂。……

4月24日三十二诊：颈后、腹部包块长大颇速且硬，他处包亦快长。另，气随痰之较畅略平，便1~2行，腹胀矢气少，舌淡白，苔白，脉缓，腿软无法行走。藤梨根40g，黄芪30g，海浮石、茯苓、百合各20g，玄参、白参、生牡蛎、麦冬、白芥子、炒莱菔子、石见穿各15g，川贝母、猫爪草、白僵蚕、青皮、陈皮、炙甘草、木香、熟地黄各10g，蛤蚧5g（研吞）。10剂。

按：肺癌较为常见，笔者在温州苍南、平阳两县，8年内治达50多例，虽效欠佳，但亦有少数带病生存3年多的。另，此病大多因晚期现大量胸腔积液、感染发热或肿瘤压迫脏器、神经，亦有转移引起其他脏器疾病而去世者。该病主要症状大多表现在呼吸系统（晚期转移可现其他脏器症状）。曹女未病前身体十分康健，家人认为其在工厂工作期间可能接触有毒物质而罹患此恶疾。经19次化疗，1次放疗后，出现了很多并发症。如全身不止一处的酸麻胀痛，再如十六诊时的乳头痛，二十一诊时的脑鸣身痒，喜食锅巴、糙米，进辛咸则舌麻木，进甘物则口酸。尤其是后期呕吐极多的酸秽苦水、头脑糊涂及一些妇科症状等，窃以为恐为化疗、放疗引起的不良反应。可见化疗、放疗虽可治肿瘤，但对患者正气的戕伤亦是不容小觑的。

对肿瘤的治疗，首届国医大师何任曾总结其六十余载临证经验，创拟出“不断扶正，适时祛邪，随证治之”的“治癌十二字金针”（来源于何任

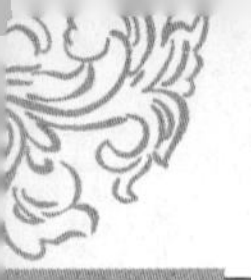

访谈视频)。因患女体差症重,故笔者宗何师之意,初以辛苦甘温药为主以微补之(谨防虚体不耐大补),并助以适当的祛邪抗癌之品(未敢浪用虫药,系恐纳呆呕吐),且结合辨证(以"上下交损,宜治其中"的六君子汤与资生丸为基本方),加之其家属的精心照料,使其平安活过了端午节。

自十诊起,因其出现失音和呕酸水,我虽对症投入诃子、蝉蜕、木蝴蝶等开音,却直至二十诊才发音如常,可见癌细胞一旦转移,治疗十分棘手。此阶段因可进荤、打牌、上街购物,操办爱女婚事,患者心情较佳,甚至忘记自己是重病患者。某天,患者去亲家拜访往返步行近十里后病情又趋恶化。

二十三诊时,我看到一书中介绍败酱草可治吐酸水,故加了 20g,后又连用数诊,虽吐酸止,但眠纳渐差,泻剧起包,回顾自认为有失精当。如用左金丸、乌贝散等,或许会避免此弊。此后 5 次诊治,病情起起落落。

二十九诊患女电告其气喘,笔者因故未亲赴宁国,考虑其外感寒邪影响,投以小青龙汤化裁。此后患者病情加重无法再起沉疴,此为先贤所述"外感引动伏邪致病"常致患者内外交困而加重,治法本应先祛外邪而后扶正安内,但重病之凶险常在预料之外,小青龙汤等传统治外感方剂在此处亦非十分贴切。回顾本案例,虽有效但并不理想,医者仁心莫大于斯。

卷四　治验有得

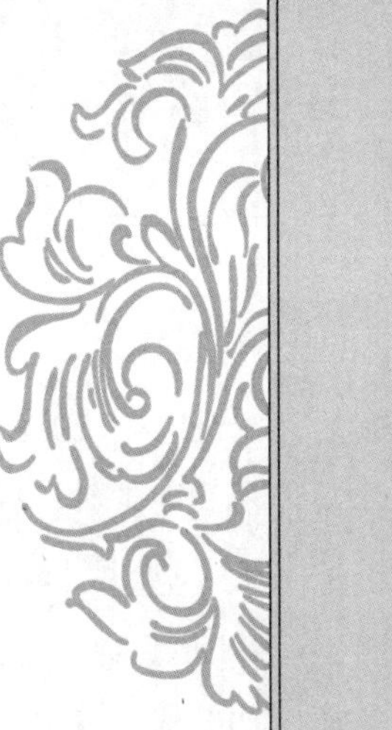

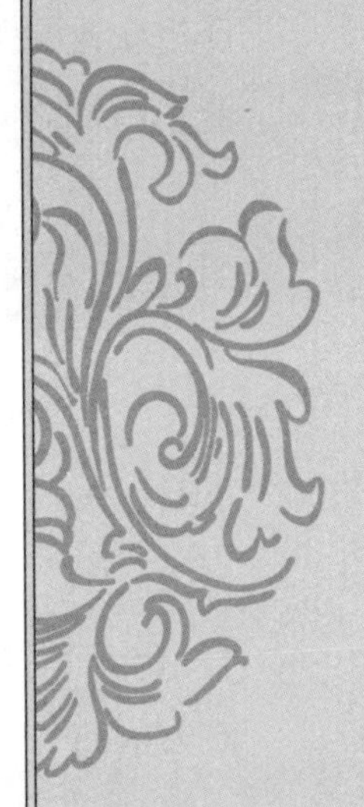

乳癌

咳血

呕吐

泄泻

便秘

腹痛

胁痛

胸痹

中风

石淋

消渴

颈痛

乳疠

面尘

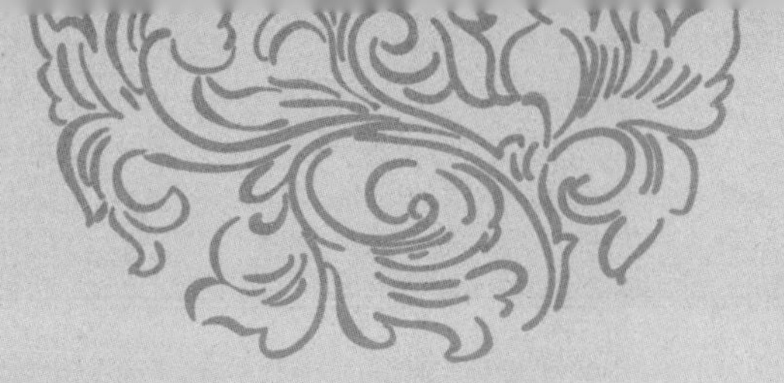

乳　癌

徐某,女,58岁。2008年8月29日初诊。温州市苍南县龙港镇人。

其女代诉(因其不会讲普通话):一年前其母左乳外上方即可触摸一块如鸽子蛋大小包块,因无明显不适,未治。今年元旦后包块渐大,过完小年即去温州某医院求治,被怀疑为乳癌,遂于3月27日住院,4月3日行左乳肿块切除术。术中快速切片报告为“左乳导管内癌”,改予左乳癌保乳改良根治术,术后创口愈合良好。4月15日病理切片亦诊为“左乳导管内癌”,部分区域为浸润性导管癌(分化好),内切缘可见导管上皮不典型增生,而送检的上、下、外基本切缘均未见癌。ER(+)、PR(+),Her-2(-),P53(+<1%)、BCL-2(+)、34BE12部分区(-)、CK5/6部分区(-)、SMA部分区(-)、P63部分区(-)、S-100(-)。因术后又予化疗2次(药物不详),渐致鬓落全秃,眩晕耳鸣,呃逆汗多,神疲畏寒(腹尤甚),舌淡苔白。此术后加之化疗致气血双戕,先予八珍汤出入:熟地黄、白术、白芍、预知子、刀豆子、沙苑子各15g,女贞子、墨旱莲、制料豆、补骨脂各20g,白参、当归、白僵蚕、姜半夏、旋覆梗各10g,制首乌、鸡血藤各30g。10剂。

9月27日:其女电告,患者右上肢及肩稍痛,但呃平神振、眩晕定,耳鸣止,纳可便畅,已不畏寒,发渐长至2cm,告原方服后又自购6剂,因服汤药不方便,要求改丸方以利缓图。遂予姜半夏、酒乌梢蛇、防风、枸杞子各10g,熟地黄、白僵蚕、怀牛膝、煅花蕊石各15g,当归、天冬、党参、补骨脂、女贞子、墨旱莲、威灵仙、鸡血藤各20g,黄芪、制首乌各30g。5剂。共研末以凉开水泛丸,2kg,每服15g,日4次。因丸药服后颇适,后又略加减续制4kg。

2009年1月6日:肩痛已转移至腰且酸,喝水快则呃逆十几次,舌可

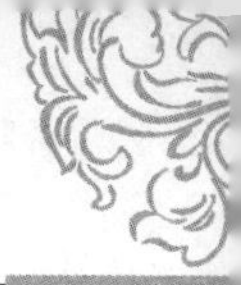

苔白,脉小滑,发已长如常。予姜半夏、乌梢蛇、旋覆花各 10g,熟地黄、当归、姜竹茹、炒枳壳、威灵仙、怀牛膝、酒杜仲、刀豆子各 15g,巴戟天、桑寄生、骨碎补、生代赭石各 20g,水煎服,5 剂。嘱药后如无不适,续服此前剩余的丸药。

3 月 25 日:见其面色红润,满头乌发(假发已去近半月),外观与常人无异。但因其近日去厂里上班,每日折叠纸袋 10 个小时,下班后腰略酸,背微痛。另觉左乳及左腋部微麻。予白僵蚕、大贝母、姜半夏、天冬、夏枯草各 10g,杜仲、熟地黄、生白芍、桑寄生、预知子、川续断、黄芪、鹿衔草各 15g,威灵仙、花蕊石各 20g。5 剂,水煎。

4 月 1 日:药后颇适,要求续制丸剂。因其体力恢复较佳,舌、脉未见显著改变,继续订制加工浓缩丸巩固治疗:予白僵蚕、皂角刺、桂枝、猫爪草、鹿衔草、瓜蒌皮各 10g,当归身、川芎、川续断、威灵仙、预知子、天花粉、怀牛膝各 15g,红参、橘核、黄精、何首乌、桑寄生、天冬、白术、白芍、补骨脂各 20g,黄芪、煅花蕊石各 30g。5 剂,共研末,以石见穿、鸡血藤、藤梨根、女贞子各 100g,青皮、旋覆梗、桑椹子、墨旱莲、蛇六谷各 75g,龙葵、灵芝、生甘草、夏枯草各 50g,煎汁,泛为浓缩丸。每日 50g,分 3~4 次服。

5 月 20 日:其女电告,其母除略畏寒,臂酸痛外,余无他苦。要求续予丸药图治,遂以上方出入,曾加入过山慈菇、炙蜂房、莪术、漏芦等。

9 月 25 日:前后服补益气血、软坚活血、清解抗癌之中药浓缩丸 4kg,现外观虽如常人,却自感左颈部略高于右侧,我触摸未见明显包块,她也未觉疼痛。另偶咳白稠痰,夜卧欠安,暂予水剂益气养血、化痰宁神:当归身、山慈菇、白僵蚕、大贝母、蜂房各 10g,天花粉、姜半夏各 15g,天冬、玄参、党参、藤梨根、威灵仙、花蕊石、预知子各 20g,黄芪、茯神、生牡蛎各 30g,制守宫 7g(研粉,馒头皮包吞)。5 剂。每剂日煎 3 次,灌暖瓶中(约一水瓶)代茶,随时服数口,当天服 4/5,近 1/5 沉渣弃去。

另在浓缩丸研粉方中以程钟龄消瘰丸(玄参、大贝母、生牡蛎)代川牛膝、川续断、桑寄生,缘腰痛已大松也。在泛制丸药的煎水剂中增进白蔹、败酱草、陈皮,减去二至丸,以冀加强清热解毒,化痰抗癌之力。

12 月 7 日:制丸两次(4kg)尚剩 1/3。触颈部未见包块,其也未觉左

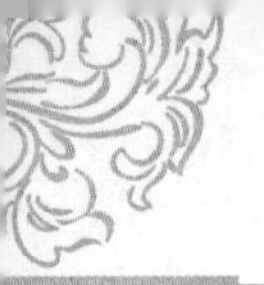

侧颈部微高，但感痰多、纳减，寐欠神疲，察舌偏大，印多暗紫，苔白浊腻，脉弦滑。当时其弟正因肝癌晚期在抢救，故病当与心情不畅有关，改予逍遥温胆汤合消瘰丸，配入党参等益气养血及清解抗癌之药，10剂。

2010年1月28日：其女电告，汤药服后，病仅略缓，因小舅去世，其母较悲，且姐弟皆患癌症，难免心情恐惧，故丸药服之较快，请余速邮丸药。并告近期咳痰颇减，寐亦较安，却神疲、太息。予守宫、姜半夏、大贝母、蜂房、白参、山慈菇、徐长卿、当归身各10g，白蔹、王不留行、天花粉、炒橘核、白术、白芍各15g，熟地黄、天冬各20g，黄芪、何首乌、玄参、威灵仙、花蕊石各30g。7剂，共末。以石见穿、预知子、女贞子、墨旱莲、合欢皮、鸡血藤各150g，龙葵、青皮、灵芝、蛇六谷、夏枯草、蒲公英各75g，柴胡、薄荷、枫球、甘草各50g。煎汁泛浓缩丸，服法同前。后又以上方略出入，制浓缩丸2kg。

5月22日：其告一切尚可，但双膝关节内常觉发热，夜卧脚喜伸出被外，视之并不红肿，抚之亦不热痛。自云此症状已二十余载，由于时甚时轻，且不影响起居生活，为防影响对癌的治疗，故一直未曾告诉我。此时患者情绪稳定，纳眠较佳，体渐丰满，故拒服汤剂，仍要求丸剂久图，予：蜂房、猫爪草、知母、大贝母、姜半夏、漏芦各10g，白僵蚕、郁金、玉竹、白术、白芍各15g，天冬、熟地黄、天花粉、玄参、北沙参、炙鳖甲、白薇、川牛膝、炒橘核、花蕊石、生牡蛎、地骨皮各20g，黄芪、黄精各30g。7剂，共末。以石见穿、蛇六谷、预知子、女贞子各150g，忍冬藤、鸡血藤、绞股蓝、夏枯草、蒲公英各100g，青皮、灵芝、龙葵、柴胡、薄荷、甘草各50g。煎汁泛浓缩丸。

6月19日：其女电告，患者药后先泛恶，后呕吐，恐药过凉阴腻。我让其视母之舌，较大且有印，苔白厚，遂急予青皮、藿香、白僵蚕、当归身、大贝母、猫爪草、灵芝各10g，姜半夏、党参、白术、白芍、预知子、橘核、花蕊石、炒莱菔子各15g，黄芪、茯神、鸡血藤各20g。5剂，煎服。并让其女将剩余药丸邮我处，以旋覆花、藿香、青皮、陈皮各100g，姜竹茹、枳实各50g，煎水再一次叠泛丸药。后应其女要求，以1月28日方去白蔹，加白豆蔻研粉，以姜竹茹替换墨旱莲配入，泛丸2kg。

10月3日：患者不仅外观与常人无异，纳便正常，且每日上班10小

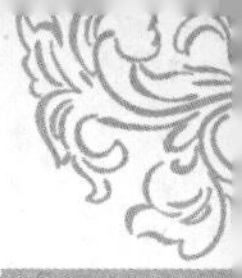

时亦无倦态。但因体重又增3斤多，行走略快则微气促，要求丸方中佐入减肥药。此时体重已62kg，而身高仅150cm。故在研粉药中加入泽泻、山楂，汤药中加入瓜蒌皮以利微通大便，共促瘦身。丸服尚可，12月继订制2kg。

2011年3月18日：患者已无明显他苦，两次4kg丸药并未减肥，但半年中增肥未达1斤，希望退其四肢夜卧之发热。因有5月22日失治之教训，我仅在方中略加重玄参、大贝母、天冬之量，减去徐长卿，以党参20g易白参，汤药中加入马齿苋50g，余药照旧。

8月8日：其女电告，丸服将尽，除肢体夜卧发热减退不显外，余均较安，遂以白花蛇舌草100g替代煎汤药中的陈皮，分两次制浓缩丸4kg，邮服。

2012年3月11日：患者自诉减重近3斤，行走较前轻快，在日控主食6两情况下，仍可每日上班，舌偏红，苔白浊，脉濡滑。因近年未发生明显呃逆欲吐，故以白芥子易橘核，加大化痰减肥之功。在汤剂中以绞股蓝100g替代薄荷、枫球，以助瘦身。

10月16日：患者立秋后落发较多，且瘦身不显。考虑时近立冬，且其舌偏淡胖，脉软滑，衣着较他人为多，遂予下方：制何首乌60g，大贝母、急性子、锁阳、当归身、橘核、白僵蚕、白芥子、猫爪草各10g，天冬、白术、白芍、熟地黄、牡蛎各15g，玄参、桑椹子、茯苓、枸杞子、沙苑子、马料豆各20g，党参、补骨脂各30g。5剂，研末。以藤梨根、鸡血藤、女贞子、墨旱莲各100g，石见穿、预知子、灵芝、青皮各75g，柴胡、白芷、夏枯草各50g。煎水泛浓丸。

2013年3月25日：告落发尤甚，体重未见轻，四肢夜卧还发热，无其他不适，上班未感到劳累，因每月可挣四五千元，以前治病所借之款将要还清，心情颇佳。咨询是否可停药。我说：您服药既无不适，经济上亦能承受，最好将药坚持服完5年，估计复发可能将会明显降低。她同意了。我又按上方去锁阳，略减沙苑子、补骨脂，加大天冬、桑椹子之量，制浓缩丸3kg，服至8月底结束治疗。

按：此例是笔者五十余年临证中治疗时间最长（前后5年），也是所

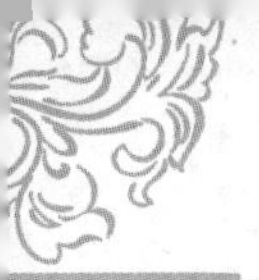

治肿瘤患者中存活时间最长的一位(在写此案例前两天,我和患者女儿通了电话,告其母虽鬓落近半,体重达130斤,因久行气急,已不去工厂上班,但可自理生活,并能做些厂外加工,早晚在附近公园散步,余无明显不适)。患者自服中药后,谢绝其他西医治疗:一是畏惧西药的不良反应;二是怕开销过大;三是外出求诊过于劳累。这均为笔者观察中药疗效提供了条件。本例在前7个月(即2009年4月1日前),基本以调补气血为主,佐以药性较平和的抗肿瘤药,如天冬、白僵蚕、威灵仙、花蕊石等,并针对呃逆、肩腰酸痛等相应用药。待患者体力渐复后,第二阶段则加入了龙葵、皂角刺、漏芦、蜂房、石见穿、蛇六谷、猫爪草、山慈菇(均有小毒),扶正祛邪并重。前面阶段,虽以丸剂为主,当症状变化较大时,即改以汤剂暂治。2010年10月30日后,患者除肢体夜卧觉热,体渐肥胖,时有落发等外,已和常人基本无异,则改用扶正抗癌,佐以疏肝、养阴、化痰、消脂,直至停药。因完全服用丸药,加之患者服药丸量越来越少,故直至前两日,症状并未控制,但也没有发生病变明显恶化的情况。由于患者不愿再去复查(患者认为自己已过5年生存期,不会再有大问题,况且已60多,不愿再去外地医院检查),无法了解是否痊愈或有转移,未免遗憾。

此例患者之所以疗效尚佳,与其能较好地配合,且对癌症没有太大恐惧有关系。另外,笔者所选用的抗肿瘤药,均源于彭坚著《我是铁杆中医——彭坚学术观点与临床心得集》一书。其中的花蕊石、威灵仙、天冬、漏芦、蜂房、白僵蚕等均被列为抗乳腺癌主药,海马、山甲等因昂贵或濒危保护而未用。前人曾谓“他山之石,可以攻玉”,信不诬焉。至于患者为何难以瘦身,恐与遗传因素有关。患者年过六旬,化疗药造成的毛囊损伤较年轻人恢复难,故落发难以避免。肢体夜卧内热年余,可能与患者肝肾阴虚、血热气郁有关。而夜卧内热与乳腺癌发病有无关系(因肿瘤多为热毒之积聚),值得考虑研究。鉴于此症无碍生活起居,只好暂缓治疗,否则过用凉药致呕,按甘温除热投药又恐动火也。一得之愚,仅供参酌。

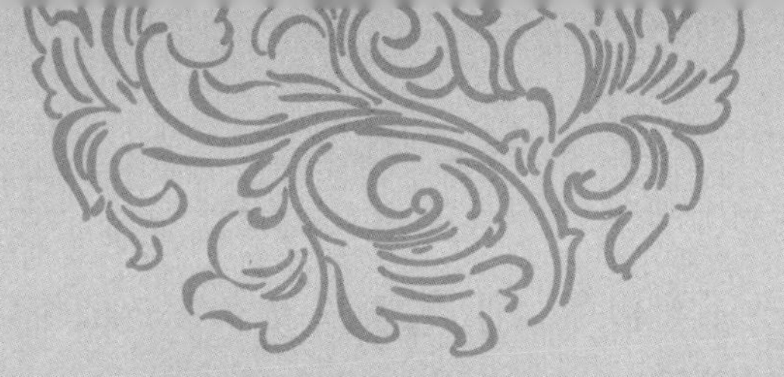

咳　血

胡某，男，27岁，工人，1989年9月9日初诊。

患者素体尚健，1984年11月19日因右胸闷痛，咳嗽咯血数口，被诊为右上肺结核（增殖灶），服用抗结核及止血中西药而效。1985年11月20日、1986年11月29日和12月4日，又三次咯血，每次约100~200ml，遂住院全面检查，被确诊为支气管扩张伴右上肺结核。19天后出院，减少抗结核药，加用麦迪霉素等，一医投知柏地黄汤合润肺止咳药百余剂，似乎尚安。而1987年12月12日晚，因饮葡萄酒一口，当即咯血约200ml，翌日凌晨又咯血约200ml，以支气管扩张咯血伴肺部感染住院16天。二医改用血府逐瘀汤合三七、煅自然铜、没药、苏木、黛蛤散及有清解润肺、凉血止咳作用的药等近百剂。1988年6月中旬因略负重又感胸痛，X线片见"两横膈下降至第11后肋，心影滴形改变，提示轻度肺气肿"，三医改用四君子，蒌芩半夏汤、桃红四物汤合养阴止血药，症尚稳定。然12月27日又咳痰带血数口，伴胸闷胁胀，咽痛喉痒，四医改二至丸、泻白散合大剂凉血止血药，并冲服羚羊角粉、三七粉而血止。今年2月1日其顶风外出，返回即剧咳胸痛，血出如涌，再次住院月余。西医劝其手术，父母未肯接受。遂函请海外亲友和沪上名医求药，然终难急切见功，故经友人介绍，请马继松老师诊治。

刻诊：面色暗红，目光灼灼，鼻旁有红色丘疹甚多，神情消索，沉默少语，右胸隐痛，时发闷咳，痰少难咳，两胁时胀，两额亦胀，口苦咽燥，卧寐欠宁，二便不畅，时有遗精，腰酸膝软，所咯血先鲜红后紫暗，略有小血块。右脉重按无力，左弦滑，舌淡红，苔薄黄。胃纳颇旺，血液检验均正常。马师思忖良久，诊断为水不涵木致木火刑金，且夹痰瘀作祟。予：生代赭石、

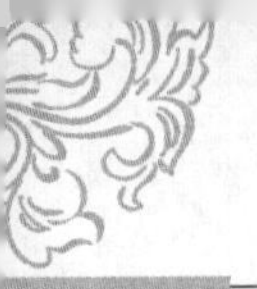

生牡蛎、山药各30g，生白芍、酒怀牛膝、生地黄各20g，杏仁、牡丹皮、煅花蕊石、白及各15g，降香、地龙、旋覆梗、熟大黄各10g，肉桂4g(研冲)。

因服后尚适，故一至三诊共进药25剂。

四诊：随大便色微黑转溏，面色渐正，红疹显减，遗止寐安。以仙鹤草、白茅根各30g，山萸肉10g，易花蕊石、降香、旋覆梗。此方断续服30剂，曾易入天冬、百合、大贝母、焦栀子、炒知母、炒黄柏、枳壳、桑白皮、墨旱莲、罂粟壳等，但地黄、山药、白芍、怀牛膝、白及、代赭石、大黄、肉桂始终用之(代赭石最多为45g，大黄为20g)。虽大便溏，每日3行，但诸症渐退，未见明显不适。

12月25日赴友人婚宴，被劝进葡萄酒3杯，翌日见少量鼻衄，急服四诊方而定。考虑其上函授大学，且症情较稳，遂用四诊方10剂熬膏，日服4次，每次15ml。另以吴茱萸50g研末，每晚取约3g，醋调敷两侧涌泉穴。春节期间略饮果汁酒未再出血。春节后用白及、百合、百部、三七按4∶3∶2∶1之量研末，每日饭后服10g，共服2个月余，立夏后停药。1990年国庆后又按四诊方断续服药50剂，1991年元旦前用10剂药熬膏服用，未再咯血。患者性情渐开朗，形体较前为丰。1991年4月28日胸部正位片加右侧位片显示除两下肺纹略深紊乱，其余已清晰矣，心影轮廓影正常，两膈光整，膈肋角锐；右侧位片见右上肺片状及模糊条状影均为伪影。

按：咯血为常见病，患者连续5年咯血且均发于11~12月，迭治难以控制者则鲜见矣。虽汪绮石在《理虚元鉴》中曰：“若夫二十四候之间，有最与本症为仇者，其候有三：一为春初，木盛火升；一为仲夏，湿热令行；一为夏秋之交，伏火烁金。”而患者却在冬至(12月21日~23日)前后发病，故马师考虑恐与“冬至一阳生”有关。盖患者好胜心较强，7年前高考时因十数分之差而落选，情怀失畅，郁久化火，又在不知已患肺结核的情况下勉力劳作，遂致血络暗伤，肝肾之阴日耗，木少水涵，乘冬至阳生之机而蠢动上逆，咯血遂作。一医、四医根据肺痨之病机为阴虚内热，偏重养阴润肺，未顾及肝郁化火之实证，西医之抗结核消炎，也未抑制住上逆之肝火，故效欠理想。二医、三医改活血祛瘀、和胃平肝之法，寒温并用，

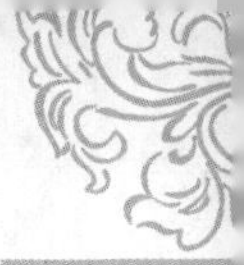

标本兼顾,咯血日期逐渐推迟而好转,却因平肝之力不足而未痊愈。故马师改用大剂平肝养阴降逆,佐以活血化瘀(丁甘仁曰:“瘀去则新生,不止血而血自止。”),因而获效较佳。尤其是自始至终配用了张锡纯的秘红丹(张氏自谓赭石:“治吐衄之证,当以降胃为主,而降胃之药,实以赭石为最效……有因热者……而以蒌仁、白芍诸药佐之……有因下焦虚损,冲气不摄上冲,胃气不降者……而以生山药、生芡实诸药佐之。”其又云大黄“破一切瘀血……又善清在上之热……并能引胃气下行,故善止吐衄”;至于方中的肉桂,朱丹溪认为“桂心,入二、三分于补阴药中,则能行血药凝滞而补肾”,而《本草述》则言肉桂能“导火归源”),以及较大剂量“性涩而收,故能入肺止血,生肌治疮”的白及(《本草纲目》)乃是成功的关键。另用吴茱萸外敷,“其性虽热,而能引热下行,盖亦从治之义”(《本草纲目》),可能亦起到辅助作用。然此证已六载,故血止后,宗唐容川治血四法中的收功二法,用药研粉久服,以“宁血、补虚”而收全功。

支气管扩张基本病因系感染和阻塞:感染使黏膜水肿、充血,且产生分泌物,造成支气管阻塞;阻塞使分泌物难以畅排,又加重感染,如此反复,使支气管壁组织破坏形成扩张,导致咳嗽,咳脓痰,反复咯血,并有反复急性感染史。中医将其列入咳(咯)血范畴。马师方中所用的大黄、牡丹皮、栀子、贝母、知母、黄柏、桑白皮等,均可消炎、抗感染、排痰,对咯血的根治亦起了较好作用。

(孙秋生整理)

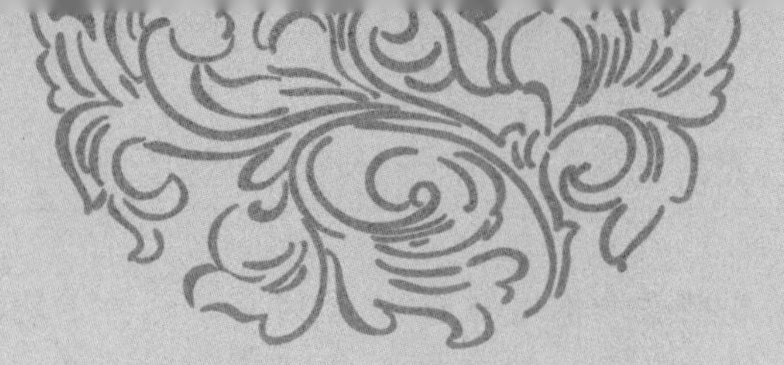

呕　吐

江某,女,45岁,农民,1998年4月1日初诊。

患者食后呕吐近15载,伴进食稍硬则痛,近几年以半流食为主,形瘦如削,大便颇坚,呃逆多,矢气少,冬畏寒,夏恶热,中脘胀满,右肋时牵及不适,脉细弦滑,舌淡红,苔薄黄浊,舌下静脉如蚓。在老家徽州地区迭治未明显好转,遂来芜进一步诊治。至某医院检查,X线示:钡剂通过食管下段受阻,局部呈向心性狭窄,如鼠尾状,边缘光滑,管壁尚柔软,钡剂可少量间歇通过狭窄,其上食管中度扩张,并见大量食物残渣潴留,其余部位无特殊。被诊断为贲门失弛缓症。经友人介绍至马继松老师处诊治。马师考虑患者以呕吐为主症,故投旋覆代赭汤加味,但效亦欠佳。他思忖贲门失弛缓即痉挛太过,故又加钩藤20g(后下)、白僵蚕、威灵仙各10g以解痉,症状虽渐见好转,然仍欠满意。三诊时马师见其长吁短叹,眉结紧锁,询其故却不答。其夫乃告:其家境本贫寒,生病后更债台高筑,现两个女儿随老乡来芜打工,经济略好转;但其见社会治安欠佳,又怕女儿误入歧途。马师劝慰良久,并考虑此呕吐与肝郁化火有关,更方如下:生代赭石(先下)、党参、钩藤(后下)各20g,炒白术、炒白芍、郁金、预知子各15g,姜半夏、旋覆梗、枳壳、刀豆子(打)、当归身、香附、威灵仙、鸡内金各10g,酒黄连、白豆蔻(杵,后下)、柴胡各5g,生麦芽、山药各30g。5剂。药后呕吐明显好转。因其欲返回故里,上方续购7剂。端午节时其女探亲返告,患者服完药后在当地又配药7剂,现进普食如细嚼慢咽基本不吐,如感觉要吐,喝汤或水两口即可止,人较前胖,精神亦好转。并让患者以10剂配制膏药一料。国庆节其女告曰患者已能参加轻微劳动矣。

按:贲门失弛缓症属动力障碍性食管病范畴。此病临床虽不多见,且

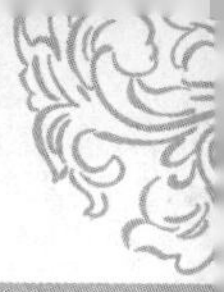

为食管的良性疾病，但常因患者呕吐较甚，营养无法吸收，每易变生他疾，亦需引起重视。马师分析：多数见呕或呃逆者常先考虑气逆，或为肝胃气逆，或为肺胃气逆，或为肾气上逆，因此多用旋覆代赭汤之和胃降逆或苦辛通降之法，如未能取效，可能是缺乏解痉之品，衷中参西去考虑失迟缓实为痉挛，因此酌情加入解痉之钩藤、白僵蚕、威灵仙（药理试验证实：威灵仙直接作用于平滑肌，使兴奋性增强，节律收缩变成蠕动，故可用于解痉）。三诊在得悉病发与忧虑太过有关后，又合马师自拟的复方四逆散，防柴胡过升，仅用 5g 合入大队理气药，以疏肝解郁，且佐入白豆蔻、黄连辛开苦降、和顺胃气，终收全功矣！

（贺建军整理）

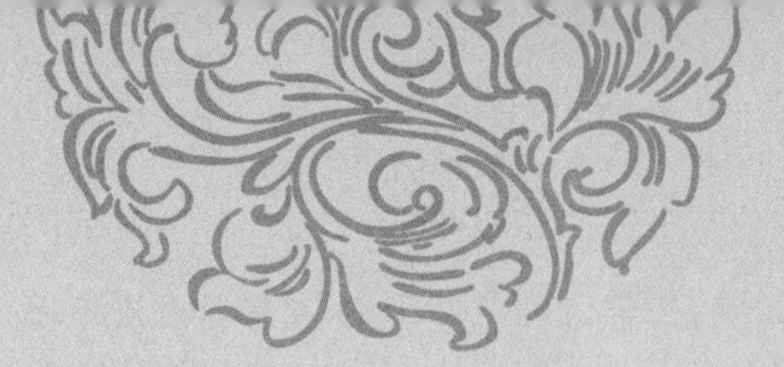

泄　泻

贺某,男,38岁,1993年5月7日初诊。

患者一年前行阑尾手术后腹部常牵拉疼痛,感寒或食油荤则加甚,并腹泻。自购治肠炎的西药服用,初有效,继少效,后无效,换抗生素亦如此。再换药,初服效亦不显。2个月后去医院诊治。考虑诊断肠粘连,用糜蛋白酶为主治疗,初有效后乏效。经钡剂灌肠造影拍片,诊断更新为降结肠中上部痉挛,慢性结肠炎。拍片时感寒,腹泻加甚并发热,医生用抗生素等治疗,暂愈出院。未久复泻,日4~6次,呈青绿色似夹蔬菜样粪便,遂不敢吃绿色菜蔬,但泻未减,有时夹黏液或脓血,并时发低热,半年体重减轻9kg,自疑为结肠癌,焦虑万分,转请中医诊治。初诊之医根据其情绪紧张,且受过经商失败的打击,疑其为慢性非特异性溃疡性结肠炎,予白头翁汤合痛泻要方,初效未久又不效;易医见其肛坠,神疲、心悸、汗多,改补中益气汤,加地榆、黄连等亦仅获效半月;复更医考虑过敏为主,予徐长卿、地肤子、荆芥、防风、蝉蜕、乌梅、金银花、黄连等,亦时缓时甚。遂劝其做直肠、乙状结肠镜检查,因患者怕被确诊为癌,拒不检查,辗转至马继松老师处。马师详询知其近因筹办公司,常陪客宴饮(过去一餐喝半斤高度白酒,现改饮啤酒),辛辣甘肥迭进,纳可,却继续消瘦(1年内暴瘦10余公斤),察颜面、唇偏红,舌胖而嫩,有齿印,中裂似龟背,苔白黄腻,脉弦滑重按无力,叩腹呈鼓音。思忖良久,疑中西医迭进抗菌消炎之品,致脾之气阴双戕颇甚,肝木遂横逆犯土而难制也。遂予:党参、米炒山药、茯神、芡实各30g,炒白术、炒白芍、炒酸枣仁、炒白扁豆各20g,石斛、金银花各15g,木香、木瓜、延胡索、焦山楂各10g,柴胡、生甘草各7g。5剂。并

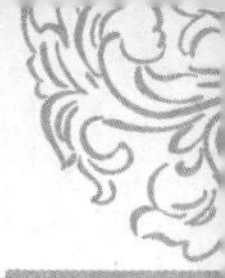

嘱少进甘肥辛辣。

5月14日二诊：大便由日6次减为3次，痛胀及他症均减，要求原方续进6剂。

5月21日三诊：便虽仍3行，但基本成形，色转淡黄，舌上裂纹随口干之好转而略弥合，苔稍化。去木香、木瓜，改乌梅、砂仁各7g。12剂。

6月7日四诊：因去青岛出差，进食海鲜，又致泻甚，但返回服药3剂遂减。去酸枣仁，加鸡内金15g，焦山楂5g。12剂。

后遂以该方出入，因进入梅雨季，曾参以藿香、苍术、厚朴、炮姜、炒黄芩、神曲、炒薏苡仁等，进入盛夏又加入葛根、桔梗、米炒北沙参等。至7月20日诸症基本平稳，改：米炒山药、米炒北沙参、芡实、薏苡仁各30g，炒白术、炒白芍、炒白扁豆、石斛、金银花各20g，葛根、焦山楂、鸡内金各15g，木香、木瓜、黄芩各10g，柴胡、生甘草各7g。10剂，水泛丸，每服10g，3餐饭前及临卧各服1次。9月又作2kg散剂。后非饮食不慎或感大寒、或情绪极差，已不再泻，体重亦增2.5kg。

按：（马师带教指导）本案久泄不愈，长期大量不规范使用抗生素，胃肠菌群紊乱。且抗生素多为苦寒性质，致脾之气阴大伤，初诊即采用甘平酸润略偏温的治疗大法，取南宋陈无择六神散（四君子加山药、白扁豆）合石斛、芡实配白芍、山楂、乌梅、木瓜，且将此法贯穿始终，以峻补脾之气阴。且滋脾阴药多味甘，《内经》曰“肝苦急，急食甘以缓之”，故可解除肠痉挛。佐柴胡、延胡索疏肝和血止痛。仅用甘寒之金银花清解。该药有一定养阴作用，一至四诊均未用苦寒之品，盖气阴之复本难，岂能再为苦寒所伤？至7月时痛泄症状明显缓解，方根据节令之变参黄芩及苦辛温燥湿之品。张锡纯曾引陈修园之言曰：“脾为太阴，乃三阴之长，故治阴虚者，当以滋脾阴为主，脾阴足，自能灌溉诸脏腑也。”

无独有偶，1984年春，一沈姓男孩因病过用抗生素后腹泻3个月不愈，饮食入腹1小时即完谷排出，烦渴不止，形瘦如猫，虽已岁半，却无力支撑站立，迭治少效，其外婆劝父母弃之，以利再次生育。其大伯为中医骨科医生，将其带至马师处，他与田爱华老师采用大剂养脾阴合收敛药并

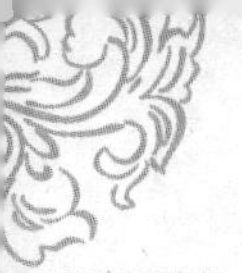

结合外敷，半年始愈。结合本案观之，当知养脾阴对慢性泄泻确有佳效，亦可治其他慢性病也。

（郎晓闽整理）

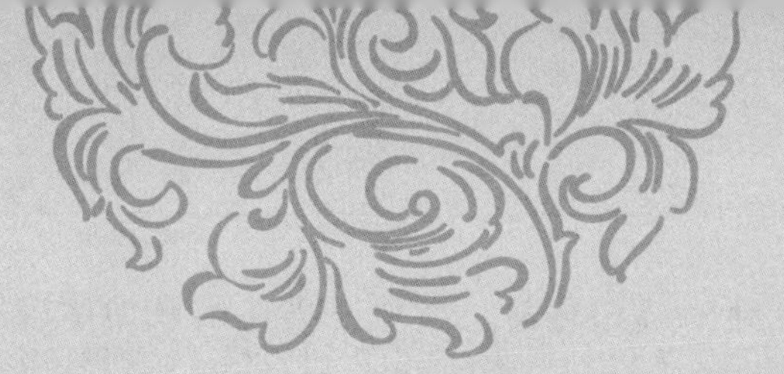

便　秘

裴某，女，27岁，农民，1998年10月6日初诊。

患者5年前产后大出血，家贫未能调治，遂患便秘。以为小恙，非但不治，且辛辣迭进，终致近周始一更衣，又致内痔发生，每如厕则需强力努挣，肛门裂破，鲜血淋漓，痛似刀割。1995年患者在乡医院行痔疮手术。术后约半年大便尚正常，后因随夫经商，收入渐丰，营养改善，形体日肥。为减肥每日均做健美操三次，大汗淋漓方歇，未及3个月，腹收形瘦，颇为欣喜，但便秘复作矣。易医数人，迭进峻下攻便、滋阴清热、养血润肠、益气通幽、顺气导滞、温通开秘等法，初效，继则少效，终则不效矣。转请余治，翻阅其病历，几乎治便秘之法悉皆用过，笔者亦颇感无着。适友人湖北英山县舒鸿飞主任医师将其所著《中医临证发微》惠赠于笔者，拜读书中便秘变治四法一文后，恍然有所悟。患者之病恐与汗出过多有关，舒君所言用“调和营卫止汗法”治便秘，似乎可适合于该女。遂书：生黄芪、糯稻根、浮小麦各30g，生白术、白芍、当归、瓜蒌仁各15g，麻黄根、肉苁蓉各10g，防风、桂枝、甘草各7g，姜3片，枣3枚。3剂后汗略收，便3日一行，解时仍要用力，续进7剂，大便基本正常。后以十剂配蜜熬膏而收功。

按：便秘用止汗法，似乎颇奇，但扪心问之，乃未深究仲景书也。考《金匮要略·妇人产后病脉证治第二十一》“问曰：新产妇人有三病，一者病痉，二者病郁冒，三者大便难，何谓也？师曰：新产血虚，多汗出……”此处实已寓含便秘常因多汗所致，故止其汗，令津液还归大肠，则每可液增舟行，肠润便畅。因笔者疏懒，极少看书，故临证乏术，不知用此法也。近因编著此书，方又查阅一些资料，见友人江苏靖江中医院贾美华学兄，1991年所著《菁菁园诊余笔谈》中载有“便秘治疗十二法”，亦言及固表

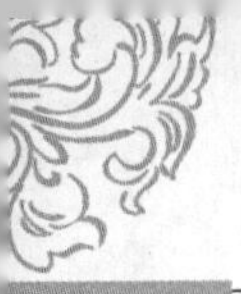

还津法，只是当时读后已忘却。书中还提及缩泉回津、酸甘化阴可治此病。今贤还有提出固带通便法、秘精通便法，虽在于医者临证独运匠心，但为医者若不读书，焉望提高临证水平哉！

（马继松）

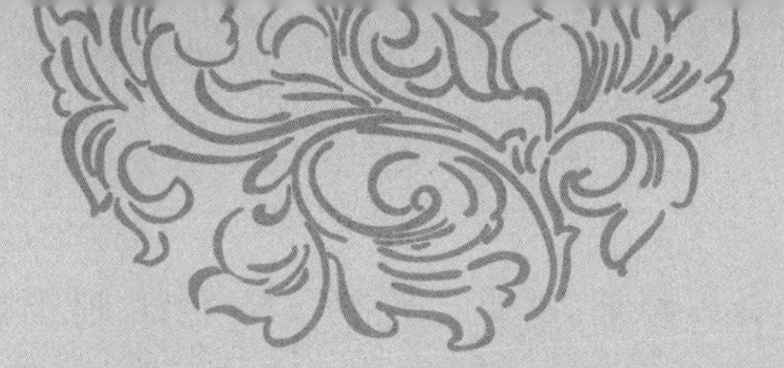

腹　痛

谷某,女,34岁,农民,1999年12月18日初诊。

患者脐周及两侧少腹胀痛,月经愆期、量少、色黑夹块已四载。据述为产后上环前过用活血药所致。曾在我市一老中医处服中药30余剂,经色转红,量亦稍多,但停药未久又复作。西医根据其黄带黏稠味腥,腰酸坠胀及妇科检查结果,诊为慢性附件炎,予金刚藤糖浆、桂枝茯苓胶囊而未见显效。刻诊:除上述症状外,尚有纳少畏寒,消瘦乏力,交睫则梦,面有多处明显黄褐斑。舌偏红苔黄浊,脉细滑,改请马继松老师诊治。马师诊证为湿热乘阴虚而下注也,现经净16日,先予滋阴活血,清化湿热,佐以行气:山药、薏苡仁各30g,女贞子、赤芍、白芍各20g,怀牛膝、香附、白术、延胡索、海螵蛸各15g,当归、茜草、白芷、郁金各10g,6剂。

12月25日:虽带减腰酸略缓,但感满腹气窜攻撑,以脐围为甚,后阴坠胀,大便渐溏。此气分薄弱已极,无力鼓气外出,反逆上引动蛔虫作祟(15岁曾患胆道蛔虫症),当加入温扶脾家气阳药:去茜草、郁金、海螵蛸、赤芍,加党参30g,青木香、广木香各10g,白术、炮姜各5g,6剂。

2000年1月4日:前日经至(仅愆期两天),大便排蛔虫一条,腹痛缓,腰不酸,胃纳增。但仍畏寒便溏,苔白浊滑略黄,乃过去凉药过服,阳气戕伐太甚也。效方略予进退:去女贞子、牛膝,加乌梅、煨益智仁各10g,当归改炒用。10剂。

1月18日:他症皆缓,带黄增多,味仍略腥,苔未尽化,脉细弦。继予温肾脾之阳,化下焦湿瘀:党参、薏苡仁、山药各30g,土茯苓、鸡冠花、郁金、鸡内金各15g,鹿角霜、补骨脂、川芎、白芷、焦山楂、椿根皮各10g,炮姜7g,10剂。

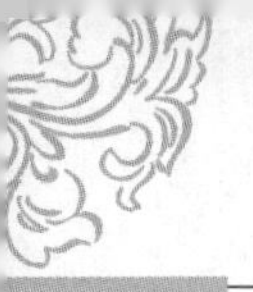

6月30日：昨日经至（周期已正常），量可色红，脐围腹胀基本平伏，除仍时感腰酸及带下（已不太黄腥），余无明显大苦，尤喜面色渐华，黄褐斑退大半。原方加当归、三七、白术、白芍各10g，10剂共末，以过筛之粗末煎浓汁泛丸，日4次，空腹淡盐汤下。药后追访，一切尚安。

按：谷某初诊效差，马师自认为忽略了其阳气被过多苦寒药戕伤已虚也，复诊摒弃了用苦寒清化药治此症的常法，加入炮姜、党参等，症则显著好转。近代章次公治妇科月经不调，极喜用仲景温经汤，中医前贤普遍认为“寒则凝涩不流，温则消而去之”，确有至理。若一遇所谓“炎症”，仅投大剂清化消散，难免误事焉！另，马师初诊所用系《内经》十三方之一的四乌贼骨一藘茹丸。此方乃治血虚精亏气伤而致的血枯经闭等症，但对阳虚伴湿热瘀凝致经少愆期者，效欠满意。复诊加入鹿角霜、补骨脂、炮姜、益智仁等温补肾督药，与西医“月经正常与否有赖于大脑皮质—下丘脑—垂体—卵巢、子宫功能协调”这一观点极其吻合，且又配入了清化湿瘀的薏苡仁、牛膝、土茯苓、椿根皮及行血化瘀的白芷、川芎、香附等。用药照顾全面，获效也就较快了。

（夏小艾整理）

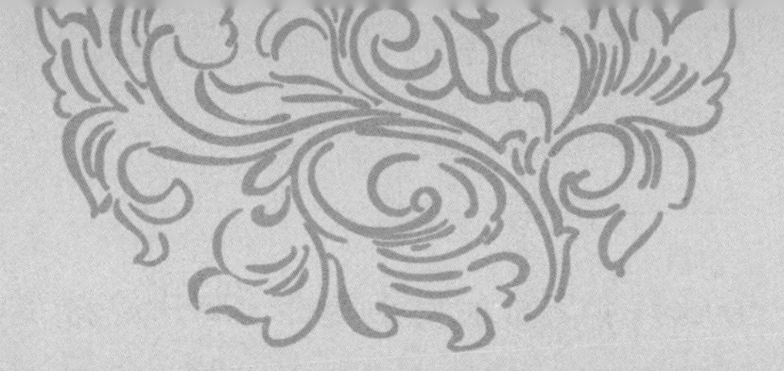

胁　痛

叶某，女，23岁，农民，1989年4月17日初诊。

患者儿时曾患过胆道蛔虫病。春节后感厌食油腥，右胁时胀痛，并牵及脘腹不舒，时向肩部放射，痛剧则泛恶呕吐，服用消炎利胆片后痛略缓。大便溏秘欠畅，小便黄短，口时干苦，但饮水不多。3天前B超检查示：空腹胆囊4.8cm×1.9cm，囊壁光滑，透声好，未见异常。胆总管内径0.8cm，内未见结石。于肝左外叶上段支胆管内见数枚结石，堆积长为1.6cm，肝内胆管均见轻度扩张。被确诊为肝内胆管结石伴胆管轻度扩张。西医主张手术，患者颇感畏惧，故于马师处诊治。马师察其舌边偏红，苔黄腻，切脉弦滑，重按少力，且纳少神疲，体丰带多，遂诊为肝胆湿热久蕴成石，乘脾虚作祟也。予金钱草、山药、薏苡仁各30g，党参、郁金、鸡内金、生山楂、白术、白芍、海金沙、香附各15g，枳壳、延胡索、当归、姜半夏各10g，柴胡7g。6剂。

4月24日复诊：诸症显减，要求原方续进15剂。

5月10日三诊：诸症基本平伏，因农事渐忙，要求改成药缓图。考虑患者便溏较甚，苔黄渐化，去当归、香附、姜半夏，加炒归身、木香、炒黄芩各10g。10剂量共末，以药头（打粉过筛后，筛网上遗留末过之粗末）煎水泛丸，如绿豆大，每服10g，日4次，空心下。

6月20日四诊：神旺纳振，已无苦楚，舌脉亦可，要求续进药丸一料：去山药、延胡索、黄芩，加党参、王不留行各15g，虎杖、石韦各20g，10剂为丸，服法如前。

7月30日：喜告丸药服完检查，B超示：空腹胆囊6.4cm×2.0cm，囊壁光滑规则，内透声好，未见结石，胆总管内径0.8cm，肝内胆管未见扩张。

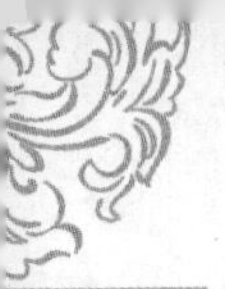

按：现代医学认为，胆石症的发生是由于胆汁淤积、胆道细菌和寄生虫感染及胆固醇代谢失调而引起，发作期与缓解期表现不同，前者多呈急性发作，以汤药荡之为好。多数医家喜用大柴胡汤，但大黄峻下，怕患者体虚难耐，故马师改用自拟复方四逆散合大剂四金汤，并配入党参、山药、薏苡仁健脾祛湿。三诊症已稳定，疾病进入缓解期，改用丸剂缓图，以收全功。金钱草、海金沙、鸡内金均有极强的溶石、排石作用，郁金虽不直接溶石，但能调节胆内类脂质代谢，降低胆固醇，并使胆道奥狄括约肌明显松弛，故四药相合而成的四金汤，成为今人最常用的排石之方。

（孙华荣整理）

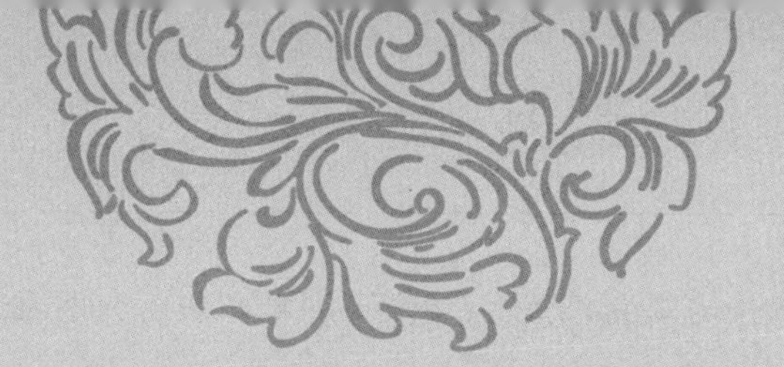

胸　痹

周某，男，80岁，干部，1990年2月25日初诊。

患者冠心病十七载，长期服中西药尚安。春节期间，去老家探亲，且进甘肥辛辣较多，加之天气寒温易变，近感胸闷眩晕，纳少寐难，烦躁便干，日暮觉心前区隐痛。其子与马师颇熟，故邀马师出诊，我亦随往。马师观其形瘦气怯，面色萎黄，虽舌尚可，但舌下静脉如蚓，两脉弦硬少力。故认证为气阴两虚，无力推动血运，而致瘀滞作痛。予：制首乌、鸡血藤、党参各25g，丹参、朱茯神各20g，生地黄、白术、白芍、柏子仁、酸枣仁各15g，当归、麦冬、天麻、钩藤、郁金各10g，五味子7g。5剂。

3月3日复诊：药服2剂，即腹泻，且脘胀太息，身困肢沉。自觉药力过峻，将每剂药连煎3次，混匀，日服两次，三天服两剂。第三日虽不再泻，但便不成形，眠、晕略缓，胸痛、纳呆更甚，晨起咳嗽，吐痰白稠却难出。察苔黄白厚浊，改投薤白、姜半夏、延胡索、川芎各10g，鸡内金、丹参、郁金、炒白术各15g，党参、鸡血藤各20g，炙远志、京菖蒲、三七、桂枝、生甘草各7g。5剂。

3月10日：药后颇适，随痰咳较畅，胸闷渐松，纳增神振，脉亦稍扬。但仍乏力头昏，胸微痛。去菖、草，加葛根、枸杞子各10g。5剂。后因自感效可，遂以上方出入：晕甚加天麻、钩藤；耳鸣加白蒺藜、石菖蒲；便秘加桑椹子、枳壳；腰酸加怀牛膝、杜仲等。6月中旬入梅雨季节后，配丸药，盛夏改粉剂，冬至用膏剂调补。至今仍健在。

按：我问马师："患者初诊为何少效？"他告："冠心病之轻证，相似于中医之胸痹，其病机乃阳微阴盛，本虚标实。初诊按当时症状，诊断并无大误，但忽略了八旬老人，虽虚有时却难耐峻补，且春寒未尽，未加阳和温

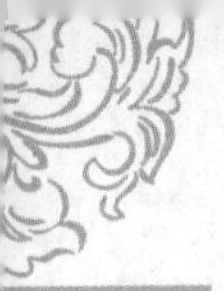

通之品,气血运行迟滞,故尔效差也。”并言:“虽古人曾云治急性病需治病留人(即以祛邪为主),治慢性病当留人治病(即以扶正为要),但也应活看,不可见年老、体弱或病久即浪投峻补,以滞其邪。且要注意节令、气候与病的关系。”笔者后来临证,常思其言,避免了一些不必要的失误,故录于此,供道友参酌也。

(郎晓闽整理)

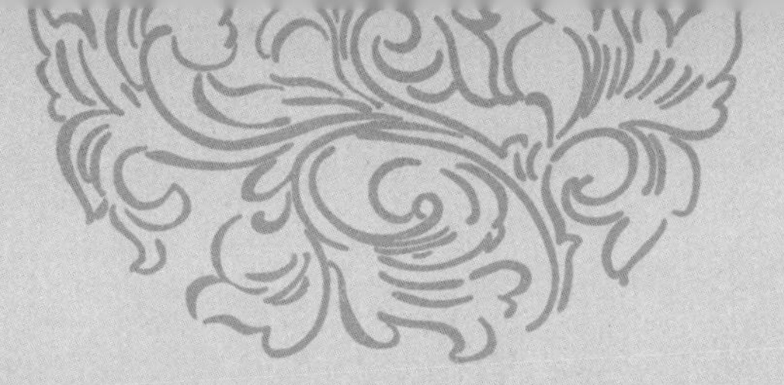

中　风

薛某，女，58岁，工人，1989年8月26日初诊。

患者素体胖壮，能操持9口之家的繁重家务，未料四天前晨醒后突左半身不用，右侧鼻唇沟变浅，嘴角轻度右歪，但神志正常，语言尚清。经市某院诊为脑血栓形成，住院3天未见大效而返，遂求马继松老师诊治。予随师至其家，见其虽卧于床，却面红润，语声响，而切脉却弦细滑、重按无力，察舌红嫩，苔少色黄，舌下静脉紫粗如蚓。询其眩晕耳鸣，口苦烦躁，尿黄便干，筋惕肉瞤，尤苦于内热目胀，测BP:160/100mmHg。马师辨为辛辣迭进，家务过劳，肝肾阴精双戕，内风乘虚阳之逆上而犯脑作乱。症虽重，仍属风中经络，且饮食尚可，病发未久，宗叶氏法，可保无虞：生牡蛎、生代赭石（两味先煎）、生白芍、朱茯苓、鸡血藤各30g，制龟甲、钩藤（后下）、怀牛膝、桑寄生、白蒺藜各15g，天麻、地龙、当归、焦栀子各10g，5剂，症颇减。后以上方进退，服药月余能在室内拄杖缓行矣，他症亦基本平伏。

按：此病极常见，且多现气虚血脉不利之症，为医者颇喜用王清任补阳还五汤。但马师认为薛某虽肥胖，但无明显气虚痰盛之象，且反现一派阴虚阳亢症状，故当遵叶桂“肝阳偏亢，内风时起，治以滋液息风，濡养营络，补阴潜阳”之法，以牡蛎、代赭石、龟甲、白芍滋阴潜降以治本，当归、牛膝、地龙、桑寄生、白蒺藜、钩藤、鸡血藤等养血通络以顾标，茯苓、栀子、天麻，清化痰火而共奏其功。马师告曰：他曾治一例与薛某症状类似之男性王某，因体胖过投温燥化痰药，且重用黄芪30g，症反转危，几致不救，故强调治此病慎用辛窜之品。

（黄宗炎整理）

石　淋

章女，30岁，干部，1998年1月16日初诊。

患者前天上午因突发右侧剧烈腰腹痛而去医院急诊，经X线示：右输尿管下段有一阴影，大小约1.3cm×0.7cm，B超又提示右肾轻度积水，遂按输尿管结石留院观察治疗两天，昨晚症状基本消失而返家。未料今日晨起入厕，因便秘努挣，右侧腰腹复痛如前日。其父与马继松老师为世交，急领其至马师家。刻诊：右肾区明显压痛、叩击痛，右下腹亦明显压痛伴轻度肌紧张，伴面色白，冷汗阵阵，表情痛苦，诊脉弦紧，舌淡紫有齿印，苔黄浊。细询因常赴宴，辛辣甘肥迭进，致月经亦渐少，并夹紫块，形体胖。马师断为湿热夹痰瘀久留下焦而凝结为石，予：黄芪、金钱草、石韦各30g，冬葵子、海金沙各20g，郁金、鸡内金、威灵仙、槟榔、川牛膝、王不留行各15g，炒五灵脂、地龙、木贼草各10g，肉桂5g（研，后下）。3剂。并嘱药泡半小时，用大锅煎汁800ml，空腹顿服，日3次，服后上下跳跃15分钟，强忍小溲至非排不可时方用力排之。第四日晚9时许服三剂药第三煎后，感腰腹痛突剧，且向前阴放射，自知有石将出，后在痰盂内小便，排出一表面呈桑椹状之灰白和黑褐相兼之石，大小约1.2cm×1.0cm×0.6cm。此时之尿液淡红，尿道灼热略痛，改予清化湿热，凉血滋阴药，3剂善后。

按：患女求诊时，我适在马师旁，见其所开治结石方与教材差别较大，故询之。师曰：此乃自拟之芪槟威五四金汤加味也。重用黄芪，通过补气，加强正向内压力，促使输尿管蠕动；槟榔为下气利水要药，通过肠道的蠕动，小溲的增多，亦有利尿石的下行。药理证实威灵仙对平滑肌有明显的兴奋作用，且有较强镇痛之功，并能软骨（《药品化义》），故可移用治尿石。五灵脂为行血止痛要药，尤善止心腹血气诸痛，故以上四药配常用的

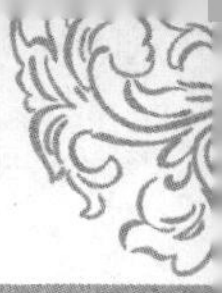

排石四金汤合成此方。若患者纳可,每伍入地龙,以解除输尿管痉挛而止痛,并能利尿促石下行。当结石降至膀胱或尿道,则配木贼草与肉桂,一以提壶揭盖,二以宣化膀胱气机。临床用此方辨证诊治数十例泌尿系结石,取效尚称满意。然章女获效如此之快,与尿石已至输尿管下端,女性尿道较宽畅,且其能“药灌满肠”,并辅以跳跃,忍尿急排亦有关。

(黄宗炎整理)

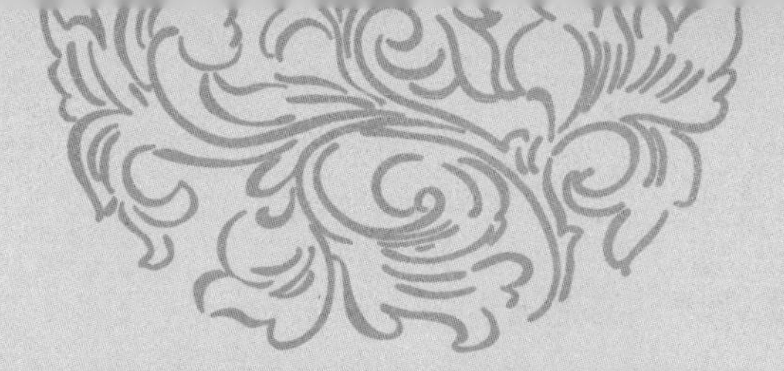

消　渴

金男，46 岁，工人，1990 年 3 月 9 日初诊。

患者罹患糖尿病近三年，开始多饮、多尿，胃纳亦旺于平日，且消瘦快，3 年减重 7kg，经服盐酸苯乙双胍、格列齐特，且控制主食，日仅进半斤，症状好转，但血糖仍 10~12mmol/L，尿糖 ++~+++，故找马继松老师诊治。刻诊：尚有烦躁寐难，脘嘈口苦，腰酸膝软，视物昏花，夜尿频多，足跟时痛，畏寒神疲，面色浮红。舌淡苔灰白略滑，脉沉弱。细问知三年困难时期，其正值发育之时，因之体弱多病，加之结婚偏早，生活又差，体力远不及同龄人。马师诊为肾阴肾阳双亏，气血津精欠盈，当予峻补，稍参苦寒坚肾：炒熟地黄、山药、女贞子各 30g，党参、覆盆子、褚实子各 20g，菟丝子、粉芡实、酒怀牛膝各 15g，泔苍术、五味子、山萸肉各 10g，炒知母、炒黄柏、熟附子各 7g，7 剂。另，每日以玉米须 30g 泡茶饮服。复诊觉方颇适，遂以此方增损，先后用过麦冬、玉竹、黄精、百合、枸杞子、菊花、黄芪、龟甲(研吞)、肉苁蓉、巴戟天等药，但主药熟地黄、山药、菟丝子、五味子、山萸肉、附子等始终用之。断续诊治近百日，服药 50 余剂，尿糖、血糖先后降至正常，他症亦基本恢复。

按：消渴病之病机，中医多责之阴虚燥热，病变脏腑主要在于肺、胃(脾)、肾，尤以肾为关键。故前贤与今人所创治消渴名方，不外甘凉清润，甘温益气，或佐以泻火、固涩，而用辛热燥烈之附子等药极少。然张仲景早在《金匮要略》中即明言："男子消渴，小便反多，以饮一斗，小便一斗，肾气丸主之。"故马师遇肾阳虚症状较明显之患者，每喜用该方。金男虽以右归丸加味，实已寓含肾气丸之意。但他强调，本病毕竟系燥热致疾，附、桂刚烈量不宜大，仅求"少火生气"耳！另，他主张同时辅以小量之

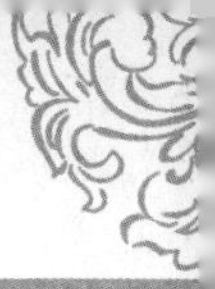

知、柏，一可养阴坚肾，二能防辛热药之“壮火食气”。

祝谌予主任医师喜用自拟的四对降糖药（黄芪配山药，苍术配玄参，生地黄配熟地黄，丹参配葛根）。另有人统计治此病最常用的12味中药为天花粉、麦冬、玄参、黄芪、山药、地黄、知母、五味子、黄连、党参、枸杞、石膏，马师认为临证不妨参考之。

（钱斌整理）

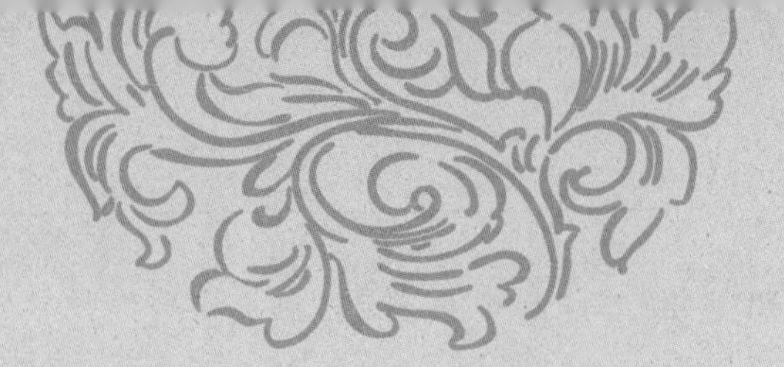

颈　痈

林男，45岁，工程师。1991年5月21日初诊。

患者过嗜辛辣，致颈部右侧发生一硬肿，痛剧，发热恶寒，西医诊为淋巴结急性炎症，输液3天，并配用抗生素，未见显效。故转请马继松老师诊治。刻诊：局部肿大如鸭蛋，色未变，质较硬，触痛明显，T：38.3℃。伴眼干口渴，烦躁，白细胞：11.3×10^9/L，中性粒细胞比例：81%。舌偏红，苔黄腻，脉滑数。急予清解活血，化痰散结：金银花、赤芍、连翘各30g，玄参、大贝母、黄芩、天花粉、生牡蛎、白芥子各15g，白僵蚕、当归尾、山慈菇、生甘草各10g，夏枯草、升麻各7g。5剂。

5月28日复诊：寒热渐退，肿块略红软小，仍痛胀，头艰于转动：去升、慈、草，加北沙参20g，山栀子、蚤休、野菊花各15g。7剂。

6月4日三诊：肿块明显变红，中央黄软，似有脓，胀甚于痛，泛恶纳减。去蛎、芥、蚤、菊，加陈皮、白芷、皂角刺、生甘草各10g。7剂。

6月11日四诊：胃纳复旺，肿之中央有黄稠脓液溢出，周边亦黄软，按之应指，并缩至鸡蛋大，前方沙参改党参20g，迭进7剂，并以黄纱布引流。

6月18日五诊：随脓液外泄，肿块渐缩至鸽蛋大，去连翘、党参加蒲公英、黄芪各20g。7剂。续用黄纱布引流，后遂愈。

按：此为中医典型之颈痈，马师考虑颈部归属肝经，初诊即用牡蛎平肝，黄芩、夏枯草清散肝火，复诊还加山栀平肝。另因肿块颇硬，初诊、二诊均用了咸寒软坚可治一切瘰疬肿块之消瘰丸；并注意顾护胃气，当二诊药后胃纳呆钝，及时用芳化行气排脓之白芷、陈皮易苦寒伤胃之蚤休、野

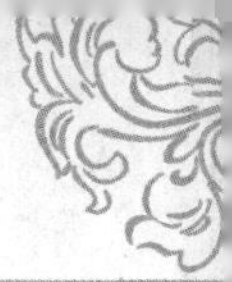

菊花与牡蛎，加之脓成又立即佐参、芪扶正，皂角刺排脓，辅以引流，故尔取效较快。

（汪晓辛整理）

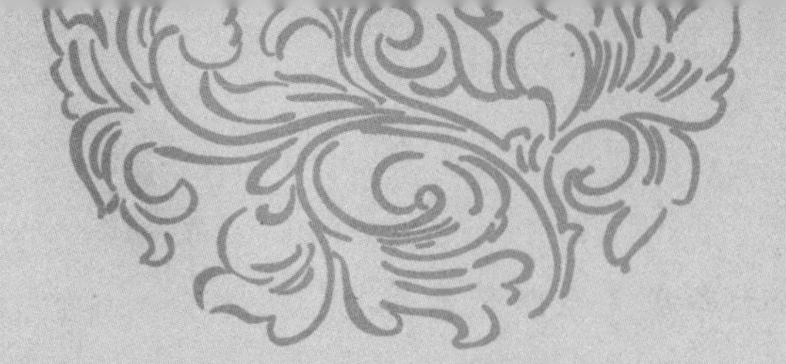

乳疬

张男,15岁,1989年4月5日初诊。

患者半月前右乳头正中与左下方,各长一枚硬结,大小约2cm×1.5cm,胀痛颇甚,推之难移,但表面光滑,西医诊为少男乳房发育症,嘱勿治,久则自消,若不消再酌情考虑手术或服药。因其外祖母患乳癌去世,其与马师原为近邻,遂求马师诊治。马师观其形瘦性急,每日饮牛奶,并喜食辛辣炙烤之物,且初三学习紧张,成绩欠佳,时虑升学之事,结合干咳盗汗,便艰口苦,舌红脉弦滑,断为阴虚肝郁,痰瘀交阻,予赤芍、白芍、王不留行、生麦芽、茯苓、玄参各20g,当归尾、白蒺藜、白薇、青皮、炒牛蒡子各15g,大贝母、炮穿山甲、猫爪草、夏枯草各10g。5剂后症减,以生牡蛎、连翘各20g,易白薇、白蒺藜。复进5剂,右乳肿块渐平,痛亦大缓,但左乳头下又起小核如黄豆大。因便溏日3行,故去当归尾、牛蒡子,加橘核20g、白芥子10g,5剂后两乳正常,他症亦除,后又服药3剂以求全功。

按:马师指导:男性乳房发育异常属中医的乳疬、乳肿、乳节等范畴。如《外科秘录》就有"男子乳房忽然壅肿如妇人状"的描述。上海中医学院所编《中医外科临床手册》主张调理冲任,开郁化痰,外用阳和解凝膏敷贴。马师认为程钟龄治瘰疬之妙方消瘰丸,所主治症的病机与此儿较同,似可移治此病,但患儿从未服过中药。马师怕牡蛎味腥碍纳,故初诊未用,并佐以养阴、化痰、活血之品。猫爪草乃毛茛科植物小毛茛之块根,甘辛而温,治瘰疬、结核等特效。穿山甲乃虫药中消肿溃痈的珍品,惜价昂难购,最好研末装胶囊吞,可避免浪费,效更佳,且可防其咸腥对胃的刺激。他还指出:对麦芽不可轻视,因其生用疏肝消滞之力颇强,"凡怫郁致

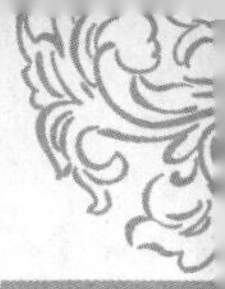

成膨膈等症，用之甚妙”（《本草求原》），但需大剂方效。临行，他一再提醒我，对一些诊断难明或少见报道的疑难怪病，不妨先宗痰瘀同源、同病、同治的相关学说立法，常可获意外之效。

（方六文整理）

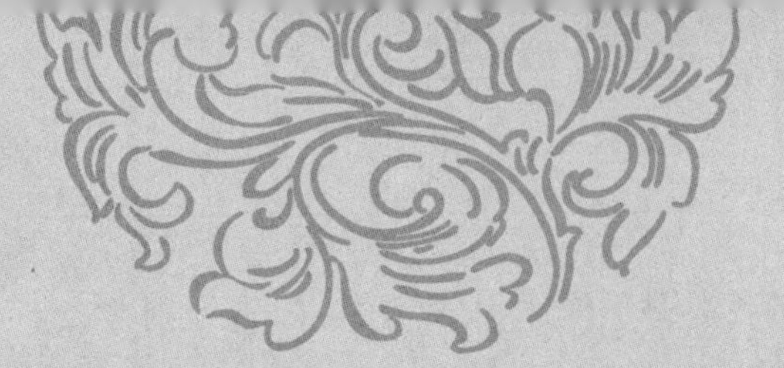

面　尘

陆女,44岁,工人,1988年7月27日初诊。

患者近数月面部色素沉着,发展较快,请马继松老师诊之。细询其经量多且夹小块,经期腹痛颇甚,大便干,尿频急,淋沥涩痛,色深黄混浊,舌淡紫红,苔薄黄,脉细滑,重按无力。平素嗜食辛辣甘肥,形瘦神旺,夜卧欠宁,乃阴虚又为湿热化火伤络致瘀,拟养阴清热,凉血化瘀:生地黄、生首乌、生白芍、忍冬藤各20g,野菊花、鸡冠花、炒茜草、丹参各15g,焦栀子、牡丹皮、凌霄花各10g,柴胡、熟大黄、生甘草各6g。6剂。

复诊:色素沉着略淡,二便较畅,但身起红色痒疹,下肢尤多,此乃血热外泄也。去丹参、山栀子、生甘草,加赤芍、紫草、白蒺藜各15g。6剂。

三诊:适值经至,量可块减。红疹渐退,痒亦大止,但胃纳欠佳,大便溏泄,舌脉如前,上方去大黄、茜草、紫草、凌霄花,易木贼草、白僵蚕各10g,香附15g,薏苡仁50g。6剂。

四诊:色素沉着渐退,面部已有华彩,要求效方迭进,以白芷10g易野菊花。6剂。

五诊:面色将近正常,因南下打工,要求作成药。四诊方加薄荷10g,10剂共末,取夏枯草、益母草、白茅根各100g,煎浓汁泛丸,每次10g,三餐饭后及卧前各服1次。国庆返芜见色素沉着已淡,不在意已觉察不出矣。

按:黄褐斑俗称肝斑,是颜面部位一种常见的色素沉着性皮肤病,中医对此认识极早。自《素问·至真要大论》首次提出“面尘”病名后,历代医家又相继提出许多病名,传今较广的为明代陈实功《外科正宗》的“黧黑斑”。对本病的辨治,著名的皮肤科专家、武汉市中医院徐宜厚主任医师提出应从肝(胆)、脾(胃)、肾(膀胱)三经论治的学说,将该病分为肝

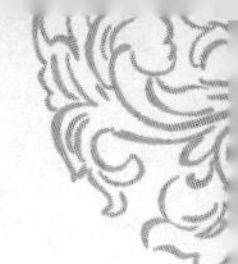

郁血滞不华、脾虚痰湿凝聚、肾亏本色外露三型去辨治，收效颇佳。马师根据治疗数十例此病的体会，认为此病多发于女性，且不少患者伴有经血紫暗或夹血块的症状，故指出从活血疏肝入手每可成功。他翻阅部分资料发现野菊花、鸡冠花、凌霄花有较好的养颜美容之效，所憾野菊花过苦，凌霄花酸寒，脾胃不健或虚寒体质者不宜。陆女显系血热且纳可，故连续投之，故尔获效较佳。另白僵蚕、白蒺藜、白芍、白芷均为清医赵学敏《串雅外编》所载金国宫女洗面要方八白散中的药物，当然亦有益于美容。但马师仍强调治此病应以辨证论治为要，不可凭一方一法而望侥幸成功。

（方六文整理）